手術看護の専門性	1
手術看護師の育成	2
術前の管理（看護）	3
入室時の看護	4
麻酔管理（看護）	5
術中看護	6
手術終了時	7
手術後管理（看護）	8

NURSING CARE Q&A 54

時系列で学ぶ手術看護
―OPE看になって 初めて読む本―

　現在，看護基礎教育において手術看護を系統的に学ぶ機会が少ない状況にあります．成人看護学の実習で，手術を受ける患者さんを受けもった学生が，その患者さんと一緒に手術室に入り，そこで患者さんの反応や手術室環境そして術野の見学をすることができますが，それは一部の学生のみの経験となっています．したがって看護基礎教育終了後，手術室に入職した新人看護師は，病棟配置となった看護師と比べて専門的な知識，技術，判断能力をどのように学び経験していくのか皆無の状態であるといえます．看護師の成長段階には，初心者・新人（レベルⅠ），一人前（レベルⅡ），熟達者（レベルⅢ），エキスパート（レベルⅣ）という過程があります．とくに手術看護にはより専門的な知識・技術が要求され，非常に特殊かつ学ぶ内容も多いことが特徴であるといえます．

　本書は，**ジェネラル看護師のラダーレベルに合わせた内容を時系列にまとめ，ケアやその根拠を具体的に分かりやすく説明**していくことに主眼をおいています．第１章は**手術看護の概念**，第２章は**手術看護師の育成**（どのように教育的支援を受け，どのように成長していくのかをイメージでき，自分の目標設定ができるように），第３章以降は，周術期看護の中で**手術が決定した患者さんに対し，手術看護師が患者さんにどのように関わっていくのかを時系列に網羅**しているつもりです．そして各項目には，手術看護に必要な知識・判断・行動のワンポイントアドバイスを載せています．

　手術看護領域で働く看護師は，長年外科医師や麻酔科医師とともにチームの一員として，患者さんが安全に手術を受けることを手術看護の目標として大事にしてきました．近年は，手術方法・麻酔・器械・対象患者（超高齢化）・在院日数の短縮など医療環境の変化はとくに著しいものがあり，なおかつ安全性と効率性を社会から容赦なく求められている状況にあります．このことは，実践の場でのON-JT，OFF-JTなどの教育にかける時間が取りにくい現状もあるといわざるを得ません．

　本書の活用により，**手術看護師の現場での悩み解決の一助**になれれば幸いですし，**手術看護師の成長につながるテキスト**として活用し，チームメンバーの一員として，自信をもって役割を担う人材になってほしいと思います．また，今以上に手術看護の面白さ・やりがいを感じ専門性を発揮してくれることを心より願っています．

　最後に，この本の完成にあたり，実践している手術看護の成果を評価していくことが重要課題であると，あらためて感じています．

菊地　京子，石橋まゆみ

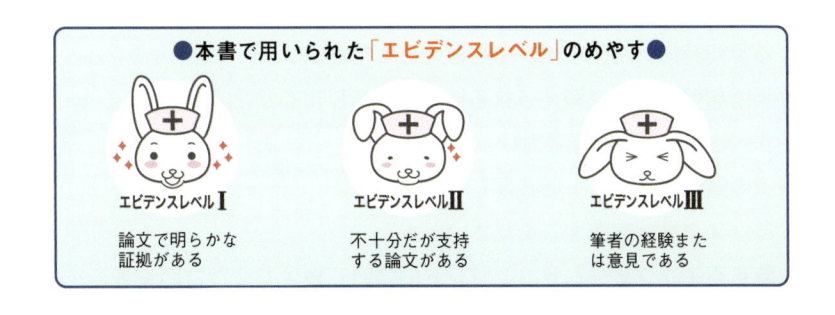

●本書で用いられた「エビデンスレベル」のめやす●

エビデンスレベルⅠ	エビデンスレベルⅡ	エビデンスレベルⅢ
論文で明らかな証拠がある	不十分だが支持する論文がある	筆者の経験または意見である

編集
菊地京子
石橋まゆみ

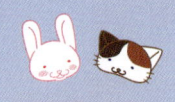

時系列で学ぶ手術看護
―OPE看になって初めて読む本―

段階的に習得しよう！　レベルⅠ（基本的項目）→★　レベルⅡ～Ⅲ→★★　レベルⅢ以上→★★★

1章　手術看護の専門性と役割

- Q 1　**手術看護の専門性**を教えてください★★★ …… 2
- Q 2　**外回り看護の役割**を教えてください★★★ …… 4
- Q 3　**器械出し看護の役割**を教えてください★★★ …… 6
- Q 4　**手術看護師の心構え**として，とくに大切なことは何でしょうか？★★★ …… 8

2章　手術看護師の育成

- Q 5　手術看護師の**新人教育の特徴**を教えてください★★★ …… 10
- Q 6　**ラダーの段階**はどのように分かれていますか？★★★ …… 13
- Q 7　**段階別の目標と具体的活用方法**を教えてください★★★ …… 15
- Q 8　**手術看護を語ること**の意味を教えてください★★★ …… 18

3章　術前の管理（看護）

- Q 9　**術前看護**にはどのような**方法**がありますか？★★ …… 19
- Q 10　**術前のリスク評価**には何が必要ですか？★★ …… 22
- Q 11　**高齢者の評価**で重要な**ポイント**を教えてください★★ …… 24
- Q 12　**幼児の手術**で安全に対応するためには術前にどのような**情報**を得ればよいですか？★★ …… 27
- Q 13　**妊婦**に対する手術時に，**注意すべき点**を教えてください★★ …… 29
- Q 14　**肥満患者**が手術を受ける際に考えられる**リスク**はありますか？★★ …… 31
- Q 15　術前に**注意すべき内服薬**は何ですか？★★ …… 33
- Q 16　**緊急手術患者**の重要な**ポイント**を教えてください★★ …… 35
- Q 17　**麻酔**に関する**リスク評価**を教えてください★★ …… 37
- Q 18　**看護師が実施するインフォームドコンセント**について教えてください★★ …… 40
- Q 19　**患者さん・家族の心理**について教えてください★★ …… 42

NURSING CARE Q&A 54

Q 20	術前訪問の目的を教えてください★★	44
Q 21	情報収集の方法と内容を教えてください★★	46
Q 22	他職種のもっている情報をどのように共有しますか？★★	48
Q 23	手術室の一般的な準備（セッティング）で注意することは何ですか？ 手術前点検について教えてください★	50
Q 24	手術室の環境整備の基本について教えてください★	52
Q 25	感染管理と環境整備の基本的な考え方について教えてください★	54
Q 26	手術器械の準備で注意することは何ですか？★	56
Q 27	手術室の温度や音楽の導入などで工夫していることを教えてください★	58
Q 28	小児手術で注意すべき点や工夫について教えてください★	60
Q 29	高齢患者手術の注意点について教えてください★	62
Q 30	帝王切開手術時の注意事項を教えてください（超緊急手術を含む）★	65
Q 31	内視鏡手術の注意点や工夫について教えてください★	68
Q 32	ダビンチ手術準備の特徴を教えてください★★	70

4章　入室時の看護

Q 33	歩行・車椅子・ストレッチャー入室の選択方法を教えてください★	72
Q 34	患者確認の視点から入室時の注意点を教えてください★	74
Q 35	マーキングの方法と注意点を教えてください★	76
Q 36	小児の入室について注意点と工夫を教えてください（家族同伴含む）★	78
Q 37	入室時の患者さんの心理面の支援についての工夫を教えてください★	80

5章　麻酔管理（看護）

Q 38	硬膜外麻酔実施時の注意点と看護師の役割を教えてください★	82
Q 39	脊髄くも膜下麻酔実施時の注意点と看護師の役割を教えてください★	84

- Q 40　全身麻酔(気管内挿管)実施時の注意点と看護師の役割を教えてください★ ……………… 87
- Q 41　局所麻酔実施時の注意点と看護師の役割を教えてください★ ……………………………… 89
- Q 42　糖尿病患者の注意点を教えてください★ ………………………………………………………… 91
- Q 43　気管支喘息患者の注意点を教えてください★ ………………………………………………… 93
- Q 44　狭心症患者の注意点を教えてください★ ……………………………………………………… 95
- Q 45　高血圧患者の注意点を教えてください★ ……………………………………………………… 97

6章　術中看護

- Q 46　WHOの手術安全チェックリストの具体的な使用方法を教えてください★★★ ………… 99
- Q 47　仰臥位のポイントを教えてください★ ………………………………………………………… 101
- Q 48　側臥位のポイントを教えてください★ ………………………………………………………… 104
- Q 49　腹臥位のポイントを教えてください★ ………………………………………………………… 106
- Q 50　砕石位のポイントを教えてください★ ………………………………………………………… 108
- Q 51　体温管理の注意点について教えてください★ ……………………………………………… 110
- Q 52　麻薬使用時の注意点を教えてください★ …………………………………………………… 112
- Q 53　心疾患や高血圧の患者さんの注意点を教えてください★ ……………………………… 114
- Q 54　気管支喘息の既往のある患者さんの注意点を教えてください★ ……………………… 116
- Q 55　麻痺のある患者さんの注意点を教えてください★ ………………………………………… 118
- Q 56　シャントがある患者さんの注意点を教えてください★ …………………………………… 120
- Q 57　高齢患者の手術時の留意点を教えてください★★★ …………………………………… 122
- Q 58　体内遺残予防の注意点を教えてください★ ………………………………………………… 124
- Q 59　検体取扱い時に注意すべき点について教えてください★ ……………………………… 126
- Q 60　大量出血時の対応について教えてください★★ …………………………………………… 128
- Q 61　不整脈・血圧低下時の対応について教えてください★★ ………………………………… 131

Q 62	アナフィラキシーショック時の対応について教えてください★★	134
Q 63	術中訪問の目的と方法を教えてください★	136
Q 64	手術看護師に必要なフィジカルアセスメントのポイントを教えてください★	138
Q 65	輸血実施時の注意点を教えてください★	140
Q 66	針刺し・切創予防(職業感染)の注意点について教えてください★	143
Q 67	放射線曝露についての注意点を教えてください★	145

7章 手術終了時

Q 68	手術直後に必要なバイタルサインと評価について教えてください★	147
Q 69	手術終了時の皮膚の観察ポイントを教えてください★	149
Q 70	手術終了時の神経症状の観察ポイントを教えてください★	151
Q 71	手術終了時の患者さんの声を聴く必要性を教えてください★	153
Q 72	退出時の患者準備で重要なポイントを教えてください★	155

8章 手術後管理(看護)

Q 73	手術後の病棟・ICUなどへの引き継ぎで重要なポイントを教えてください★	157
Q 74	術後合併症予防のための評価と指導の内容を教えてください★★	160
Q 75	術後訪問の目的と意義を教えてください★	163

索 引 ········· 167

「ナーシングケア Q&A」第 54 号

『時系列で学ぶ手術看護 ―OPE看になって初めて読む本―』 執筆者

編集 菊地 京子　元 東邦大学医療センター 大橋病院　副院長・看護部長／日本手術看護学会 理事

石橋まゆみ　昭和大学横浜市北部病院 看護師長／日本手術看護学会 理事長

執筆者（掲載順）

Q1,4	土藏 愛子	兵庫医科大学医療人育成センター 特別招聘教授
Q2	松川 博	東邦大学医療センター大森病院 中央手術室 主任看護師
Q3	大城 みゆき	東邦大学医療センター大橋病院 手術室 師長
Q5	小川 真希子	東邦大学医療センター大森病院 中央手術室 主任看護師
Q6,7	貝沼 純	福島県立医科大学附属病院 看護部（手術部）副看護師長
Q8	古島 幸江	東京女子医科大学大学院 看護学研究科博士後期課程
Q9	石橋まゆみ	昭和大学横浜市北部病院 看護師長／日本手術看護学会 理事長
Q10	小松 亜希子	昭和大学横浜市北部病院 手術部
Q11	原 聡子	昭和大学横浜市北部病院
Q12	丹波 夏樹	昭和大学横浜市北部病院 手術室
Q13	大坪 佳奈	昭和大学横浜市北部病院 手術部
Q14	芳賀 弘幸	昭和大学横浜市北部病院 手術部
Q15	會下 葉子	昭和大学横浜市北部病院
Q16	萩原 優衣	昭和大学横浜市北部病院
Q17	和泉 望	昭和大学横浜市北部病院 手術部 主査
Q18,19,74	岡田 貴枝	昭和大学藤が丘病院 中央手術室 看護師長／手術看護認定看護師
Q20〜22	武田 恵	昭和大学病院 手術看護認定看護師
Q23〜27, 29〜31	慶野 和則	前橋赤十字病院 看護係長 手術看護認定看護師
Q28,36	菅家 智代	埼玉県立小児医療センター 手術看護認定看護師
Q32	畠山 久美子	鳥取大学医学部附属病院 手術部
Q32	小倉 和音	鳥取大学医学部附属病院 手術部
Q33	宮本 和子	長岡赤十字病院 手術室
Q34,35	平野 詠子	済生会宇都宮病院 手術看護認定看護師
Q37	岩崎 由香里	大森赤十字病院 手術室 看護係長 手術看護認定看護師
Q38,39	大久保 千夏	兵庫医科大学医療人育成センター
Q40	藤代 陽子	労働者健康福祉機構鹿島労災病院 手術看護認定看護師
Q41	中根 庸子	さいたま赤十字病院 2-5病棟 手術看護認定看護師
Q42	大澤 栄子	川口市立医療センター 手術室 手術看護認定看護師
Q43	佐伯 智之	東京医科大学八王子医療センター 中央手術部
Q44	佐野 亜樹子	順天堂大学医学部附属浦安病院 手術室／手術看護認定看護師
Q45	渡部 みずほ	越谷市立病院 手術看護認定看護師
Q46	三枝 典子	前橋赤十字病院 看護部 看護副部長
Q47〜50	山下 さおり	市立札幌病院 手術室 手術看護認定看護師
Q51〜57	岡林 紀恵	東京医科歯科大学医学部附属病院 手術部 師長
Q51〜53	佐々木 麻美	東京医科歯科大学医学部附属病院 手術部 副師長
Q54〜57	諏訪辺 久子	東京医科歯科大学医学部附属病院 手術部 副師長
Q58	佐藤 淳子	手術看護認定看護師
Q59	山崎 桂	聖マリアンナ医科大学病院 7東病棟 副師長／手術看護認定看護師
Q60〜62	鈴木 眞理子	埼玉医科大学総合医療センター 手術看護認定看護師
Q63	田村 浩子	JCHO東京新宿メディカルセンター 手術室
Q64	小澤 聡貴	東海大学医学部付属八王子病院 看護部手術室
Q65	竹内 佐和子	独立行政法人国立国際医療研究センター病院 14階病棟 副看護師長
Q66	横沢 京子	帝京大学医学部附属溝口病院 中央手術室／手術看護認定看護師
Q67	阿部 晋大	船橋市立医療センター 手術看護認定看護師
Q68〜72	徳山 薫	東京大学医学部附属病院 看護部 看護師長
Q73	中山 龍二	藤枝市立総合病院 教育担当看護師長
Q75	渡邉 佳代子	東邦大学医療センター大森病院

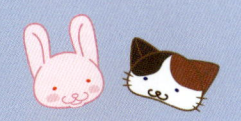

時系列で学ぶ手術看護
― OPE看になって初めて読む本 ―

1章 手術看護の専門性と役割

Q1 手術看護の専門性を教えてください

A 手術看護における専門性とは，手術治療を受ける患者さんの手術侵襲を最小限に抑える安全で安心な手術を，医療チームの一員として提供することです．手術看護には独特な専門的知識と技術が必要です（専門的な実践内容：表1）．

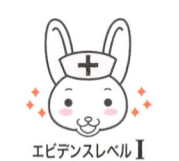

エビデンスレベルⅠ

回答者　土蔵愛子

1　安全な手術医療の提供のために

- 手術は，目的のために健康な組織にメスを入れて創傷を形成します．そのため，**感染予防**は万全でなくてはなりません．手術器械，医療材料，手指，着衣をはじめ，手術室内や感染症対応など，すべての**消毒・滅菌法と無菌操作**について知識と技術が必要です．
- 手術のために行う麻酔は**表1**に示すような方法があります．安全な麻酔が受けられるように，この**麻酔法の理解と実施のための事前準備，実施時の介助方法，その後の対応**についての知識と技術が必要です（5章参照）．
- 手術中の患者さんは自分で自分を守ることができません．看護師は**患者さんの代弁者**となり患者さんを守ります．安全な体位の保持，術中の体温管理，体内遺残防止などすべてに責任をもって対応します．そのため，多くの手術医療材料や器材に精通することが必要ですし，術中は循環動態や呼吸状態をモニタリングして，患者さんの状況を把握し対応します．
- 手術室では**的確で素早い判断と行動**が求められます．緊急事態への対応もあり，常に沈着冷静な行動がとれるようになることが重要です．そのためには，その場の状況を把握して優先順位を判断して場を整えながら，必要時チーム員を動員して対応します．

2　安心な手術医療の提供のために

- 手術を受ける患者さんと家族は不安や恐怖感，緊張感などさまざまな心理をもっています．これを理解して対応します．とくに**不安や恐怖感，緊張感を和らげる工夫**が必要です．術前訪問で患者さんと面談して患者理解を深め，適切な対応のしかたを考えます．
- 極度の緊張状態にある患者さんは医療者の言葉が伝わりにくい状況です．患者さんの安全のために確実に伝えることが大事です．体に触れたり，目線を合わせたりして患者さんの注意を喚起します．短時間の関わりのなかで，安全を守りながら安心してもらうのはとても大事な専門技術です．ベテランの手術看護師は図1のような関わり方をしています．このときは，「**行動の直前に声をかけること**」と，「**一つのことだけを短く伝える**」ようにします．また，目線を合わせるには膝を曲げて同じ高さにしたり，マスクを外したりして，コミュニケーション技法を駆使します．
- **タッチング**は不安の大きな患者さんには有効です．麻酔導入では多くの看護師が実践しています．手や体の一部（肩，背中，前腕や膝周辺など）に触れる方法をとります．常に**患者さんに関心を寄せ**，患者さんの気持ちを推し量って対応します．

3　良い手術を提供するチームワークのために

- 良い手術のために，看護師は関わる**スタッフ全員と協力**して手術にあたります．外回り看護師と器械出し看護師はもちろんのこと，執刀医と介助医，麻酔医，臨床工学技士，薬剤師など，関連するスタッフとのチームワークが重要です．
- 看護師は，すべての科の，すべての手術の手順を理解しておきます．また執刀医の好みの器材や手術時の癖なども知っておくと介助がスムーズです．手術治療は医師にとっても気の抜けない治療場面ですから，**しっかりサポート**します．

1 手術看護の専門性と役割

表1 手術看護の専門的な実践内容

1. 全体的に考えられる技術
- 手術患者，家族の心理的支援
- 術中患者の状態の観察と対応（モニタリング）
- 術中患者の安全の確保（感染予防，安全な体位，体温管理など）
- 手術に必要な器具器材の準備と取扱い（消毒・滅菌法の実際）
- 手術操作に関する知識と介助
- 麻酔に関する知識と介助
- 医療者のチームワークと手術進行のマネジメント
- 急変時の対応

2. 器械出し看護師の用いる技術（文献3より引用）
- 清潔を保持する技術
- 感染防止技術
- 場を読みとる技術
- 先を読む技術
- 能率的に器械を取り扱う技術

3. エキスパートがもつ習慣性（文献4より引用）
- 状況がわかって動くハビトゥス（習慣性）
- 安定した状況を保とうとするハビトゥス
- チームを動員し状況をつくるハビトゥス

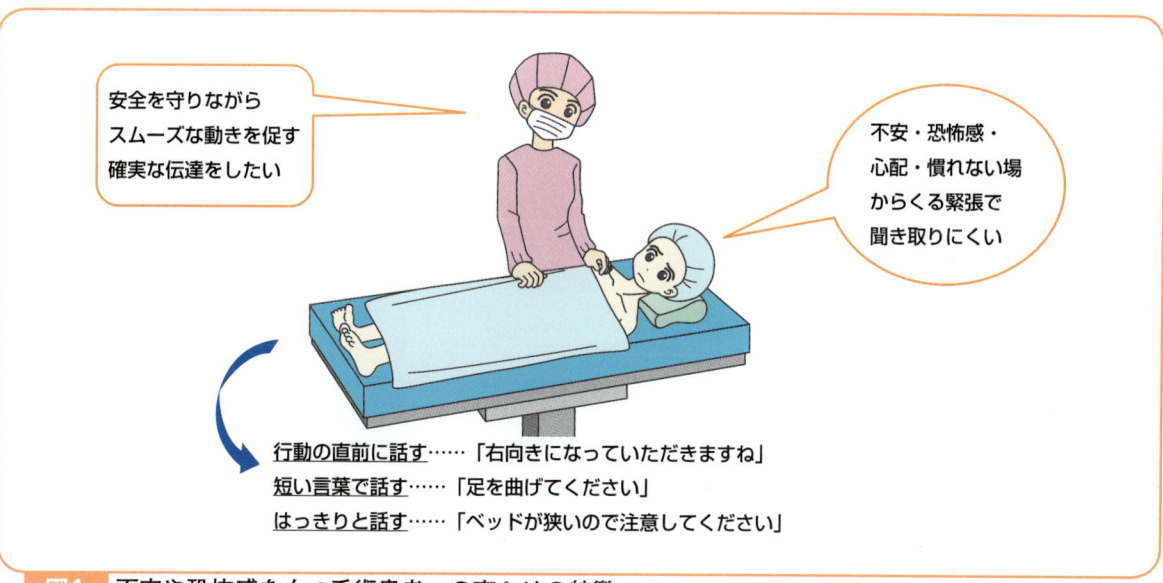

【看護師】安全を守りながらスムーズな動きを促す確実な伝達をしたい

【患者】不安・恐怖感・心配・慣れない場からくる緊張で聞き取りにくい

- 行動の直前に話す……「右向きになっていただきますね」
- 短い言葉で話す……「足を曲げてください」
- はっきりと話す……「ベッドが狭いので注意してください」

図1 不安や恐怖感をもつ手術患者への声かけの特徴

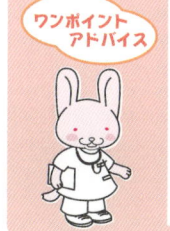

ワンポイントアドバイス

手術を受ける患者さんの最も近くにいるのは看護師です．常に患者さんの気持ちに寄り添い，安全を守りながら，医療チームのメンバーに気持ち良く手術をしてもらう．これがベテラン看護師の専門性を発揮した手術看護実践です．

参考文献

1) 土蔵愛子："手術看護に見る匠の技"．東京医学社，2012
2) 佐藤紀子，土蔵愛子 他：手術看護の専門性．"日本看護管理学会学術集会収録集"．2000
3) 角 郁子：直接介助者が用いる看護技術の検討．社保広島病医誌 15：66-69，1999
4) 河合桃代：手術室看護師のエキスパート性．身体化された"ハビトゥス"．日手術看会誌 2(1)：5-10，2006

1章 手術看護の専門性と役割

Q2 外回り看護の役割を教えてください

A 外回り看護では，周術期における看護を円滑にマネジメントすることが重要だと考えます．外回り看護師の役割は，術中に起こりうる問題を的確にとらえ，看護を実践し安全，安楽かつスムーズに手術が遂行するよう手術看護を展開することです．その役割を担うために，手術室看護師は根拠にもとづいた知識・技術の習得とともに高い倫理観をもつことが重要です．

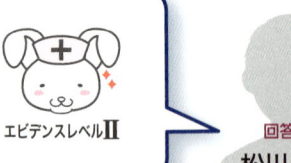

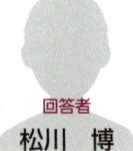

エビデンスレベルⅡ

回答者　松川　博

1 術前看護

- 外回り看護を行うためには，多くの専門的な知識や技術が必要となります．全身状態を把握するとともに，**既往疾患に対して麻酔や手術の影響**がどのように現れるかを知っておくことが重要です．
- 術前に患者さんの情報収集を行い，スキントラブルや神経障害をひき起こさないための対応を考えておく必要があります．患者さんの状態に合わせた部屋準備が大事になります．
- 術前から患者さんの全身状態を把握し，手術中に起こりうる問題点を考えておくことが大切です（表1）．
- 術前情報をもとに患者さんのアセスメントを行い，術前から術後に起こりうる問題点を考え**個別性のある看護計画**を立案します．

2 術中看護

- 患者さんは，手術に対して不安や恐怖感をもち，手術室に入室します．不安や恐怖の軽減のためにも，患者さんの表情や言動をよく観察し，声かけやタッチングを行うことが効果的です．
- 手術中は，術前に立案した看護計画をもとに評価します．患者さんのケアを行うためには，さまざまな視点からみる必要があります（表2）．
- 手術中に起こる患者さんの急変は，早急に対処しないと重篤な障害を残す場合や，最悪死にいたることもあります．不測の事態に備え**万全な準備**を行う必要があります．
- 外回り看護師は，症状を訴えることができない**患者さんの擁護者・代弁者**としての役割を，チーム内で担う必要があります．

3 術後看護

- 外回り看護師は，患者さんの麻酔覚醒状態を把握し対応します．術直後にも，せん妄状態になることを考えてケアを実施することが大切です．
- 外回り看護師は，術中に行った看護を振り返るためにも術後訪問を行い患者さんの状態を把握しましょう．
- 手術中患者さんに起こった出来事（神経障害，スキントラブル，循環動態・呼吸状態など）を，病棟看護師に伝え**継続した看護**を行うようにします．

4 チーム医療

- 誤認防止・部位間違い・術式確認のために**サインイン・タイムアウト・サインアウト**の実施は重要な確認ツールの一つです．患者さんに起こりうる問題点を，手術に関わるスタッフ全員で共有します．
- 手術のリスクが高く重症な症例などは，事前に手術に関わるスタッフと一緒に術式や麻酔に関してカンファレンスを行い，同じ目標をもつことが大切です．
- 手術に関わる多職種の医療スタッフが，それぞれの高い専門性を発揮し目的と情報を共有することは，業務を分担しつつも**連携・補完**し合い，患者さんの状況に対応した医療を提供します（図1）．

5 病棟看護師との連携

- 術中に患者さんの容態が急変した場合は，すぐに入院している病棟へ連絡し，家族との調整や術中の病状説明が必要となってきます．家族もすぐに状況を把握することができず，動揺することも予測されます．病状説明の受け止めがどこまでできているのか，ほかにサポートできる方が必要か，を判断することも大切であると考えます．

表1 術前評価項目

診療科	評価項目
循環器	NYHA（New York Heart Association）分類，心電図，胸部X線写真，心エコー検査，負荷心電図検査（必要時）
呼吸器	胸部X線写真，Hugh-Jones分類
腎機能	糸球体濾過値：血清クレアチニン，クレアチニンクリアランス，BUN，蛋白尿
腎機能	尿細管機能：尿比重，尿浸透圧，尿中Na排泄
腎機能	尿量
肝機能	代謝機能：糖負荷試験，血清アンモニア，血清コレステロール
肝機能	合成機能：血清アルブミン値，血清コリンエステラーゼ値，プロトロンビン時間，ヘパプラスチン時間
肝機能	排泄機能：ICG負荷試験
肝機能	肝細胞障害：AST，ALT，ALP
糖尿病	血糖値，HbA1c，尿糖，1日血糖
内分泌	トリヨードサイロニン（T_3），サイロキシン（T_4）

表2 外回り看護を円滑に行うポイント

項目	ポイント
室温	手術室の室温を，成人では24〜26℃，新生児では35〜37℃に設定する．
音	手術室内では，不用意な会話をしたり物音をたてたりしないように注意する．
体温管理	術中は，低体温の予防のために保温を行う．術後のシバリングは，酸素消費量を増加させてしまうため注意が必要．
体位	患者の体格，皮膚，栄養状態など理解した上で体位の固定を行う．皮膚障害や神経障害を起こさないように工夫をする．
インプラント	患者に使用したインプラントは，挿入部位，品名，規格，数量，ロット番号について術後管理に必要なため，看護記録に残す．
検体取扱い	摘出された検体の病理の結果は，患者の術後の治療方針を決定するために必要なものとなる．保存方法など適切に扱う．
体内遺残防止	手術で使用するガーゼ，器械，針は，器械出し看護師と確実にカウントを行い遺残の防止に努める．
麻酔の介助	術中は，手術侵襲や麻酔の影響に伴う生体反応をモニタリングし看護を行う必要がある．

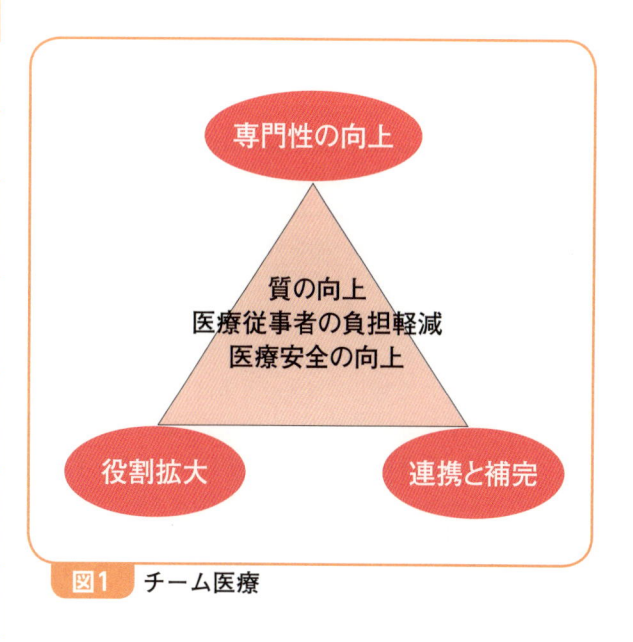

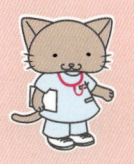

図1 チーム医療

専門性の向上／役割拡大／連携と補完／質の向上　医療従事者の負担軽減　医療安全の向上

ワンポイントアドバイス

患者さんが手術を受けることは，人生において重要なイベントです．そこに関わる外回り看護師は，患者さんに対し真摯に向き合い，高い倫理観を兼ね備え対応しなければなりません．そのためには，手術室看護師として日々自己研鑽していく必要があります．

参考文献

1）日本手術看護学会 編："手術看護基準"．メディカ出版，pp38-48，2005
2）日本麻酔科学会・周術期管理チームプロジェクト 編："周術期管理チームテキスト"．日本麻酔科学会，pp24-45
3）日本手術医学会："手術医療の実践ガイドライン（改訂版）"．ppS40-S48，2013

1章 手術看護の専門性と役割

Q3 器械出し看護の役割を教えてください

A 器械出し看護師のおもな役割は，手術が安全で円滑に行われるようにすることです．手術を受ける患者さんや家族は，さまざまな葛藤の中，医療者を信頼して手術に臨んでいます．器械出し看護師は，術前に患者情報を得て，必要な器械や機材を準備し，手術が安全で円滑に進むように多職種と連携し，倫理感をもって器械出しを行わなければいけません．

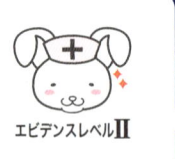

エビデンスレベルⅡ

回答者 大城みゆき

● 器械出し看護師は，外回り看護師と同じように，さまざまなことに気を配りながらチームの一員として，迅速に対応できるように訓練していく必要があります．手術につくときには，どのようなことに注意を払い，どのような流れで動いていくのかをまとめていきます．

1 手術前の知識と心構え 〜手術に入る前に行っておくべきこと〜

a) 患者の情報収集と術式の理解

● まず，患者さんを把握するために診療録から病態，手術歴の有無を含む既往歴，検査データや画像の術前情報を確認します．術前訪問で得られた情報や診療録から得た情報をもとに，術式の変更の可能性も考慮して，必要な器械や器材を準備しておきます．可能であれば，術前カンファレンスに参加し，術者から事前に情報を得ます．術式や方針を十分に理解して，起こりうる合併症を予測することで，迅速に対応できるように備えておきます．

b) 解剖生理，病態の把握

● 手術に入る前には，解剖・生理や術式の把握，器械出し看護手順や基準を理解したうえで器械出しを行わなければいけません．時には，執刀する外科医の人柄，癖，器械の選り好みなどの把握も必要となります．

c) 使用する器械・材料の把握

● 手術室看護師は，手術器械の十分な洗浄や滅菌工程，滅菌物の保存方法などに対する知識をもち，滅菌物の質の保証に務めなければいけません．器械出し看護師は，手術に使用する器械，器材の名称，用途を理解し，スムーズに取り扱えるよう事前に準備を整えていきます．

2 器械・材料の準備

● 使用材料や器械を清潔野に出すときには，滅菌状態や滅菌期限の確認をします．コスト意識をもち，確実に使用するものを無駄がないように準備していきます．

● 手術前の器械展開は，手術進行に応じて，スムーズに器械出し看護を実践するために行います．摩耗やネジの緩み，咬合具合，ラチェットの固さなど器械の不備がないことを確認し，機械点検を行い，器械を組み立てて準備をします．器械を並べるときには，整理方法をある程度ルール化しておくことで，器械出し看護師交代時の申し送りの簡略化や器械の所在確認を容易にすることができます．また，刃物・針類などは，わかりやすい場所に置くかトレーなどに分けておくことで危険回避に務めます．

3 術中の役割

● 施設の手順に沿った手洗い，滅菌ガウン，ゴーグル，手袋の着用により感染防御に努めます．

● 手術開始前には，術野の消毒，ドレーピング，必要機材のセッティングを医師が行うので，その流れに沿って必要物品が渡せるように準備します．コード類は，術野で使用しやすいように整理し，器械の落下防止などの管理，針類のリスク管理，電気メス類の誤作動の防止や安全の確保を行います．

● 術者，麻酔科医，外回り看護師と共に手術安全チェックを行い，患者名，手術部位，左右，術式などの再確認を行うとともに，起こりうる合併症やリスクについて共通理解をし，手術を開始するのが理想的です．

● 器械出し看護師は，単に指示された器械を術者に手渡すだけでなく，術野から得られる情報を常に評価し，手術操作の先を読み，必要器材を素早く出せるように予測していかなければいけません．また，必要な器械や器材などを安全かつ遅延することなく術者に提供するためには，手術野を観察できる立ち位置を確保することが必要です（図1）．常に術野から目を離さず，医師の会話に耳を傾けながら手術に参加し，術式の変更が予測される場合や

急変時には，冷静沈着・敏速に介助を行います．また，外回り看護師にすぐに報告し，臨機応変な判断と対処をしなければいけません．外回り看護師は，さまざまな仕事をこなしていくため，その場の状況に合わせて，優先順位を考えながら依頼をし，連携をしていく必要があります．術式の変更が予測されるときには，あらかじめ必要物品の準備をしておくことで，外回り看護師がすぐに対応できるようにしておきます．

● 術者が継続した視野を維持することが安全で円滑な手術につながります．医師は，術野に集中し，注意をはらっているため，聞こえていないことがあります．聞こえているか，相手に伝わっているかを確認し，器械は，口頭で伝えながら医師に手渡すようにすることで，危険を回避します．また，受け取った検体に関しても，診断をするために重要なものですので，口頭で医師に確認することで，間違いがないようにしていきます．

● この他に手術室看護師の大切な役割の一つとして，体内遺残防止のために器械・ガーゼ・針，そのほか術野に入る可能性のあるすべての器材のカウントの実施があります．カウントが合わない場合や破損があった場合は，迅速に術者に報告し，医師の協力を得て，術野を確認してもらいます．

4 手術終了から次回の手術まで

● 最後に全ての器械，器材を再度カウントし，最終確認を行います．このときに目視でカウントしていたすべての器械を器械板の上にのせてからカウントを行うことで，器械や機材の紛失を防ぐことができます．針や危険物などの不適切な片づけにより，二次被害を出さないようにすることも大切です．

● 破損や次回使用できない器材などは，速やかに申し送り，次の手術のときに問題にならないように対処していきます．また，医師によって使用するもの，材料が違った場合や術式によっての変更があった場合には，マニュアルを訂正し，スタッフに知らせておくことで，次の手術が円滑にいくようにします．

● 手術終了後は，外回り看護師と協力，連携し，患者さんの安全の確保に務めます．

*　　　*　　　*

● 最近では，看護師の人数不足や専門性を追求して，器械出しは，看護師ではなく，器械メーカーの方やMEさんが行っているところもあるようです．しかし，これまで述べたことにより看護師でなくてはならない場面や看護師が器械出しを行う必要性があると思っています．

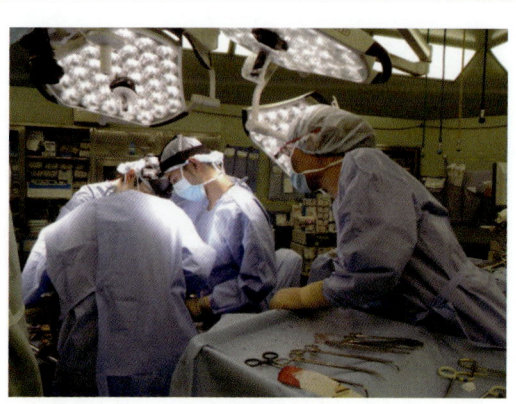

常に術野をみて，進行を確認する． 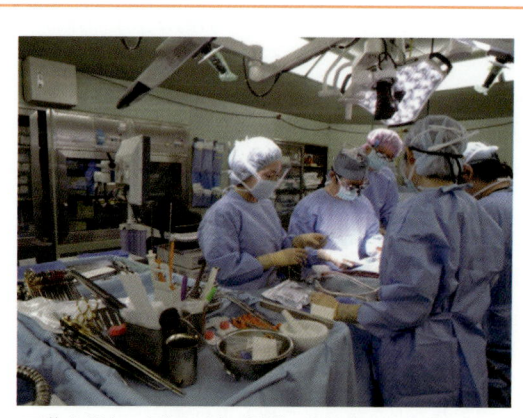　　　　可能な限り，医師に近い場所で器械出しを行う．

図1 器械出し看護師の立ち位置と目線

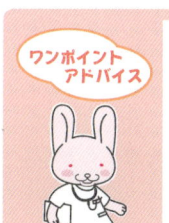

ワンポイントアドバイス
患者情報の共有，患者さんや家族の思いや背景などの情報を共有することで，器械出しでも患者さんに寄り添った看護が間接的にできます．

参考文献
1) 手術医療の実践ガイドライン(改訂版)．日手術医会誌34：2013
2) 川本利恵子，寺本和子："周手術期ナーシング"．学研，p29，2003
3) 丸山一男，木村三香：手術・麻酔の看護Q&A103．オペナーシング2010年秋季増刊：242，2010
4) 南淵明宏："手術看護　手術室のプロをめざす"．中山書店，p40，2012
5) 日本手術看護学会："手術看護師の「臨床実践能力の習熟度段階」(クリニカルラダー)2011年改訂版"．2011

1章 手術看護の専門性と役割

Q4 手術看護師の心構えとして，とくに大切なことは何でしょうか？

A 手術看護とは何かを自分のなかで確立しておくことです．そうすれば日々の実践に自信がもてます．また，厳しい指導にめげない心と，技術力を向上したいと思う気持ち，チームで協働する意識をもち続けることです．

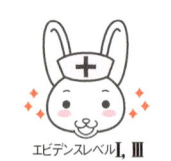

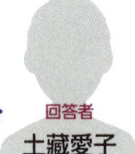

エビデンスレベルI, III

回答者　土藏愛子

1 看護論から考える手術看護とは

- 臨床経験を重ねていくなかで一度は学生時代に学んだ看護論を振り返り，看護とは何かを考えましょう．そして**手術看護とは何かを自分のなかで明確にしておきましょう**．
- 看護の対象は患者さんとその家族，あるいは地域住民です．手術看護では対象が限定され，「手術を受ける患者さんとその家族」となります．看護の目的は健康の保持増進，疾病からの回復と安らかな死への援助ですが，手術看護ではこれも限定され「疾病からの回復」です．看護の方法である看護技術には，「生活援助技術」「診療時の援助技術」「対人援助技術」「看護過程展開技術」があります．手術看護では「診療時の援助技術」中心のように思われますが，すべての項目が形を変えて存在します．一度確認してみることは大事です．

2 日々の実践のなかで育つということ

- 毎日のなかで**経験を重ねることで成長**します．一つひとつ学習できたことを確認して積み重ねましょう．
- 手術進行には流れがあり，ほとんど同じパターンで繰り返されます．参考までに，執刀までの場面の例を図1に示しましたが，この**流れをスムーズにすることが重要**です．しかし，その都度，術式もメンバーも変わりますから医療チームの連携をとることは難しく，なかなか流れがうまくいかないのが現実です．そのために一つのポイントがあります．その時々の**流れに影響する人を見極めて優先的にサポートすることです**．図2に示すように，はじめは患者さんをサポートし安全にスムーズに誘導します．次は麻酔科医に注目してサポートしながら患者さんへの対応をします．次は術前のもろもろの動きがあり，術中は執刀医中心にサポートします．終了近くは再び麻酔科医となります．**常に優先順位を考えて行動します**．
- 自己の**感情を前向きにコントロール**しましょう．手術看護実践が一通りできるようになるには，最低3年かかるといわれています．5年で一人前といったところでしょうか？その間はうまくいかないことも多く辛い日々が続くと考えられます．そんなときは今日できたことに注目し自己を肯定的にとらえ，次はこれをマスターしようと目標をもって過ごすことが大事です．新人はできないことや指導を受けることがあるのは当然です．また，指導的立場になった人は指導する前と後に必ず褒め言葉をかけましょう．

3 専門的な技術修得のために

- 手術看護技術を修得するための要因を図3に示しました．日々の行動はしっかりした**教育システム**が組まれていますし，**実践は繰り返し**が多いものです．**手術室への肯定感とうまくなりたい意識をもって，日々を過ごしましょう**．
- 一人前になるためには，よく先輩の動きをみて技を盗むことです．**よいモデルとなる人をみつけましょう**．幸い2人で手術にあたることが多いので，ほかの人の動きを観ることができます．よい点は取り入れ，よくないことは取り入れないようにします．
- 日々の手術進行は手順書をみながら繰り返していくなかで体が覚えてくれます．タイミングなどは相手の動きをみて合わせましょう．**よく周りをみて技を磨くことです**．

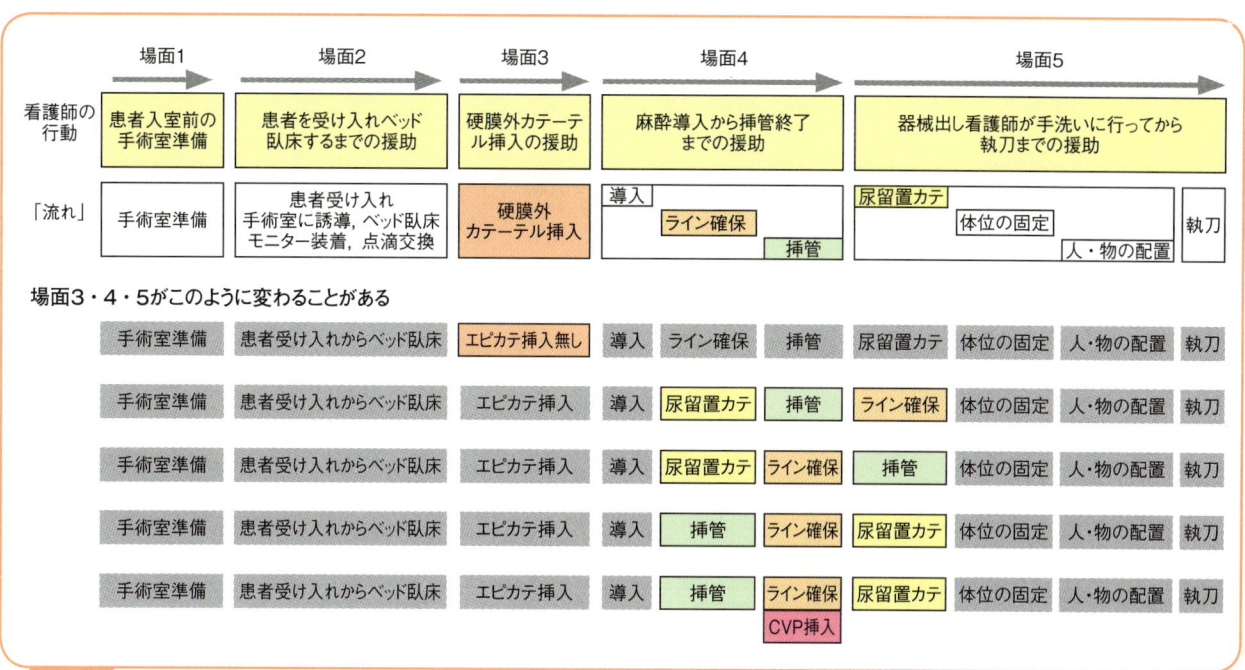

図1 執刀までの準備の流れの例

図2 流れを左右している人(大きな○の人)を見極める

図3 手術看護の専門的な技術修得のために

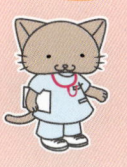

ワンポイントアドバイス
手術看護師は患者さんとの関わりが短く，まるで文楽の黒子のような存在です．しかし手術進行には大きな役割をもっています．患者さんにとってその存在は砂漠で出会うオアシスのようなものだと思います．よりよい看護実践のために研鑽してください．

参考文献

1) 土蔵愛子："手術看護に見る匠の技"．東京医学社，2012
2) 土蔵愛子：手術室看護師が用いる看護技術の特徴とその修得に影響する要因．東京女子医科大学大学院後期課程論文，2008

時系列で学ぶ手術看護

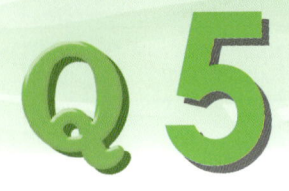

2章 手術看護師の育成

Q5 手術看護師の新人教育の特徴を教えてください

A 専門的な知識や技術を求められる手術室の看護は，学習範囲が広い一方で，卒前教育が少ないのが現状です．そのため，新人看護師みずから目標を達成していく意欲をもち続けられるように，目標達成の具体的な内容や時期を設定し支援する必要があります．

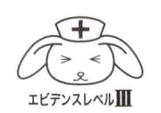

エビデンスレベルⅢ

回答者 小川真希子

1 新人看護師の教育背景

- 現在の看護基礎教育では，多くの施設が急性期看護の一環として手術室で実習を行っています．手術室の実習は時間的な制約から十分な実習が行われていることは少なく見学実習が主となります．そのため，新人看護師は手術室配属後に**強いリアリティショック**を受けていることが少なくありません．
- 森ら[2]は，周術期看護においては，**変化の早い患者さんの状況**を的確に把握し対応できる知識・技術と患者・家族に安全・安楽を提供する態度が求められると述べています．これらのことから，**卒前教育と手術室看護師として求められる知識・技術・態度に差がある**ことを前提に教育計画を進めていきます．

2 新人看護師と指導者の動機づけ (表1)

- 太田ら[3]は，新人看護師の教育は大半の病院でプリセプター制度を主とするマンツーマン教育で実施されていると考えられるが，その実情には施設間格差があると述べています．また，医療の進歩に伴う看護業務の多様化から十分なプリセプターの人数を確保することが難しい施設も多く，限られたスタッフで手術室看護師を育てるためには**手術室スタッフ全員で新人教育をする姿勢が不可欠**といえます．
- 新人看護師と指導者は，新人教育の目的や効果を含めた新人教育計画の説明を受け，**1年後の成長した姿をイメージ**することが必要です．

3 手術看護を知る

- 入職初期は集合教育のオリエンテーションや手術見学を行います．新人看護師は手術室の環境に慣れ，どのようなことが行われているのかを知るために，十分な時間が必要です．
- オリエンテーション実施後は手術という緊迫した現場での実践となるため，良好な**体調であることや緊張などの精神的な動揺をコントロールする**ことも必要です．指導者とコミュニケーションをとり，自身の経験状況や思いを伝えるようにします．
- 現場に慣れるまでの時期は，**手術看護の基礎的な内容を一つずつ達成する**ことを目標とします．これを繰り返すことで手術室のチームの一員として貢献できることが増え，達成感ややりがいを見出すことにつながります．

4 評価方法とフィードバック

- 実践後の評価方法（表2）：「器械出し看護基本技術」「外回り看護基本技術・知識」「診療科ごとの達成すべき術式」と評価項目を分け，評価をしていきます．学習過程や達成すべき内容を明確にするために，評価票を使用し振り返りを行います．
- 達成度の共有（表3）：新人看護師だけではなく，指導する側も評価票の達成状況を共有できるようにします．さらに，達成状況を数値で可視化し一目でわかるようにすることも一つの方法です．
- 新人看護師はこれらの評価をもとに，指導者と定期的に目標の修正や今後の課題を話し合うことが必要です．また，指導者は新人看護師の評価票の達成状況を共有することで，効果的な指導を継続してくれます．新人看護師と指導者に適切なタイミングでフィードバックをすることで，新人看護師は継続学習をすることができます．

表1 平成25年度 新人教育スケジュールパス〈部署名 手術室〉

新採用者研修項目・他／月		4月	5月	6月	7月	8月	9月	10月
実施	手術室集合教育	●教育計画 ●接遇 ●事故防止(器械出し) ●感染防止 ●滅菌・消毒・衛生材料 ●室内始業・終了時点検 ●針刺し防止 ●器械出し基本(不潔操作・消化器開腹) ●婦人科開腹 ●各係，診療科オリ ●委託業者説明(ステリ・アルフレッサ・ME・薬剤師) ●全身麻酔の看護(基礎)	●事故防止(外回り) ●乳房甲状腺 ●ラパ胆 ●POTTS ●術前情報収集・看護記録 ●局麻の看護 ●硬麻・脊麻の看護 ●全麻の看護(実践編) ●標準看護計画 ●手術体位(体位物品・仰臥位・砕石位) ●室内準備 ●事例展開①(標準看護計画)全麻編 ●吻合器(業者・教育) ●麻酔科外来見学	●ギネラパ ●TUR ●白内障外回り ●事例展開②(標準看護計画)脊麻編 毎週月曜麻酔科勉強会	●事例展開③(標準看護計画)既往編	●疼痛コントロールについて(薬剤師)	●床上排泄演習 ●輸血 ●ペースメーカーの勉強会(業者)	●ワクチン・注射演習
	手術室分散教育			班別オリエンテーション	ラパ腸 大開頭，ラリンゴ・アデレク・鼻，ティンパノ 形成・皮膚科 肺切(VATS)	泌尿器内視鏡器械出し，VIT器械出し・外回り ストリッピング 手の外・腫瘍		椎弓切除器器械出し ステントグラフト器械出し
	評価する内容・術式		□手術準備 □ガウンテクニック □清潔野の維持 □器械出し業務 □感染防止・危険物の取り扱い □不潔操作：知識 □器械カウント □針カウント □ガーゼカウント □検体取り扱い	□薬剤準備 □患者入室 □点滴静脈内注射 □患者準備・処置 □脊椎・硬膜外麻酔 □滅菌物取扱い □静脈血採血 □体位 □仰臥位 □術前訪問	□消化器・不潔操作 □内視鏡 □甲状腺(外，器) □VIT(外，器) □乳房切除(外，器) □白内障 □TUR □大開頭 □POTTS □アデレク(外，器) □耳(外，器) □ESS(外，器) □帝王切開 □子宮全摘 □ギネラパ(器・外) □肺切 □腫瘍・手の外 □形成(器) □骨折 □椎弓切除 □AS(器・外) □ストリッピング □ステントグラフト □膀胱内カテーテル留置 □深部温 □出血のカウント □器械・針カウント □全身麻酔導入 □挿管 □覚醒・抜管 □手術終了後～退室の援助 □処置の介助(胃管) □SSI □術後訪問	□動脈ラインの介助 □検体取扱い □術野からの検体 □血液・尿検体の取扱い □経口薬の与薬・外用薬・直腸内与薬 □術中記録 □局所麻酔 □輸血	□処置の介助(自然排尿・排便) □輸血	

表2 新人評価ファイル

	手術準備				コメント
評価項目					
滅菌物の有効期限がわかる．(オートクレーブ【パック物・コンテナ物・布物】，ガス，ステラット)	4・25 Ⅰ	サイン Ⅰ			
清潔野の維持					
評価項目					
器械台に清潔に器械台布を開くことができる．					
器械台に器械を基本的に並べることができる．(有鈎物・無鈎物，セッシ類，刃物，ピッチャー類)					
器械台の清潔を保持できる．(不潔な場所，人に器械台が触れない)					
術式に応じたドレーピングの必要物品を順に手渡すことができる．					

評価日・指導者サイン・自己評価・他者評価を記載する

表記はⅠ～Ⅳ段階で，
　Ⅰ一人でできる
　Ⅱ指導のもとでできる
　Ⅲ演習できる
　Ⅳ知識としてわかる

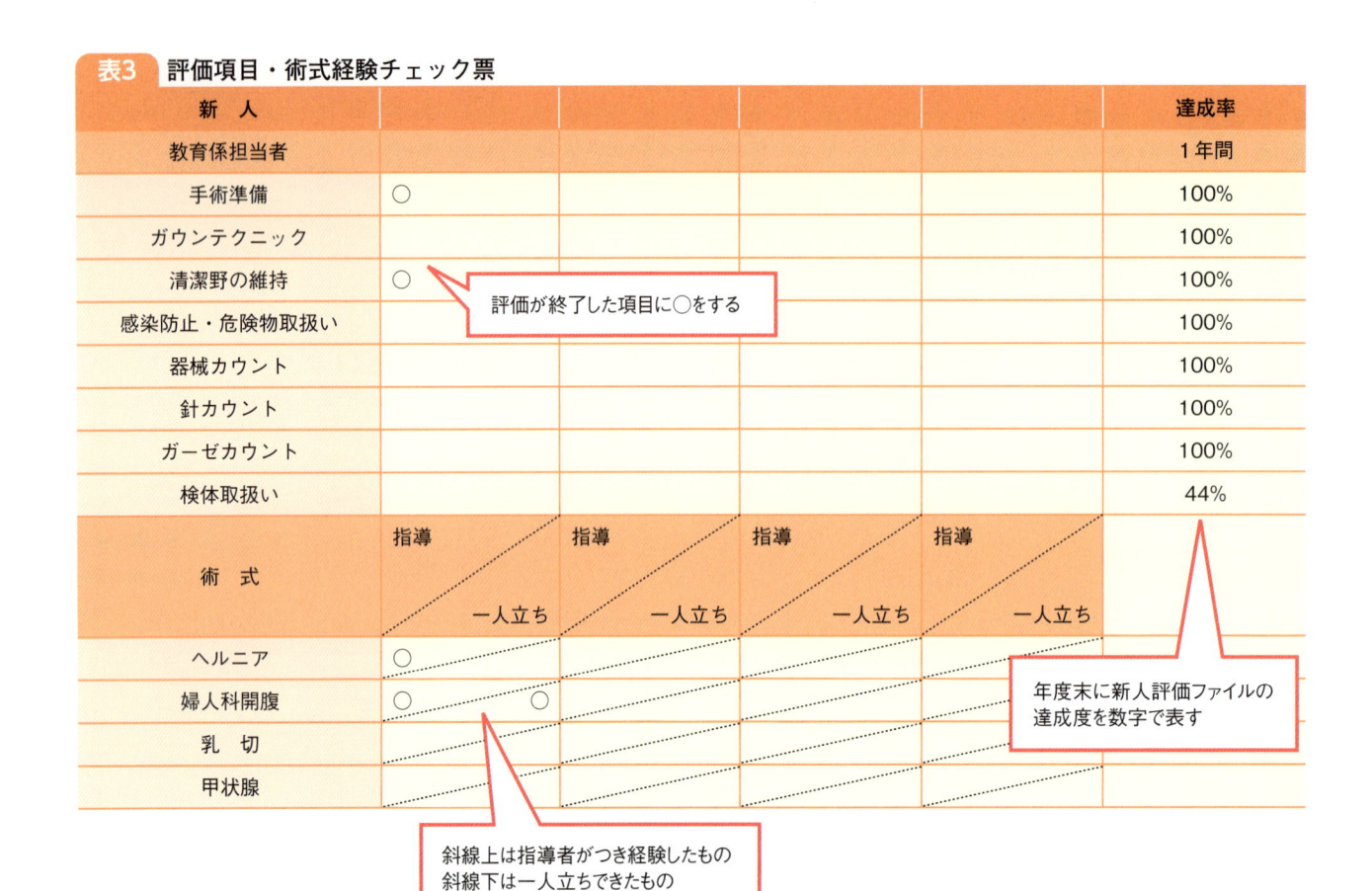

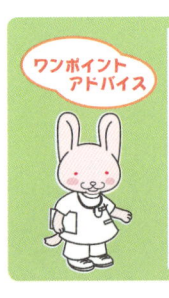

表3 評価項目・術式経験チェック票

新　人					達成率
教育係担当者					1年間
手術準備	○				100%
ガウンテクニック					100%
清潔野の維持	○				100%
感染防止・危険物取扱い					100%
器械カウント					100%
針カウント					100%
ガーゼカウント					100%
検体取扱い					44%
術　式	指導／一人立ち	指導／一人立ち	指導／一人立ち	指導／一人立ち	
ヘルニア	○				
婦人科開腹	○ ／ ○				
乳　切					
甲状腺					

評価が終了した項目に○をする

年度末に新人評価ファイルの達成度を数字で表す

斜線上は指導者がつき経験したもの
斜線下は一人立ちできたもの

ワンポイントアドバイス

手術患者の状況は刻一刻と変化していきます．その状況を理解し看護につなげるためには，新人看護師は指導者の支援を受けながら，みずからPDCAサイクルを実践していくことが必要です．

参考文献

1) 村島さい子 他：学び合う経験の場としての研修プログラムの枠組みと背景．看護管理18(5)：354-359，2008
2) 森　一恵 他：新人看護師が求めている看護基礎教育における周術期の学習内容．大阪府立大学看護学部紀要 13(1)：33-41，2007
3) 太田節子 他：新人大卒看護師の希望する「新人教育におけるマンツーマン教育」．看護管理 16(10)：870-874，2006
4) 中井夏子：実習時から始める手術室看護師獲得の方策．実践安全手術看護 5(5)：1-5，2012

2章　手術看護師の育成

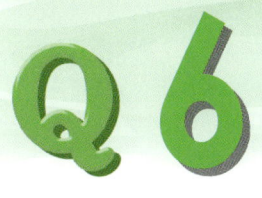

Q6 ラダーの段階はどのように分かれていますか？

A ラダーはレベルⅠからⅣまでの4段階に分かれています．レベルⅠは初心者・新人，Ⅱは一人前，Ⅲは熟達者（中堅），Ⅳはエキスパート（達人）です．ラダーの段階は施設により5段階や6段階に設定しているところもあります．

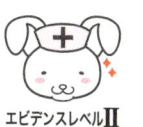

エビデンスレベルⅡ

回答者　貝沼　純

1 看護実践能力の発達段階

● P. Bennerは，看護師の臨床看護実践において「初心者」「新人」「一人前」「中堅」「達人」の5つの能力レベルがあることを観察しました．**クリニカルラダー**（図1）はこの5つの能力レベルがもとになっています．クリニカルラダーは**看護実践能力の発達段階**を示しています．各レベルに該当する実践能力を以下に示します．日本手術看護学会発行の『手術看護師の臨床実践能力の習熟度段階（クリニカルラダー）』では初心者と新人をレベルⅠとし，ラダーレベルを4段階に設定しています．

a) 初心者（レベルⅠ）
● 看護基礎教育を終えたばかりの新卒，または他の看護領域で経験があっても，配属された領域の概要の理解が十分ではないレベルです．経験がないためどのように行動すればよいのかわからないので，マニュアルやチェックリストに沿って行動し，先輩看護師の指導を受けながら実践します．

b) 新人（レベルⅠ）
● 経験したことについてのみ認識し行動できますが，臨床判断や看護実践にはサポートが必要なレベルです．マニュアルやチェックリストに沿って行動できますが，物事の

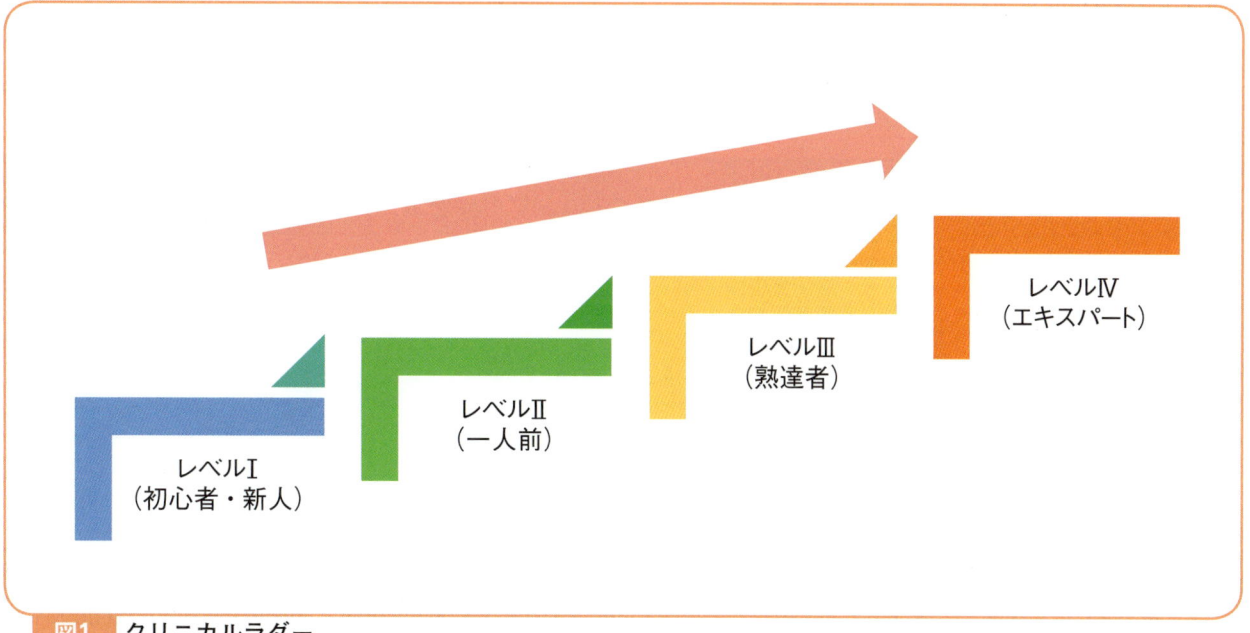

図1　クリニカルラダー

（レベルⅠ（初心者・新人）→レベルⅡ（一人前）→レベルⅢ（熟達者）→レベルⅣ（エキスパート））

優先順位や重要な患者のニーズを把握するには一人前以上のレベルに達している看護師の指導が必要です．
- 初心者と新人のレベルのおもな到達目標は，看護に必要な基本的知識・技術・態度を身に付け，安全・確実に看護実践できることです．

c）一人前（レベルⅡ）

- **経験をもとに意識的に計画し，主体的に行動できるレベル**です．助言を得ながら新人への指導ができます．しかし，状況を全体としてとらえることや判断と行動の迅速性・柔軟性は，レベルⅢに比べ経験不足から不十分な場合があります．
- おもな到達目標は，経験に基づいて重要度や優先度を判断し行動できること，個別的な看護実践ができることなどです．
- おおよそ，その領域での経験が2～3年目の看護師が該当します．すべての看護師がこのレベルに到達することが求められます．

d）中堅；熟達者（レベルⅢ）

- 今までの熟練した経験をもとに，状況を局面のみでなく**全体として的確にとらえることができるレベル**です．事象を全体的・直感的に認識し，問題を的確にとらえ，柔軟な考え方で問題解決に働きかけることができ，状況に応じてリーダーシップを発揮しマネジメントすることや，ティーチングとコーチングを使い分けた指導を行います．
- 看護実践の質を高めるための研究に取り組むことができます．倫理的問題への解決に調整的役割を遂行します．チームリーダーなどが該当します．

e）達人；エキスパート（レベルⅣ）

- 卓越した豊富な経験があり，状況を直感的に把握し，問題を正確にとらえ，**高度な分析能力・問題解決能力を用いて実践**できるレベルです．
- 解決困難な問題に対し，解決に必要な人的・物的資源を有効に活用し，柔軟に対応できます．看護実践能力の向上や研究の推進，業務改善においてリーダーシップを発揮し，メンバーを支援することができます．

ワンポイントアドバイス

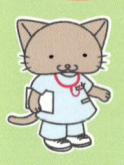

ラダーは臨床実践能力の発達段階を示し，個人の目標管理に役立ちます．ラダーレベルを達成するため必要な系統的・継続的な研修が計画されているので，積極的に受講することが大切です．日本手術看護学会は，ラダーレベルⅢ程度の実践力を認証する手術看護実践指導看護師の認証制度を設け，個人のキャリアデザインの参考になっています．

参考文献

1) Benner P : "ベナー看護論 新訳版—初心者から達人へ" 井部俊子 監訳．医学書院，2005
2) 日本手術看護学会 編："手術看護師の「臨床実践能力の習熟度段階」(クリニカルラダー) 2011年改訂版"．日本手術看護学会，2011

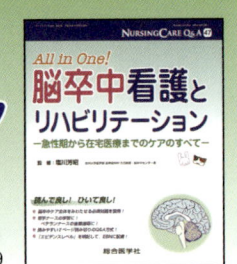

2章　手術看護師の育成

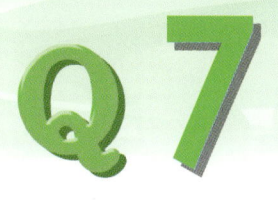

Q7 段階別の目標と具体的活用方法を教えてください

A. クリニカルラダーには各段階の到達目標があり個々の看護師の看護実践能力の段階を知ることができます．自己の目標と課題を明確にし，キャリア開発のツールとして活用できます．自身のラダーレベルを知ることで，職務満足の向上のツールとしても活用できます．

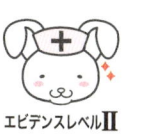

エビデンスレベルⅡ

回答者　貝沼　純

- 本稿では，日本手術看護学会刊行の『手術看護師の「臨床実践能力の習熟度段階」（クリニカルラダー）2011年改訂版』（表1）を参考に示します．
- ラダーのカテゴリーは，「器械出し看護実践」「外回り看護実践」「教育」「マネジメント」「研究」「倫理」に分かれており，それぞれに目標が定められています．
- 「器械出し看護実践」「外回り看護実践」については，【準備】【実施】【評価】の小カテゴリーについて到達目標が示されています．ここでは誌面の都合上，器械出し・外回り看護実践を含めた目標と，器械出し看護実践の小カテゴリーの目標について述べます．

1　段階別の看護実践到達レベル

a）レベルⅠ（初心者・新人）
- 指導のもと，手術看護に必要な基本的知識・技術・態度を身に付け，定められたガイドラインに沿って，外回り看護・器械出し看護が安全・確実にできる．

　小カテゴリーの「器械出し看護実践」の到達目標は，「指導のもと，術式に沿った手術介助に必要な器械・器具・材料の準備ができる」【準備】，「指導のもと，術式に沿った一連の器械出し看護ができる」【実施】，「指導のもと，自分の行った器械出し看護について，振り返ることができる」【評価】となっています．

b）レベルⅡ（一人前）
- 看護過程をふまえた個別的ケアが実践できること，患者の個別性をふまえた器械出し看護が実践できる．

　小カテゴリーの「器械出し看護実践」の到達目標は，「患者の個別性をふまえた情報の追加ができ，手術介助に必要な器械・器材・材料の準備ができる」【準備】，「患者の個別性をふまえた器械出し看護ができる」【実施】，「自分の行った器械出し看護について，振り返ることができる」【評価】となっています．

c）レベルⅢ（中堅・熟達者）
- 周術期全体を通し，患者を全人的にとらえた実践ができ，手術看護の実践モデルとなれる．

　小カテゴリーの「器械出し看護実践」の到達目標は，「状況をふまえて意図的に情報収集ができ，準備ができる」【準備】，「手術の進行状況の変化に応じた器械出し看護が正確・迅速にできる」【実施】，「自分の行った器械出し看護について，他者評価を受け，実践の評価ができる」【評価】となっています．

d）レベルⅣ（達人・エキスパート）
- 専門性を発揮し，手術看護の役割モデルとなれる．

　小カテゴリーの「器械出し看護実践」の到達目標は，「医療チームメンバーと効率良く情報交換でき，準備ができる」【準備】，「手術チームの機能を最大限発揮した器械出し看護ができる」【実施】，「資源を活用し，自分や他者の行った器械出し看護について評価でき，看護の質の向上に役立てることができる」【評価】となっています．

- これらa）～d）について，各到達目標の評価項目の内容が具体的に提示されています．

2　具体的活用方法

- 職位や立場によって活用方法は違ってきます．スタッフレベルでの活用は，何ができて何ができていないのかなど，自分自身の実践能力の確認に活用します．そして，自分自身の目標管理の資料とし，目標達成に向け解決すべき課題を明確にするために活用します．
- 看護師長においては，所属のチーム編成や役割決定の資料や新人・スタッフ育成などに活用します．
- 看護部では次年度のローテーションや昇任・昇格などの人事計画の資料や看護職員の実践能力を知り，教育・指導計画の参考に活用する場合もあります．

表1　クリニカルラダー評価表　レベルⅠ（初心者・新人）の例

氏　名：
評価日：　　　年　月　日
評価者：1)　　　　　2)

注：レベルⅠは評価項目すべてに「指導のもとに…ができる」と解釈する

カテゴリー		評価項目	本人評価	他者評価	看護管理者評価	最終評価
器械出し看護実践	器械出し看護実践到達レベル	指導のもと，手術看護に必要な基本的知識・技術・態度を身に付け，定められたガイドラインに沿って，器械出し看護が安全・確実にできる				
	情報収集・準備	1．疾患・術式を理解し，手術介助に必要な情報収集ができる				
		1）手術に使用する器械・器具・器材などの情報を医師から得ることができる				
		2）患者・家族のプライバシーを守りながら情報収集することができる				
		2．得た情報，看護基準・手順から手術に必要な器械・器具・材料を判断し，準備ができる				
	実　施	1．器械・器具・材料の使用方法や安全性を確認し，取り扱うことができる				
		1）使用する滅菌物を正しくかつ安全に取り扱うことができる				
		2）針刺し事故防止のために，針・メスなどの危険物の取り扱いが安全に行える				
		3）体内遺残防止のために器械・針・ガーゼカウントができる				
		2．術式に沿って安全に器械出し看護ができる				
		1）手術進行に沿って必要な器械・器具・材料を準備し，渡すことができる				
		2）術野の無菌状態を監視し維持できる				
		3）手術検体を適切に取り扱うことができる				
		3．医療廃棄物の取り扱いができる				
		4．職業感染について理解し，予防できる				
		1）服装基準に沿った行動ができる（日本手術看護学会編「手術看護基準」服装基準）				
		2）手指衛生基準に沿った行動ができる				
		5．器械出し看護を実践するためのコミュニケーションがとれる				
		1）不明な点は自ら確認できる				
		2）手術に必要な物品を執刀医に確認でき，外回り看護師に依頼できる				
	評　価	1．自分の行った器械出し看護について，手術基準・手順・チェックリスト等を活用し，振り返ることができる				
		2．自分の行った器械出し看護の不足や問題点を明らかにできる				
		3．自分の行った器械出し看護の不足や問題について指導者と共有し課題が見いだせる				
外回り介護実践	外回り看護実践到達レベル	指導のもと，手術看護に必要な基本的知識・技術・態度を身につけ定められたガイドラインに沿って，外回り看護が安全・確実にできる				
	情報収集	1．患者の疾患・術式を理解し，診療録から患者の基本的情報を収集できる				
		2．患者・家族のプライバシーを尊重した情報収集ができる				
		3．患者・家族の反応を確認できる				
		4．対象のニードに関心をもつことができる				
		5．手術環境（人的・物的環境）を整えるために必要な情報を指導者および医師から得ることができる				
	問題の明確化	1．手術侵襲・麻酔により起こる身体的な問題を挙げることができる				
		2．情報をアセスメントし，看護上の問題・共同問題を挙げることができる				
		3．問題の根拠と優先度が理解できる				
	計画・立案	1．看護計画が立案できる				
		2．優先順位を考慮した看護計画立案ができる				
	実　施	1．看護計画に沿って実践できる				
		2．安全・安楽な看護実践が確実にできる				
		1）安全な看護実践が確実にできる				
		2）安楽な看護実践が確実にできる				
		3．不安や意思を表出しやすい環境づくりができる				
		4．患者・家族に必要な説明ができる				
		5．患者の急変や異常時，医師や指導者に報告できる				
		6．基準に準じた看護記録の記載ができ，継続する問題を病棟・外来・回復室看護師に申し送ることができる				
	評　価	1．自分の行った看護実践を看護過程に沿って振り返ることができる				
		2．自分の行った看護実践の過不足や問題点を明らかにし，課題が見いだせる				
教育	到達レベル	看護実践や指導体験，院内外の教育プログラムへの参加により学ぶことができる				
	自　己	1．自己の学習ニーズに沿って自己学習ができる				
		1）手術看護を実践するために必要な学習項目がわかる				
		2）手術看護に必要な知識・技術を学習できる				
		3）到達目標を理解し，課題を明確にし自己学習できる				
		2．院内外の勉強会・研修の目的を知り，目標をもち参加できる				
		3．院内外の勉強会・研修での学びを他者に報告できる				
		4．自己の学習の到達度や不足に気づき，指導者に伝えることができる				

教育	スタッフ	1. 患者ケアで体験したことを振り返り，スタッフと共有できる				
		2. 企画された勉強会・研修に参加し，学びを企画者にフィードバックできる				
		3. 受けた教育や学びをスタッフに伝え共有できる				
	学生/研修生	1. 学生・研修生の実習目的や目標を知っている				
		2. 安全な手術環境の維持に必要な行動を学生・研修生に説明できる				
マネジメント	到達レベル	**手術チームメンバーの一員として自分の役割と責任が果たせる**				
	役割・業務・経済リーダーシップ	1. 手術部の目的・目標を理解し，活動に参加できる				
		1）病院の理念・方針が理解できる				
		2）看護部の理念・方針が理解できる				
		3）手術部の方針が理解できる				
		2. 手術看護師の役割が理解できる				
		1）手術チームの構成メンバーと役割と業務が理解できる				
		2）外回り看護師と器械出し看護師の役割が理解できる				
		3. 手術看護師の業務内容を理解し，チームの一員として行動できる				
		1）報告・連絡・相談ができる				
		2）事実を正しく報告できる				
		3）業務上の疑問点・問題点を指導者に伝えることができる				
		4. 経済的側面を理解し，行動できる				
		1）手術に使用する器械・器具・材料・機器の価値がわかり，正しく取り扱うことができる				
		2）必要な物品を過不足なく準備し使用できる				
		3）手術に使用した物品のコストを不足なく請求できる				
	安全	1. 手術室内で生じやすい医療事故を理解し，医療安全マニュアルに沿った行動ができる				
		1）手術室内で生じやすい医療事故が理解できる				
		2）医療安全マニュアルを理解し，マニュアルに沿った行動ができる				
		3）インシデント・アクシデントに至った経過を振り返ることができる				
		4）インシデント・アクシデント発生時の報告・記録の仕方がわかる				
		2. 手術室の災害対策を理解し，災害時マニュアルに沿った行動ができる				
研究	到達レベル	**手術看護に関する研究的取り組みに関心がもてる**				
	研究	1. 院内外の研究発表会や学会などに参加し，研究的な取り組みに関心がもてる				
倫理	到達レベル	**看護実践における倫理的側面を理解できる**				
	倫理	1. 日本看護協会の倫理綱領は，看護師の行動指針であることが理解できる				
		2. 看護師の行動は，保助看法に基づくものであることを理解できる				
		3. 手術看護実践上の倫理的問題に気づき，指導者に伝えることができる				
		4. 手術を受ける患者のプライバシーに配慮できる				
		5. 手術を受ける患者のインフォームドコンセントの必要性が理解できる				

（文献2より引用）

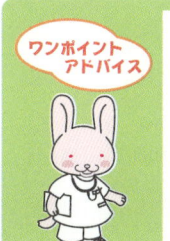

ワンポイントアドバイス

自分の目標レベルと評価項目を常に念頭におきながら看護実践していくことが，目指すラダーの段階を達成するために重要です．評価において達成している項目はさらに発展するようにし，できていない項目は課題として主体的に取り組めるよう活用していくことが大切です．

参考文献

1) Benner P：“ベナー看護論 新訳版―初心者から達人へ”井部俊子 監訳．医学書院，2005
2) 日本手術看護学会 編：“手術看護師の「臨床実践能力の習熟度段階」（クリニカルラダー）2011年改訂版”．日本手術看護学会，2011
3) 日本赤十字社事業局看護部 編：“看護実践能力向上のためのキャリア開発ラダー導入の実際 第1版”．日本看護協会出版会，2008

2章 手術看護師の育成

Q8 手術看護を語ることの意味を教えてください

A 自らの看護を語ることで，自身の看護を客観的に振り返り，新たな発見や気付きができるなど目指したい看護が明確になります．またその語りを聴く人と，教科書では学べない臨床知を共有することへとつながります．

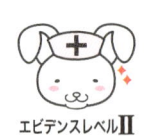

エビデンスレベルⅡ
回答者 古島幸江

1 手術看護の特徴

- 手術室看護師の看護実践は，臨床で積み重ねた経験は暗黙知として個人の中に埋もれてしまう傾向があり，言語化，意識化されにくいとされています．「暗黙知」とは，経験から直接獲得した知識のことで，ことばに表したり説明したりはできないが知っていることです．例えば，ご飯を食べるときに使うお箸，これは，他者のお箸の使い方を視たり，繰り返し使うことによって体感的に使い方を体得してきました．しかし，お箸を使えるようになっても"お箸の使い方"をことばにすることは容易ではありません．手術看護においても，手順書や参考書には書かれていること以上に多くのことを身体で獲得し実践している（知っている）わけですが，自らの手術看護をことばにするということは難しいことです．

- また，手術室という環境は，清潔区域として外部からの出入りの制限，感染防止の観点からも入室の規定があり，閉鎖された環境が創りだされています．そして，一つひとつの手術は独立した手術室で行われていて，個人の看護実践は他者から見えづらくなっています．このため，自分の看護実践を意識したり，他の手術室看護師たちと看護実践を共有する機会が少ないという特徴をもっています．

2 手術看護を"語る"ということ

- 昨今，手術看護においても"ナラティブ"や"看護を語ろう"とする動きが，学会や研修会でみられるようになってきました．これは，先に述べた手術看護の特徴である，**暗黙知として個人の中に埋もれてしまい，言語化，意識化されにくいこと・手術室看護師それぞれの看護実践は見えづらいこと・他の手術室看護師たちと看護実践を共有する機会が少ないこと**，が関係しており，意図的に手術看護を語る場を創ることにより，その副産物としての学びが大きいと認識されているためと考えます．

- "ナラティブ"とは一般的に「語り」や「物語」と訳されますが，自分の経験や出来事の意味を関連付けて他者と共有するための道具です．臨床で積み重ねられた看護師の臨床知を明らかにしてきたパトリシア・ベナーは，得てきた臨床知をナラティブで語ることの意味を，自分の実践を理解するための資源であり，同僚の臨床知を理解し共有するための資源であると述べています．**手術看護を"語る"ということは，自身の看護を客観的に振り返り，過去の経験から蓄積されてきた暗黙知や，自分が関心をもっている価値観などから生み出された知恵や工夫など新たな発見や気付きの機会となり，教科書や参考書には載っていない臨床知として他者と共有することを可能にします．**

- 意識化されていない看護実践をことばにするには，それを，熱心に"聴く相手"がいて初めて，自分たちが行っている看護を"語る"ことが可能となります．後輩も含めた手術看護の仲間たちと，看護のシェアリングを行い，教科書には載っていない臨床知を共有し，より良き実践を目指しましょう．

> **ワンポイントアドバイス**
> 手術看護は，意識化されにくい特徴をもっていることからも，日常的に自分たちが行っている看護実践を意識化できるように，建設的に看護を"語る"ことができる臨床現場の風土創りをしていきましょう．

参考文献

1) 佐藤紀子：手術看護にナラティブを取り入れよう―実践知の探究―．オペナーシング24(12)：27-29，2009
2) 古島幸江：手術看護認定看護師が器械だし看護において用いている『知』．"東京女子医科大学大学院看護学研究科，修士論文"．pp100-101，2014
3) パトリシア・ベナー：エキスパートナースとの対話．照林社，p149，2004

3章 術前の管理（看護）

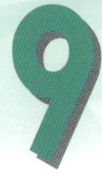

Q9 術前看護にはどのような方法がありますか？

A 患者さんが医師より手術の必要性について説明を受け，手術を受けることについて意思決定をしたときから手術室入室までを，術前といいます．術前看護ケアの実効性をあげる方法には，術前訪問と術前外来があります．

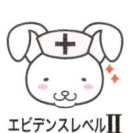

エビデンスレベルⅡ

回答者 石橋まゆみ

1 術前看護ケアの目的

- 手術患者が安心しかつ安全に術前を過ごすために，患者さんとの面接を通して
  ① 情報収集し問題点を把握し，術前評価を行い患者さんに合わせた具体的な看護計画を立案すること
  ② 患者さんとのコミュニケーションにより，患者さんがより安定した精神状態で手術を受けられるように援助すること
  ③ 患者さんの身体的準備と患者教育を行うこと

2 術前訪問

- 術前訪問では，入院時患者データベースの内容を確認し患者データの全体像をとらえます．さらに，入力されているデータのなかから手術看護ケアに必要となる項目に焦点をしぼり，優先的にアセスメントし有効かつ効率的に活用します．
- 個々の患者さんに合わせた術前教育および精神的な支援を行います．
- 収集した情報をチームメンバー間（おもに術者・麻酔科医師・手術看護師）で共有し，術前あるいは術中の状況の変化に対応できるようにします．

3 術前オリエンテーション（図1）

- 患者さんとの面接を通して，情報収集を行うことおよび手術に必要となる適切な情報提供がおもな目的となります．
- 患者さんの身体の準備とともに，適切な情報提供による患者さんへの手術に対するイメージづくりなど精神的準備のために行います．
- 手術前日の入院患者は主治医，麻酔科医，病棟看護師あるいは手術室看護師の訪問などで，何度も同じような質問や説明を受ける可能性があります．患者さんが最も安静にしていたい時間での医療者によるたび重なる説明は，かえって患者さんの不安の増強や疲労につながることがあります．術前オリエンテーションはこのような事態を避けるためにも行われます．

4 術前外来（図2）

- 入院期間が短縮したことにより，術前看護の場が病棟訪問から外来の場に移行しつつあります．手術を決定した患者さんに対して，入院までの期間中に外来で術前評価を行い，予定日どおりに安全かつ安心して手術が受けられるように準備をします．患者の情報収集および評価，また，オリエンテーションなどは術前訪問と類似します．術前外来を行うことで患者教育ができること，また，入院までの期間に患者さんの時間的余裕があり手術前の準備期間ができます．
- 手術前日の術前訪問は，入院当日の患者さんにとって不安の増強や疲労につながることがあります．また，手術・看護ケアの事前準備のためには，手術前日の術前訪問の情報収集では危険因子をアセスメントし準備する時間として短すぎることが予測されます．よって，安全面の視点から術前外来を実施することが理想的であると考えます．
- 術前外来を受診した患者さんの基本データ・病歴から示唆される問題点や，手術によって侵襲を受ける身体部分に注意することで，手術での問題点などを患者さんと共有することができます．
- 麻酔科が関わらない局所麻酔手術の場合は，手術当日の手術室入室前に行うことがあります．安全面において最も注意すべき点の情報を収集し対応します．
- 麻酔科医師・手術看護師・外来看護師など周術期管理チームメンバーが外来から協働し連携することで，患者さ

の包括的な看護が可能となります．
- 必要となる術前治療および術前術中の看護ケアの立案をします．
- 患者さんの年齢や理解度，社会的背景に合わせて患者教育をします．また，手術や入院について患者さんが誤った理解をしている場合には，それらを正す必要があります．家族や介護者の必要性についても考慮します．
- 説明・指導したことを患者さんが理解しているかどうか確認します．

5 術前訪問・術前外来の対象とならないもの

- 術前訪問を実施してない医療機関では，患者基本データをもとにアセスメント，計画し，手術当日の手術室入室の場が術前看護の場面となることがあります．
- 日帰り手術を実施している場合，また局所麻酔下手術の場合は当日になることがあります．施設によっては，手術前に術前外来でオリエンテーションを受けて手術室に向かうこともあります．
- 緊急手術の場合は，重要となる患者情報をもとに手術直前から術前看護を行っていくことになります．

6 術前看護ワンポイント

- 現在では入院期間が短縮し手術前日の入院が一般的となりつつあり，そのため術前訪問時間の減少が現実的な問題となっています．手術の決定から入院までの期間中に手術看護師が術前外来で情報収集や術前オリエンテーションを行うことで，患者さんがより安全かつ安心して手術に臨めることが期待されます．さらには術前の患者教育という意味でも有効といえます．

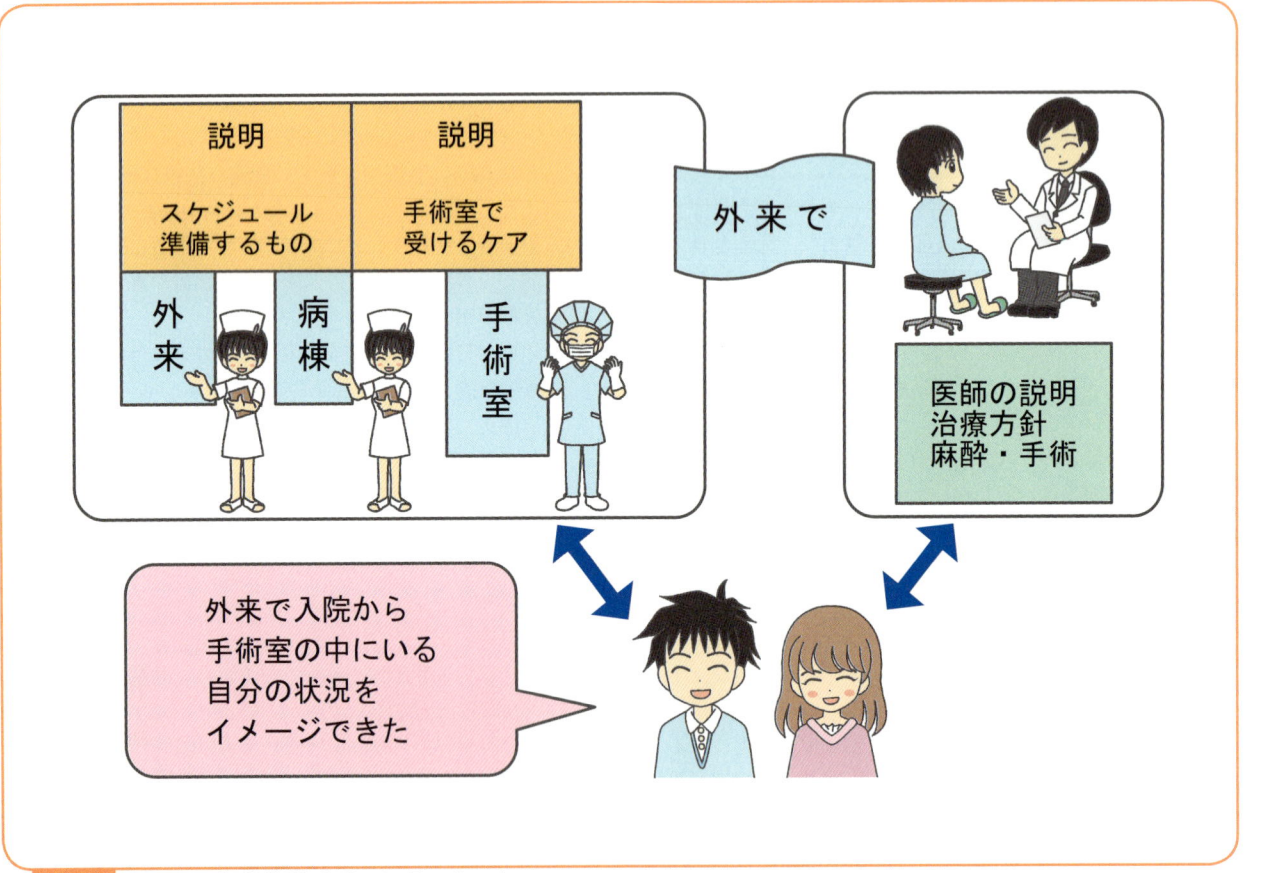

図1 チームで行う術前オリエンテーション

3 術前の管理（看護）

```
┌─────────────────────────────┐
│ 各科外来　手術決定（説明 同意）│
└─────────────────────────────┘
              ↓
┌─────────────────────────────┐
│ 手術期　術前外来（外来Ns・手術室Ns）│
└─────────────────────────────┘
```

- 術前検査
- 検査，入院，手術医療費の説明
- 教育（呼吸訓練　禁煙指導）
- 病歴，麻酔問診確認
- 持参薬内服薬確認
- 術前説明（訪問）
- 周術期肺血栓予防スクリーニング

- 検査データ確認・報告
- 麻酔科データ確認
- 他科紹介受診
- 歯科口内スクリーニング
- カンファレンス

関連専門分野へ連携
主治医　麻酔科診察　薬剤師　栄養士
MSW　理学療法士　専門分野看護師

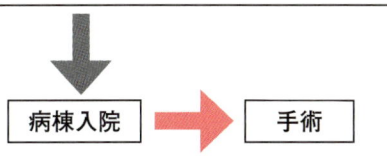

↓
病棟入院 → 手術

患者さんに起こる状況
麻酔・手術に関して重要となる合併症・侵襲について手術室看護師が説明する

予定どおりの期日に安全に手術を行うために術前外来で，患者さんの情報をアセスメントする
術中，術後に起こる可能性のあるリスクに対して，チームで連携された管理指導を受け，安全で安心して手術が受けられる

1. 手術を受ける患者さんが，心身の準備をするための支援
2. 手術中から術後の合併症の予防ができ，医療費の削減ができる
3. 手術チームメンバーの（とくに医師の）業務の効率に繋がる

図2 手術を受ける患者さんに行う術前管理指導（取組み）

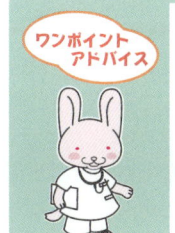

ワンポイントアドバイス

入院までの期間に患者さんと面談することでカルテ上にない身体的問題などの情報を収集することができます．また，不安や手術の受容の程度を把握し，再度医師へインフォームドコンセントの依頼をかけたり，不安の内容について看護介入をすることができます．

参考文献

1) 数馬恵子：手術患者の期待と不安．"手術患者のQOLと看護"．医学書院，pp4-13，1999
2) 田村正隆：手術室看護師の術前訪問．"やさしくわかる手術看護 第4版" 小野寺 久 編．ナツメ社，pp44-45，2014
3) 山敷宣代：術前ケア．"ビジュアル周術期ケア" 國土典宏 編．南江堂，pp4-11，2013

時系列で学ぶ手術看護

3章 術前の管理（看護）

Q10 術前のリスク評価には何が必要ですか？

A 合併症・併存症の理解・対策はもちろんですが，歩行状況・運動障害を把握し転倒予防や，視聴覚障害に合わせたコミュニケーションの工夫，アレルギーに対する対策，年齢・体格・個々の障害に応じた手術体位の工夫など，術前の情報から全身状態をアセスメントし，看護師の視点で個々の問題を抽出します．

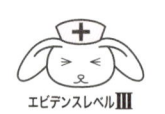

エビデンスレベルⅢ

回答者　小松亜希子

1 看護師の視点で必要な術前リスク評価項目

a) 手術情報
- 術式・手術時間・体位の情報から，左右確認の必要性や保温方法の選択，皮膚保護具の調整の有無を判断します．

b) 年齢（高齢者・小児）
- 年齢，発達段階に応じた説明や関わり・身体状況の把握を行います．

c) 体型
- 身長・体重・BMIから手術体位の可否・準備物品の工夫・ベッドの選択を行います．

d) アレルギーの有無
- 食物・薬品・ラテックス・その他（金属など）のアレルギー情報から，必要時アレルギー物質の除去・使用禁止の判断と代替え品の準備などについてチームメンバーへ周知します．本人の訴えからだけでは正確性に欠けることがあるので注意します．必要時問診を行います．場合によっては医師と相談し検査が必要です．

〈事例〉
自動吻合器を使用する予定の患者さんから術前に「私はチタンアレルギーです」と訴えがあった．使用予定の自動吻合器のステープルがチタン製であったため，医師の指示で皮膚科にかかり金属テストを実施し，陰性を確認し予定通り手術を行い無事終了した．

e) 感染症
- 各病院で決められた感染症の検査データをみて，患者さんの交差感染防止，医療従事者の感染防止，院内の対策の確認と徹底，チームメンバーへの周知を行います．

f) 転倒転落の危険性
- 歩行状態・運動障害・視聴覚障害・人工挿入物の有無を確認し，障害の場所・程度を把握し，移動時に注意を行います．安全のためと，体位による二次障害との比較のためにも必要です．

g) コミュニケーション方法
- 言語・視聴覚障害の有無と，程度・理解度・認知症の有無の情報から，個々に合わせたコミュニケーション方法を考えます．

h) 身体状況
- 皮膚状態から対極板を安全に貼付できるかどうか判断します．
- 関節可動域制限・神経・循環障害の有無から，体位の工夫・保護・物品の準備，予定体位の可否，皮膚障害・神経・循環障害の予防を考えます．
- BMI値を参考に，骨突出状況を確認し，必要に応じて皮膜剤・皮膚保護材の使用を考えます．

i) 装飾品・人工物
- 義歯・指輪・ピアス・髪留め・かつらの金属や，マニキュアなど術前に除去が必要な物品の使用状況と除去の確認，人工挿入物（義眼・人工関節）の有無を知り，術中の注意点を把握します．
- 男性で爪が割れるのを予防する目的でマニキュアを使用している場合があります．また，小児でもマニキュアやピアスをしていることがありますので確認が必要です．
- 男性の髭は挿管チューブの固定時問題となりますが，ご本人の希望を聞き，剃れない場合は麻酔科医師と事前に固定方法について確認します．

j) 内服薬
- 内服薬，抗凝固薬や術前中止が必要な薬剤休薬の指示を確認します．内服状況・休薬期間によって手術中の出血量や麻酔方法に影響があります．
- 患者さん本人は持病として病名をとらえていないこともあり，内服薬をきっかけに判明することがありますので大切です．

- 日々後発薬品が出ており，薬品名の確認を新しい情報下で行うことが大切です．
- 休薬状況・内服状況の確認を行い，指示が守られているか，また状況に応じた麻酔方法の理解，手術中の観察ポイントをアセスメントしておくことも必要です．

k）歯牙の状態
● 動揺歯の場所と状態，義歯や差し歯（取り外せるか）の情報から，挿管，抜管時に歯が抜けて誤飲していないか観察を行います．入れ歯や差し歯の有無を知ることで，術前除去の確認を行います．

〈ポイント〉
高齢者も注意が必要ですが，5〜8歳の乳歯が抜け変わる時期にも術前に確認が必要です．成人の場合，動揺歯が危険と判断した場合，抜歯の必要性や，抜歯ができない場合は術前にマウスピースの作成や，専用ボンドでの固定をする方もいます．歯科受診の情報を収集して観察を行います．

〈事　例〉
6歳児．手術後母が「子供の歯がない気がする」と訴えた．X線写真で胃内にあることがみつかった．麻酔科医師は挿管時にないことは確認していたが，本人と母はいつ飲み込んでしまったかわからなかった．

l）手術に必要な医療材料・物品の確認
● 使用予定の医療材料の補充状況，使用可能かどうかを確認します．とくに使用頻度の少ない物品や，定数で管理されていない物品が使用可能であるか確認が必要です．

〈ポイント〉
使用予定の物品が補充されていないことに気付き，緊急で届くまでの時間，手術の中断や，開始前では入室時間の変更の可能性があります．

m）手術中注意が必要な既往歴・併存症・合併症
① 骨折・人工関節置換の既往→関節可動域制限．
② 脊椎手術→硬膜外麻酔の可否．
③ 透析患者→シャントの位置，シャント音・スリルを術前・術中・術後，実際に触れて確認します．自尿の有無を確認し，術中膀胱留置カテーテル挿入の判断材料にします．
- 術中保護の工夫が必要．
- 透析患者さんは「私シャントがあります」とはいいません．疾患から個人に応じた注意点を抽出．

④ 高血圧・心疾患の既往→内服薬の確認，不整脈ではペースメーカーの使用有無により術中，ペースメーカー業者の立ち合いが必要な場合があります．
⑤ 喘息→最終の発作と頻度・薬物治療の種類と量．
⑥ RA→四肢末梢の変形や関節痛の有無，体位保持に制約がないか，体位の工夫を考えます．
⑦ 前立腺肥大や手術歴→膀胱留置カテーテルの挿入困難の予測や，専用バルーンの在庫確認．
⑧ 乳がん→術後，術式にもよりますが，手術側では血圧計や点滴の禁止があります．

n）術前検査の実施状況
● 必要な術前検査に漏れがなく，各施設で決められた有効期限内であるかを確認します．異常値の把握をします．

o）手術に必要な同意書の確認
● 必要な同意書が取得してあるか，同意書に書かれている手術内容の確認をします．各施設で決められた方法で保存されているか確認をし，予定通り手術が行えるようにしておきます．

- 同意書は確かにとっているがサインした同意書の原本が見あたらなく入室できない可能性．通常の同意書確認方法の徹底，緊急時の院内ルールを厳守します．複数個所手術する際や，術式が複数ある際の同意書内容が合っているか確認します．

p）DVT予防
● 静脈血栓予防の指示内容を確認します．D-Dダイマーが高く間欠的空気圧迫法を行わない場合があります．弾性ストッキングが圧迫が強いため，サイズに合ったものを使用しているか確認します．
● D-Dダイマーが高い場合エコー検査をすることがあります．院内の取決めを確認しておきます．

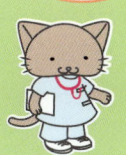

ワンポイントアドバイス
手術中の安全を守るために，手術の疾患に加え全身状態を知ることが必要です．情報を収集しリスクを予測して未然に防ぐ対策が必要です．また，手術チームで情報を共有し，お互いの行動を理解し協力することも必要です．

参考文献
1) 讃岐美智義：“麻酔科研修チェックノート 改訂第3版”．羊土社，pp34-51，2010
2) 小野寺 久：“ナースのためのやさしくわかる手術看護”．ナツメ社，pp34-35，2011
3) 日本麻酔科学会・周術期管理チームプロジェクト 編：“周術期管理医療チームテキスト 2010”．日本麻酔科学会，2010
4) 中田一夫，奥谷 龍：術前評価で問診すべきこと：手術の成功は麻酔術前診察で決まる！ LiSA 17(6)：550-556，2010

3章 術前の管理（看護）

Q11 高齢者の評価で重要なポイントを教えてください

A 加齢の影響は個々により多様で，進行する程度も一様ではありません．周術期における高齢者の患者さんは，その加齢の過程によりさまざまな身体的・精神的変化をみせることがあります．おもなものとして循環器系・呼吸器系・神経系・筋骨格系・皮膚系・感覚系などの評価が重要です．

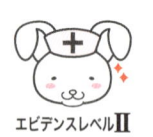

エビデンスレベルⅡ

回答者 原　聡子

1 循環器系

● 心臓の弾力性や膨張性の減少により，心拍数や心拍出量が減少します．動脈血管壁も同様に弾力性を失い，血管運動神経や血管の硬化や粥状化の変化により，末梢血管抵抗が上昇します．血圧では収縮期圧，拡張期圧，脈圧の上昇が起こります．高齢者は，高い血圧を正常に戻すと脳血流量を減少させることがあるといわれています．不整脈の再発率は年齢とともに高くなります．心電図上では，振幅と間隔の変化がみられます．

〈看護の視点〉
- 高齢患者の正常な心拍数や血圧を把握し，変化を観察し対応していきます．
- すべての高齢層において，初めての不整脈の出現は注意をしましょう．

● 特殊体位をとっている場合は，体位を仰臥位に戻す時の前後の血圧の値に注意が必要となります．高齢者では，体位による血圧の変化がよく起こるからです．

2 呼吸器系

● 肺には3つの変化が起こります．1つめは弾力性の低下，2つめは気道抵抗の上昇，3つめは肺胞の減少です．胸郭前後径の延長，呼吸機能の低下，また肺基底部における異常音は，すべての高齢者に老化の現象としてみられます．加えて動脈血の酸素量と飽和度は低値となります．

〈看護の視点〉
- 高齢患者の呼吸状態について，正確なアセスメントをすることは重要となります．
- 術中・術後に適切な観察を行うために，術前に情報を得ておく必要があります．
- 高齢者は呼吸器感染を起こしやすいため，術前からの咳嗽や深呼吸の練習は大切です．

3 神経系

● 老化に伴い神経伝達の遅延がみられ，そのため返答や反応が遅くなります．老化に付属するさまざまな神経学的変化は加齢の過程の一部であり，反応時間の遅れ，運動機能の衰えや記憶力の低下としてみられます．知的機能の障害は老化に特有なものではありませんが，短期記憶の低下が起こります．人生において得られた知恵や知識のような，確立された知力は安定していますが，新しい情報を抽出して学習する能力に関しては低下がみられます．

〈看護の視点〉
- 患者さんが何を知っているのかを確認し，その患者さんの知っていることと関連付けながら，その知識のうえに新しい情報を提供していきます．
- 新しい情報を受けた患者さんが，手術を受けるという状況を受け止め，適応できるには時間が必要となります．
- 適応の状況などについて，医師や病棟看護師と情報を共有する必要があります．
- 患者さんが環境変化に適応できるよう，十分な時間を与える必要があります．
- 高齢者を急がせたり無視するような態度は，高齢者のストレスを増し，適応能力の妨げとなります．

4 筋骨格系

● カルシウムの喪失は，骨の粗鬆化や消耗を促進し，負荷に弱く骨折しやすくなります．関節も同様に関節面や支持構造の悪化がみられます．股・膝・手・脊椎下方の関節は影響を受けやすくなります．また，加齢による無機質成分の喪失により関節の拘縮や腫脹，関節の不可動性や不耐性などがあります．脊椎の短縮をひき起こす骨密

度の減少により，首は短くなり，さらに彎曲の程度も強くなります．膝関節や股関節をかばうため，脊椎後彎が起こりやすくなります．

〈看護の視点〉

- 頸椎の変化は挿管が困難となります．無理な過伸展は術後，疼痛の原因となります．麻酔導入の間，看護師は介助にあたりましょう．
- 損傷を受けやすい高齢者の筋骨格系に対しては，移動時や体位変換時には，急で無理な動きをとらないように，とくに注意をする必要があります．

5 皮膚系

● 皮脂腺と汗腺の機能低下により，皮膚は乾燥し，不感蒸泄も減少します．皮脂の減少により外皮は弱くなり，そのため乾燥，荒れ，痒みを症状とする脂漏性皮膚炎や角化症などが起こりやすくなります．色素沈着は部分的，または全身的に現れたり，全く現れないこともありますが，その影響により皮膚が青白くなったり，貧血様に見えたりします．外皮は皮下脂肪の減少により，その弾力性を失い皺がよります．これらの皮膚統合性の変化は，治癒反応を遅延させたり，感染しやすくなったりします．また，容易にあざができやすく，小さな傷でも表在性の出血が起こりやすくなります．

〈看護の視点〉

- 上皮が薄くなったり，部分的な血流障害，温度調節の不良，排泄濾過機能の低下，栄養障害などの老化による皮膚変化は，テープなどでも容易に傷付きやすく，剥離もしやすい状態です．常に注意を払い，小さな傷に見えても悪化することがあるので，十分に予防とケアを行うことが重要です．手術前後の皮膚の状態をチェックし，少しでも変化がある場合は，何によるものかを評価し看護記録および申し送りを行い，継続的な観察が必要となります．

6 感覚・知覚器系

● 加齢が進むに従い，眼の水晶体は硬くなり，毛様筋は弱くなります．その結果，視力の低下が起こります．また老眼，水晶体の混濁，白内障はよくみられます．瞳孔の収縮や視野狭窄なども，通常みられます．乾燥眼の原因となる，涙の量の減少が起こることがあります．

● 蝸牛や有毛細胞の変化により，初めに高音域で難聴が起こります．その後，低音域での障害が現れます．鼓膜の硬化や透明化の進行によっても難聴が起こります．

〈看護の視点〉

- 手術室の眩しい照明や光っている床，金属性の手術器具などは，高齢者の視覚に悪影響を与えることがあります．また，患者さんに何か処置を行うときには，まず声かけをしてから実施します．麻酔導入後は，眼球保護のため湿潤させ，眼を閉じた位置でテープを貼ります．患者さんが補聴器を使用している場合は，スムーズなコミュニケーションをはかるため，麻酔導入まで使用します．口腔内の観察は手術前にチェックし，手術入室後に再度確認する必要があります．麻酔科医師と歯の状態について共有し，挿管の介助にあたります．

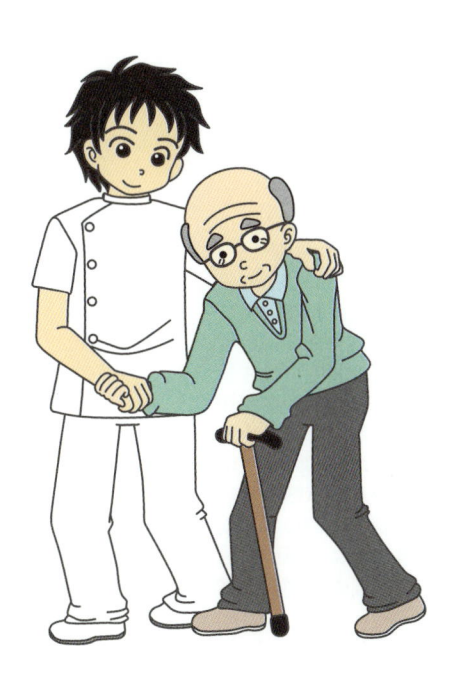

表1 症例と看護の実際

【事 例】
84歳女性，自宅で転倒．息子夫婦と3人暮らし．日常生活は自立していた．認知症はないが，最近物忘れがある．右耳聴覚障害あり補聴器使用．
予定術式：右人工股関節置換術（予定時間1時間30分）．体位：左側臥位．
既往歴：高血圧（内服中）．
身長：148 cm，体重：43 kg，BMI：19.6．
呼吸機能：VC 2.56，FEV 11.53，FEV1％ 59.5．
心電図：同調律．
胸部X線：心胸比48％．
血液データ：WBC：6870，RBC：365，Hb：11.2，Ht：32.4，Plt：14.7，TP：5.8，Alb：3.0，GOT：27，GPT：17，γGTP：7，Bil：0.5，BUN：15.7，Cr：0.58，Na：144，K：3.4，Cl：109，CRP：0．

〈看護の実際〉
・術前から家族も一緒にオリエンテーションを行いましょう．
・落ち着いた周囲の環境を整え，相手のペースに合わせてゆっくりと話します．
・何度か読み返せるような簡単な資料があるとよいでしょう．
・術後の患者さんの状態の変化についてイメージできるように説明しておきましょう．
・情報は病棟・外来看護師と共有します．
・入室時からの説明はゆっくりと相手のペースで行います．
・手を握るなど，不安の軽減につとめます．
・麻酔導入後，口腔内を再確認し，ぐらつきがあれば麻酔科と共有し，挿管の介助を行います．
・体位をとるまえに全身の皮膚の観察をします．皮膚が乾燥し，脆弱な状態のため，テープ貼付部分に被膜剤を塗布します．
・痩せぎみで骨突出があるため，大転子部に皮膚保護材を貼付します．
・術中，外回り看護師は常にモニターの観察を行います．とくに出血量と血圧の変動に注意します．
・麻酔覚醒時，自発呼吸の有無とその状態，嚥下に注意し，意識状態を確認しながら麻酔の覚醒を見守ります．麻酔覚醒時は体動に注意し，不安の軽減のための声がけタッチングを行います．

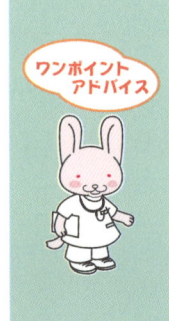

ワンポイントアドバイス

高齢者は身体所見や検査から予測される以上に身体機能が低下していることがあります．とくに循環器系・呼吸器系・神経系の評価には注意が必要です．評価には基礎データのほかに客観的評価とコミュニケーションが重要です．術前訪問や術前外来などで，患者さんに面談した際に，検査データと実際の患者さんの状態を客観的に評価し，患者さん個々の状態に合わせて術前準備をする必要があります．また，麻酔科医師と注意する点などを共有することが必要となります．

参考文献
1）ロスロック JC 編："周手術期看護ハンドブック"．医学書院，2004

3章 術前の管理（看護）

Q12 幼児の手術で安全に対応するためには術前にどのような情報を得ればよいですか？

A 普段家族から離れたとき，泣いたり，暴れたりするかどうかの情報を得ます．また，その時の対処法を聞きます．

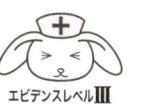

エビデンスレベルⅢ

回答者　丹波夏樹

- 幼児の手術室への入室は，泣きわめいたり家族から離れようとしなかったりと，戸惑うことが多くあります．
- 幼児では手術の理解力の不足や家族から離れることに対する不安が大きく，術後に精神的影響を与えることがあります．

1　入室時の対処方法

- 術前訪問や術前外来時に，児の好きなキャラクターや玩具・歌などを家族から聞いておくと手術室入室時に役立ちます．好きなキャラクターがいる場合は，絵を描いたり，そのキャラクターや好きな玩具を持っていれば手術室に持ち込むのも効果的です．以前，入室時に大泣きしていた児に好きなキャラクターの絵をみせたところ，その絵に興味を引き，泣き止んでスムーズに麻酔導入ができたことがありました．術前訪問で，母親から離れると大泣きしてしまうこと，好きなキャラクターの話をすると興味を引くことができるという情報が得られていたため，このような対応ができました．
- CDをかけたり，モニターのある部屋では，入室時にDVDを流したりすることで不安を和らげ，気を紛らわすこともあります．
- 麻酔導入時には坐位や抱っこのままでの導入方法もあります．児に手術室は怖いところではないと認識してもらうことが大切です．無理に寝かせたり，押さえつけたりせず，児の意向に沿った方法を選択します．

2　家族の同伴入室

- 精神的な影響を軽減するために，家族が一緒に入室し麻酔導入に立ち会うことも有用です．
- とくに発達が遅れている患児の場合は，家族と離れる不安は大きく，パニックになることもあるため手術室への家族同伴は有用だと思います．患児ができるだけ穏やかに入室することが，家族の安心にも繋がります．

※注意点

- 麻酔をかけられる児に対し，家族の不安も大きいです．同伴入室する場合は，麻酔の導入中も家族への説明や声掛けを忘れないようにします．しかし，家族の不安が大きい場合，同伴入室は控えたほうがいいです．また，同伴した家族の気分が悪くなったり，児の様子をみていて不安が強い場合の配慮も必要です．麻酔導入後に手術室の外に案内する人員も必要となってきます．

3　現状

- 強度の恐怖体験は術後に精神的後遺症を残しやすいです．
- 入院期間の短縮に伴い，手術前日に入院する場合が多く，幼児は短い術前期間のなかで新しい環境に慣れながら心理的に準備し，手術に挑むことを余儀なくされています．

4　幼児の心理面への配慮（手術前日まで）

- 病棟とは異なり，手術室では急に家族から離され，全く知らない環境に入るため，児にとっては不安と恐怖でいっぱいです．
- 小児全般の術前外来や術前訪問では家族だけではなく，患児に対してもプレパレーション（心理的準備）を行うことが大切です．
- 怖がらせないように言葉に配慮し，わかりやすく，こちらの声掛けに対して反応しやすい内容で話します．
- 手術経験のある児は以前の手術の記憶が残っていることもあり，家族からその時の情報を得るとともに恐怖心も大きいため十分な配慮が必要です．
- 術前訪問や術前外来では，手術室の説明や患児の情報を得るだけでなく，コミュニケーションをとって医師や看護師の顔を認識してもらうことも不安の軽減につながります．

- 術前から警戒心を少しずつとり，患児に受け入れやすい言葉で話し，児の頑張る力を引き出してあげる関わりが大切です．

5 小児の身体面

- 身体面の情報収集も重要です．家族から情報を得るときは，麻酔科医師と質問が重複しないように配慮します．
- 手術前日までの情報収集はもちろんですが，手術当日の情報も重要です．ぐらつきのある歯がある場合は誤飲を防止するため，その程度や挿管後・抜管後の歯の状態の確認（抜歯してないか），最終飲食水は何時に何をどの程度摂取しているかなどの確認をします．幼児は手術前の絶飲食時間が長くなることで，脱水や低血糖の可能性があること，口渇や空腹によりストレスが生じやすいことが考えられます．できるだけ，絶飲食時間を短くする工夫も大切です．しかし，最終飲食水時間ぎりぎりにたくさん飲ませたり食べさせたりしていることもあり，挿管時に逆流のリスクがあるため，種類や量も確認します．また，そうならないための術前の指導や理解度の確認も必要です（表1）．
- 幼児は成人に比べ，皮膚は薄く，さまざまな刺激を受けやすくとても敏感です．また，体重あたりの体表面積が大きいため，不感蒸泄（ふかんじょうせつ）や発汗の影響を受けやすく，皮膚の保護作用も未熟なため皮膚トラブルが生じやすいです．手術室で使用するテープや消毒液などによる術後の皮膚トラブルを防止するため，物品の工夫や皮膚の保護に努めます．術前に家族にそのようなリスクがあることを話しておくことも大切です．

表1 術前の経口摂取制限ガイドライン

成人と小児の術前経口摂取制限	エビデンス	推奨度
成人と小児は待機手術の2時間前まで清澄液（水，果肉のないジュース，ミルクの入らないお茶・コーヒーなど）の飲料が勧められる．	1 ++	A
固形物は待機手術の6時間は禁止されるべきである．	1 +	A
乳児の術前経口摂取制限		
乳児は待機前には哺乳させるべきである．母乳は4時間前まで，他のミルクは6時間前までは安全である．その後は，成人と同様に清澄液を与えられるべきである．	1 ++	A

ガイドライン開発グループの臨床経験に基づいた，推奨される最良の手法

（文献5，6を参照して作成）

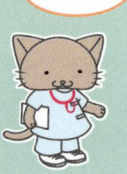

ワンポイントアドバイス
麻酔前に啼泣することで，咽頭浮腫や喉頭痙攣，気道内分泌の増加の誘因となりやすく，また強度の恐怖体験は術後に精神的後遺症を残しやすいです．

参考文献

1) 上園晶一 編：小児麻酔Q＆A. 麻酔科学レクチャー 2(1)：2010
2) 天羽敬祐，川村隆枝 編："ナーシングケアQ＆A 33 これだけは知っておきたい手術室ナーシングQ＆A". 総合医学社，2010
3) Lerman J, Cote CJ, Steward DJ："小児麻酔マニュアル 改訂第6版". 克誠堂出版，2012
4) 澄川耕二："麻酔前の評価・準備と予後予測". 克誠堂出版，2012
5) Perioperative fasting in adults and children: guidelines from the European Society of Anaesthesiology. Eur J Anaesthesiol 28(8)：556-569，2011
6) 文献5の日本語訳（SRHAD-KNIGHT「麻酔科勤務医のお勉強日記」）
http://www5f.biglobe.ne.jp/~knight1112jp/blog_download/po-guideline.pdf

3章 術前の管理（看護）

Q13 妊婦に対する手術時に，注意すべき点を教えてください

A 妊娠により，母体はさまざまな生理学的変化を生じています．妊娠週数や胎児の状態によって対応が異なるため，術中管理を安全に行うために，母体だけでなく，胎児の状態評価も常に心がけておく必要があります．

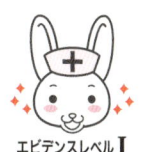

エビデンスレベル I

回答者　大坪佳奈

1 妊娠時期別麻酔管理

- 妊娠初期は，胎児の器官形成期が含まれているため，催奇形性薬物を使用しないように注意が必要です．
- 妊娠中期は，母体の危険性が少なく胎児の器官形成期も過ぎているため，この期間に行う手術が最も安全とされています．早産や低出生体重児，生後1週間以内の新生児死亡の増加などのリスクがあるため，手術中は母体の酸素化，子宮の血流維持に努め，必要に応じて術野での子宮収縮抑制薬の投与を行います．胎児心拍のモニタリングなど，胎児の状態も常に把握しておくことが重要です．
- 妊娠22週以降は児の子宮外生存が可能となるため，術中に状態が悪化した場合は，帝王切開で児を娩出するという選択肢もあります．胎児心拍のモニタリングを行い，胎児心拍の低下がみられた場合には母体の酸素化，血圧維持，子宮緊張の低下を試みます．児の状態が回復しない場合に，緊急帝王切開に移行する可能性も考慮し，手術器械や物品，人員配置の事前準備を整えておくことが重要です．

2 帝王切開時の麻酔

- 帝王切開時の麻酔方法は，局所浸潤麻酔，区域麻酔（脊椎くも膜下麻酔，硬膜外麻酔），全身麻酔から，母体と児の状態に合わせたものが選択されます．適切な麻酔方法を選択するため，それぞれの長所・短所を理解しておく必要があります（表1）．
- 妊婦は胃酸の分泌が増えて腹圧が上がっているため，誤嚥の危険性が高くなります．また，妊娠高血圧症候群による気道の浮腫や病的肥満などで挿管困難が予測されることもあり，可能な限り区域麻酔（脊椎くも膜下麻酔，硬膜外麻酔）を選択することが原則となります．
- 脊椎くも膜下麻酔，硬膜外麻酔は，患者さんを側臥位または坐位で行います．体位介助時のポイントは，側臥位であれば腰部が手術台に垂直になること，坐位の場合は，脊椎が手術台に垂直になることです．いずれの場合も，脊椎の彎曲が最大になるように固定することが大切ですが，母体が苦しくないよう，声がけを行いながら介助します．

3 仰臥位低血圧症候群

- 妊娠末期に仰臥位になると，増大した子宮が下大静脈を圧迫し，右心への静脈還流量が低下して心拍出量が低下します．これによって低血圧となることを，仰臥位低血圧症候群といいます．腹部大動脈を圧迫すると，さらに子宮血流が減少します．
- 血圧低下による顔面蒼白やめまい，悪心・嘔吐が起こり，重症化すると呼吸困難や意識レベルの低下，痙攣などのショック症状がみられます．
- 下大静脈は脊椎の右側を上行しているため，子宮を左側に軽度転移するか，左側臥位になることで，下大静脈への圧迫が解除されて低血圧の改善がみられます．

4 静脈血栓塞栓症（venous thromboembolism：VTE）の予防（表2）

- 妊娠中は，血液の凝固系が亢進状態にあり，また静脈血がうっ滞しやすく，静脈血栓塞栓症を起こしやすい状態です．
- 術中に形成された下肢の深部静脈血栓（deep vein thrombosis：DVT）が，術後の安静解除や歩行を開始時，血栓が静脈壁から剥がれて血流に乗り，肺動脈に詰まって肺血栓塞栓症（pulmonary thromboembolism：PTE）となります．
- DVTやPTEなどの血栓症の合併頻度が高くなり，その

頻度は非妊娠時の約5倍であり，帝王切開では，経腟分娩に比べて約22倍発生しやすくなります．
- 妊婦の場合は，術前診断で下肢のDVTが否定できても，骨盤内に血栓が存在する可能性が高いため，肥満妊婦やハイリスク妊婦の長期臥床例など，術前のVTEの評価と予防が重要です．
- DVTを合併している場合は，術中の間欠的空気圧迫法を行うと，血栓を遊離させPTEの発症につながる危険性があります．体内のどこかに血栓が形成されると，線溶現象が亢進し，FDP，D-ダイマーが高い値を示します．
- 突然の呼吸困難，胸痛，動悸，頻呼吸，失神などを認めた場合，PTEを疑う必要があります．

表1 帝王切開術における各種麻酔法の長所と短所

	脊椎くも膜下麻酔	硬膜外麻酔	全身麻酔	局所浸潤麻酔
鎮痛効果	きわめて高い	不十分なことあり	きわめて高い	不十分
不成功率	少ない	やや多い	きわめて少ない	高い
手技の簡便さ	簡便	やや煩雑	煩雑	きわめて簡便
手技に要する時間	短い	やや長い	最短	やや短い
作用発現	速い	遅い	最短	速い
児への影響	ない（低血圧を回避すれば）	少ない	可能性あり	ない
子宮筋への影響	ない	ない	あり	ない
低血圧	しばしば，急激	徐脈	ない	ない
高血圧	ない	ない	あり（挿管・抜管時）	あり（痛みにて）
母体のリスク	低血圧	局麻中毒，全脊麻	誤嚥，挿管困難	局麻中毒
術後鎮痛	くも膜下オピオイド	硬膜外局麻，オピオイド	PCA，筋注	PCA，筋注

（文献4より引用）

表2 産科領域での静脈血栓予防ガイドライン

リスクレベル	産科領域	予防法
低リスク	正常分娩	早期離床および積極的運動
中リスク	帝王切開（高リスク以外）	弾性ストッキングあるいは間欠的空気圧迫法
高リスク	高度肥満妊婦の帝王切開 最高リスク妊婦の経腟分娩	間欠的空気圧迫法あるいは低用量未分画ヘパリン
最高リスク	最高リスク妊婦の帝王切開	低用量未分画ヘパリンと間欠的空気圧迫法の併用あるいは低用量未分画ヘパリンと弾性ストッキングの併用

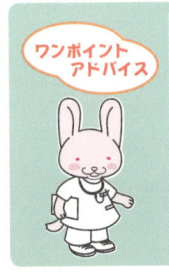

ワンポイントアドバイス
帝王切開では，妊婦である母と生まれてくる子供，2つの命に対してのケアが必要となります．常位胎盤早期剥離や子宮破裂，臍帯脱出などで超緊急帝王切開が必要となった場合，娩出された胎児の管理を行う医師との連携や，急遽全身麻酔となる母親の心理的支援にも注意が必要です．

参考文献

1) さいたま市立病院手術室 監："ナースのための図解手術の話"．学研メディカル秀潤社，2007
2) 医療情報科学研究所 編："病気がみえる vol.10 産科 第3版"．メディックメディア，2013
3) 照井克生 編：これだけは知っておきたい！ 産科麻酔Q&A．麻酔科学レクチャー 2：2010
4) 日本麻酔科学会・周術期管理チームプロジェクト 編："周術期管理チームテキスト 第2版"．日本麻酔科学会，2011
5) 弓削孟文："続 イラストで学ぶ麻酔看護"．メディカ出版，2000

3章 術前の管理（看護）

Q14 肥満患者が手術を受ける際に考えられるリスクはありますか？

A 肥満の背景には多くのリスクが存在している可能性があります．肥満状態を的確に把握したうえで看護計画を立てる必要があります．

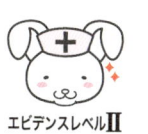

エビデンスレベルⅡ

回答者 芳賀弘幸

1 肥満度の評価

- 肥満患者とはどのような身体的状態にある患者のことをいうのでしょうか？　視覚的にみて肥満であるか否かは主観に過ぎません．一般的に肥満度を評価するために使用される指標として，BMI（body mass index：**表1**）があります．しかし，通常はこの指標で肥満度を評価しますが，BMIが正常範囲内であったとしても，体脂肪が占める割合が高い場合を"隠れ肥満"といいます．
- 肥満には分類があり，単純性肥満（カロリー消費量に対する相対的な摂取量の過剰が原因）や症候性肥満（内分泌疾患や遺伝的疾患に伴う肥満）に分類されます．また，そのなかでも上半身型肥満と下半身型肥満に分類され，とくに上半身型肥満においては脳梗塞や心筋梗塞などの生活習慣病をきたしやすいといわれています．肥満や生活習慣病の陰には，高血圧・動脈硬化・糖尿病などの既往を併せもつ可能性が高いため，十分な情報収集が必要となります．

2 肥満患者への術前の準備

- 術前には上記の情報収集に加え，どのようなリスクを考え手術看護を提供していけばよいのでしょうか？　手術室に入室する前に起こりうるリスクをアセスメントし，安全・安楽な手術を行っていくにはさまざまなポイントがあります．
- 手術室入室時には患者は手術台に移動します．麻酔導入の体位変換も考慮したうえで，身体が十分安定する大きさであるかどうか，必要であれば手術台を複数準備し対応することも考えておかなければなりません．
- 使用する手台・固定器具・術前に患者の四肢の外径測定を行い，安全に体位固定が行えるように手台やレビテーターも体格に合わせて準備を行います．ベッドローテーション時に四肢の落下や体幹のずれがないかを確認できるよう，術前にローテーションを実施してチェックすることも重要です．
- 重度肥満患者に対してはベッド移乗や体位変換時，麻酔

表1 BMI（body mass index）

BMI	肥満度
18.5未満	低体重
18.5以上25未満	普通体重
25以上30未満	肥満Ⅰ度
30以上35未満	肥満Ⅱ度
35以上40未満	肥満Ⅲ度
40以上	肥満Ⅳ度

BMI ＝（体重kg）/（身長m）²

（文献1より引用）

覚醒時の体動にはマンパワーが必要となるため，事前に人員確保もマネジメントしておく必要があります．

3 手術中のリスク

- 肥満患者の場合，皮下脂肪が厚く術野展開が困難になることが予測されます．手術に使用する器材も患者体型に合わせ準備をしておく必要があります．とくに，腹腔鏡下手術においては，通常より長いトロッカーの準備や開腹術への移行も視野に入れて準備を行います．
- 日本麻酔科学会の調査によると，肥満患者では非肥満患者に比べ男性で2倍，女性では3倍，血栓症のリスクが高まるとされています．深部静脈血栓症（deep vein thrombosis：DVT）のリスク判定を医師と行い，弾性ストッキングや間欠的空気圧迫法を用いてDVT予防の計画を行います．

4 肥満による麻酔へのリスク

- 肥満患者では，頸部の皮下脂肪が厚いと喉頭展開が難しく挿管困難が予測されるため，挿管困難カートなどの準備も必要です．また，抜管時にも舌根沈下・肥満による機能的残気量の低下などから再挿管のリスクも高まります．
- 皮下脂肪が厚い患者の場合には，静脈ラインの確保も困難が予測されるため，刺入部位の確認も術前に行っておく必要があります．肥満症例に関しては，麻酔科においても術前訪問や検査結果をもとに，麻酔管理上の起こりうる注意点として術前評価を行っているため，情報を共有していくことも必要です（表2）．

表2 肥満症例の麻酔術前評価で重要な項目

検査名	とくに気を付ける変化
血液・生化学	LDL，HDL，コレステロール，TG，AST，ALP，γ-GTP，空腹時血糖，HbA1c
胸部X線撮影	横隔膜，気管，心陰影の位置確認
スパイロメトリ	%VC，FEV，予備呼気/吸気量
心電図	軸変位，ST変化
CT，超音波検査	腹部では脂肪沈着の部位と程度，脂肪肝や膵病変の有無，大動脈や主要分枝の硬化病変（アテローム・石灰化）の有無はとくに重要，下肢の超音波検査ではとくにDVTに注意する

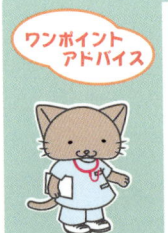

ワンポイントアドバイス
肥満状態のアセスメントを的確に行い，術式や手術体位に合わせた物品を準備しておくことで，安全な手術を提供することができると思います．

参考文献

1) 日本肥満学会肥満症診断基準検討委員会：新しい肥満の判定と肥満症の診断基準．肥満研究 6：18-20，2000
2) 瀬尾憲正："周術期の肺血栓塞栓症・深部静脈血栓症の予防と対策"．克誠堂出版，2004

3章 術前の管理（看護）

Q15 術前に注意すべき内服薬は何ですか？

A 抗凝固薬や抗血小板薬，降圧薬，経口糖尿病薬などは注意する必要があります．必要に応じて継続・中止・減量・変更されますが，これらの指示が守られないと，麻酔法が制約されたり，手術の延期が必要になることもあります．

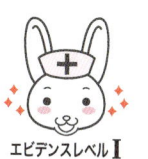

エビデンスレベルI

回答者 會下葉子

- ここでは，主に術前に中止することが一般的な薬剤について述べます（表1）．

1 抗凝固薬・抗血小板薬

- 抗凝固薬・抗血小板薬は，術中の大量出血や止血を困難にするため，多くの場合術前に中止になります．手術の大きさや，手術部位によって，休薬などの判断がなされます．薬の種類によって休薬時期が変わりますので，いつから休薬になるかの確認も忘れずに行います（表2）．
- 抗凝固薬・抗血小板薬の内服を中止する代わりに，ヘパリンによる代替療法を行うことがあります．ヘパリンは血中半減期が短く，プロタミンで中和できます．そのため，周手術期における抗血栓療法の中断を，短くコントロールすることが可能です．
- ワルファリン内服患者の緊急手術では，ビタミンKや新鮮凍結血漿（FFP）を投与して拮抗します．

2 降圧薬

- アンギオテンシン変換酵素阻害薬，アンギオテンシンII受容体拮抗薬は，術前内服により，麻酔中の低血圧や低カリウム血症をきたしやすいので，中止するのが一般的です．
- 反対に，カルシウム拮抗薬やβ遮断薬の中断は，症状の悪化や反跳性高血圧をきたす可能性があるため，継続されることが一般的です．
- 降圧薬は種類が多いため，中止する薬剤と継続する薬剤

表1 術前に注意が必要な薬剤商品名

抗凝固薬・抗血小板薬	ワーファリン，バイアスピリン®，パナルジン®，ペルサンチン®，プレタール®，アンプラーグ®，プラビックス®，オパルモン®，プラザキサ®，イグザレルト®，ロトリガ®，エリキュース®，リクシアナ®，プロサイリン®，エパデール®
降圧薬	〈アンギオテンシン変換酵素阻害薬〉 レニベース®，カプトリル®，タナトリル®，コナン®，エースコール®，オドリック®，コバシル®，ロンゲス®
	〈アンギオテンシンII受容体拮抗薬〉 ディオバン®，ブロプレス®，ミカルディス®，オルメテック®，ニューロタン®，アジルバ®，アイミクス®，エックスフォージ®，コディオ®，プレミネント®，ミカムロ®，ミコンビ®，ユニシア®，レザルタス®，エカード®
経口糖尿病薬	アクトス®，ジャヌビア®，ベイスン®，メトグルコ®，アマリール®，オイグルコン®，スターシス®，グルファスト®，グラクティブ®，エクア®，ネシーナ®，テネリア®，トラゼンタ®，シュアポスト®
モノアミン酸化酵素（MAO）阻害薬	エフピー®
低用量経口避妊薬	トリキュラー®21,28，マーベロン®21,28，アンジュ®，ルナベル®，ヤーズ®，ヒスロン®
ハーブ・サプリメント	

（文献2を参照して作成）

を間違えないように注意が必要です．

3 経口糖尿病薬

- 絶飲食となる周術期では，内服を継続することで低血糖をひき起こす可能性があるため，経口糖尿病薬は中止します．代わりに，血糖値に応じて，（超）速効型のインスリンで対応します．

4 モノアミン酸化酵素（MAO）阻害薬

- パーキンソン病治療薬の一つ．中止理由は，エフェドリン塩酸塩により，血圧・心拍数の異常上昇，ペチジンにより高度の興奮・錯乱が起きる可能性があるためです．
- オピオイドの作用を増強させるため，できれば，手術3週前には専門医へのコンサルトが望ましいです．

5 低用量経口避妊薬

- 血液凝固能が亢進し，血栓をつくりやすいため，手術4週前に中止することが望ましいです．

- 安静臥床を必要としない小手術では，内服継続も可能です．指示を確認してください．

6 ハーブ・サプリメント

- ハーブ・サプリメントは，他薬剤や血小板機能などに与える影響が明確ではありません．情報収集を行い，内服の有無の把握に努め，指示を確認してください．

7 ステロイドカバー

- ステロイドの長期投与や，短期でも多量投与されている患者では，副腎皮質機能が低下しています．手術によるストレスが加わり，ステロイドの分泌がなされない結果，急性副腎不全をきたす可能性があるため，事前に十分量を外部から投与する必要があります．これをステロイドカバーとよびます．
- 手術当日朝は常用量を内服しますが，場合によっては，内服せずに相当量を静注することもあります．

表2 抗凝固薬・抗血小板薬の作用時間と休薬開始の目安

薬剤商品名	作用時間	休薬開始の目安
ワーファリン	血中半減期40時間	手術前3〜5日
バイアスピリン®	血小板の寿命期間*	手術前7〜14日
パナルジン®	血小板の寿命期間*	手術前7〜14日
ペルサンチン®	血中半減期1.7時間	手術前1日
プレタール®	血中半減期18時間	手術前2〜3日
アンプラーグ®	投与後12.5時間後には効果消失	手術前1〜2日
プラビックス®	血小板の寿命期間*	手術前7〜14日
オパルモン®	血中半減期7時間	手術前1〜2日

*不可逆的に血小板抑制をする．一度血小板と結合したら離れないため，寿命とともに効果消失となる．

（文献3を参照して作成）

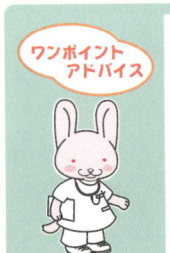

ワンポイントアドバイス　内服薬の影響で手術が延期となれば，患者・家族への身体的・精神的・経済的な負担に加え，信頼関係にも影響を及ぼします．常用薬について正確に情報収集を行い，確実に指示が守られるように援助することが大切です．

参考文献

1) 中塚逸央：新人もベテランも覚えておきたい術前に注意すべき薬剤．オペナーシング 28(4)：107-120, 2013
2) 柳下芳寛：術前にはどんな常用薬を制限したらよいでしょうか？ "ナーシングケアQ&A33 これだけは知っておきたい手術室ナーシングQ&A" 天羽敬祐 他編．pp18-19, 総合医学社，2010
3) 石川　彰：術前の抗血栓薬，止める期間は今でも1週間？抗血栓薬のヘパリンによる代替療法は必要？ "術前・術後ケアのこれって正しい？Q&A100" 西口幸雄 他編．照林社，pp4-7, 2014

3章 術前の管理（看護）

Q16 緊急手術患者の重要なポイントを教えてください

A 緊急手術時は，患者さんの病態を理解し緊急性のレベルを把握して情報収集することが大切です．最低限の情報として，現病歴・既往歴・アレルギー歴・過去の治療歴・妊娠の有無・現病に対する現状の状況把握を行う必要があります．その情報をもとに手術に必要な物品の準備をしていきます．麻酔科医師，外科医師などとの情報共有が大変重要となります．

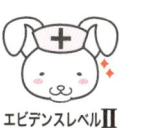

エビデンスレベルⅡ

回答者　萩原優衣

- 手術には大きく分けると予定手術（定期手術）と緊急手術があります．緊急手術でも患者の病態・全身状態によって緊急性は幅広く異なります．そのため緊急手術時には，患者の緊急性に合わせた情報収集が大切になります．
- もちろん必要不可欠な情報は確実に把握する必要があります．しかし，緊急手術時に細かく情報を確認していくことが困難な場面時などは，『外傷初期診療ガイドライン』に明記されているAMPLEヒストリー（表1）で情報収集を行うことがあります．
- 以上のような指標を使用し，必要最低限の情報のみで手術を行うことがあります．しかし，私たち看護師は緊急時患者の場合であっても，現在の病態からアセスメントを行い適切な看護を行うことが必要となります．とくに，**緊急手術では情報収集での内容をもとに，術前・術中起こりうる状態を予測した手術室内の環境整備や衛生材料・器械の準備を事前に行うことや**，スタッフのラダーレベルも考慮して業務配置することで，安全な手術を提供することができるようになります．
- 以下では，よりよい看護を行うために必要な情報とその目的を提示していきます．

1　現病歴
- 発症機転と経過や，手術に対しての患者さん・家族の理解度を確認します．そのことにより，患者さんや家族への関わりや術中予測される器械・必要物品を把握していきます．

2　最終飲食時間
- 最終飲食時間によって胃の内容物の有無を考えます．
- 緊急手術時はフルストマックの頻度が高いため，術中誤嚥に注意する必要があります．

3　全身状態
- バイタルサイン・循環動態のバランス（IN−OUTのバランス）を確認します．
- また病態や状況に応じて血液製剤が使用されていることがあるので，確認が必要となります．

4　既往歴・手術歴・麻酔歴
- 既往歴ではとくに糖尿病，脳卒中，呼吸・循環器系疾患

表1　AMPLEヒストリー
- A　Allergy（アラージー）
  　　アレルギー歴
- M　Medication（メディケーション）
  　　服用薬
- P　Past history and Pregnancy（パスト・ヒストリー・アンド・プレグナンシー）
  　　既往歴・妊娠
- L　Last meal（ラスト・ミール）
  　　最終の食事
- E　Events and Environment（イベンツ・アンド・エンバイロメント）
  　　受傷機転や受傷現場の状況

の情報収集に注意します．
- 手術歴によって手術時間の遅延を考える必要があります．また，手術を行うためにさまざまな薬剤を使用していくため，薬剤アレルギーの有無を確認します．

5 体表の観察
- 術前時の体表の観察（損傷・発赤などの皮膚異常）を行い，冷感・熱感の有無を確認し，術中の看護計画に反映させていくことができます．

6 術前検査の有無
- 定期手術時は，X線撮影・心電図・呼吸機能検査・血液検査・感染症の有無などの検査を行うことになっています．
- 緊急手術時は，X線撮影・心電図検査をしていることはありますが，手術開始前までに呼吸機能検査・感染症・血液検査の結果が出ていないことがあるため，注意が必要です．

7 精神面・社会的背景
- 緊急手術になったことで，予測していなかった状況下で患者さんや家族は恐怖感や不安感に苛まれることが予測されるため，説明などするときに精神面の配慮が必要です．
- 患者さんの年齢により社会的背景が異なります．例えば，壮年期の男性では，社会における重要な役割を担っている患者さんもいます．また，女性においては，母親・妻としての役割や男性同様の社会的役割を果たしている患者さんもいます．予定手術の場合は，術前から患者さんの社会的背景を捉えた看護が可能となりますが，緊急手術においては治療を最優先とするため，精神面・社会面に配慮することが困難な場合もあります．

8 装着物の確認
- 義歯・貴金属・コンタクト・マニキュア・メガネなど外せるものに関しては，患者さんや家族に除去を依頼します．また，そのときに除去が必要な理由を説明する必要があります．

9 同意書
- 当院では，手術同意書・麻酔同意書必須とし，また術式に合わせて輸血同意書・血液製剤同意書を必要とします．
- しかし，**超緊急手術時には口頭により同意を得る場合があります．**

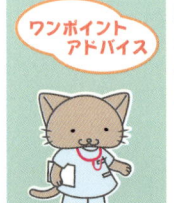

ワンポイントアドバイス

緊急性のレベルによって優先順位を考え，必要な情報を収集します．その情報をもとに環境整備と看護師の人員配置を考え，安全な手術を行うことが大切です．

参考文献
1) 小西敏郎 他：緊急手術看護マニュアル．オペナーシング98年秋季増刊：11，1998
2) さいたま市立病院 監："ナースのための図解手術の話"．学研メディカル秀潤社，p34，2007

3章 術前の管理（看護）

Q17 麻酔に関するリスク評価を教えてください

A 術前の総合的な評価はASA（American Society of Anesthesiologists）分類（表1）を使用します。合併症を総合評価したものがASA分類であり，この分類が悪化するに従って危機的偶発症による死亡率が指数関数的に増加します。

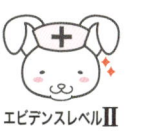

エビデンスレベルⅡ

回答者 和泉 望

- ASA分類のほかにも心機能障害の評価としてNYHA（New York Heart Association）分類（表2）や，慢性呼吸不全の評価としてHugh-Jonesの分類（表3），運動強度（Metabolic equivalents：METs　表4）などを使用します。METsを使用する非心臓手術における心臓リスク管理のアルゴリズムでは，Step 4は症状がなく4 METs以上の運動耐容能ありとなり，予定手術の判断がされます。
- 周術期予後はさまざまな因子に左右されるため，これらの分類を組み合わせることでより精度の高いリスク評価が可能となります。
- 上記の分類以外にも直接聴取や診察をして確認が必要な項目があります。その項目を以下に記します。

1 既往歴
- Q10参照

2 アレルギーや家族歴
- バナナ・キウイ・アボカドなどにアレルギーがある場合は，ラテックスアレルギーを考えます。周術期に高熱を出して亡くなった血縁者がいた場合，悪性高熱の可能性を考えます。

3 常用薬
- Q15参照

4 嗜好品（たばこ，酒）
- たばこ：喫煙は気道刺激性と分泌物の産生を増加し，粘膜繊毛による分泌物排泄を障害するなどの理由により周術期合併症の危険性を高めるため，禁煙をすることが周術期には求められます。12〜24時間の禁煙であっても，一酸化炭素ヘモグロビンの濃度を低下させ，酸素解離曲線も正常に向かいます。しかし，分泌物の減少や繊毛機能の改善には数週間，さらに周術期合併症の危険性を軽減するには8週間以上の禁煙が必要になります。
- 酒：肝障害，肝硬変が問題となります。

5 気道確保に関する診察（挿管困難の予測も行う）

1) 顔貌と開口の状態：2横指以上開口できるか，大きな舌，扁桃が腫れていないか確認します。
2) 歯牙の状態：入れ歯や歯牙の動揺性，前歯の差し歯，部分入れ歯を外した後の歯並びを確認します。
3) Mallampati分類（図1）：正面を向いてもらい，できるだけ大きな口を開けて，舌をできるだけ前に突き出してもらいます。
4) 頸部の診察：後屈の程度や頸部の硬さ，後屈時の神経症状を確認します。
5) 意識障害：意識障害のある場合には，その程度（JCS，GCSで評価）と，気道の開通（舌根沈下の有無）に注意します。
6) マスク換気困難の予測：口腔内エアウェイ，ラリンゲルマスク，2人でマスクフィット，変形を補う詰め物を工夫するなどの事前の準備が必要です。また，口腔から声門の間にある上気道の腫瘍や異物による気道困難では，意識下挿管や意識下（局所麻酔）により気管切開が必要になるため事前の精査が必要です。
7) 挿管困難の予測：開口制限，Mallampati分類，頸部伸展時の計測，関節の可動性，後屈可能か，気管の偏位を疑わせるような頸部の腫脹ではないか，などを確認します。

6 深部静脈血栓症の予防
- 周術期では頻度が高い合併症（1/1,000〜1/2,000）で，術

前のスクリーニングと対策が必要です．下肢の腫脹や発赤疼痛などの症状，D-ダイマー（>10 μg/mL）などで深部静脈血栓症が疑われる場合には，下肢静脈エコーを行います．明らかに静脈血栓がある場合には，下肢静脈フィルターを挿入して手術にのぞみます．すでに血栓がある症例では，間欠的空気圧迫法は禁忌です．術中はE_TCO_2の急激な低下に注意し，経食道心エコーで心臓や肺動脈に飛んでいないかをモニタリングする症例もあります．

表1 ASA分類

Class Ⅰ	健康なもの（手術部位以外に全身性病変なし）
Class Ⅱ	軽度の全身疾患を有する患者 例）内服によりコントロールされている高血圧を有する患者
Class Ⅲ	重度の全身疾患を有し，日常生活に制限がある患者 例）コントロール不良の糖尿病を有する患者
Class Ⅳ	常に生命を脅かすような重度の全身疾患を有する患者 例）心筋梗塞を2週間前に発症した患者
Class Ⅴ	手術の有無にかかわらず24時間以上の生存が期待できない患者 例）敗血症からDICに陥り，血小板が2万/mm³以下に低下している患者

（Class Ⅵ：ドナーとして臓器摘出を予定している脳死患者）　注：緊急手術ではEをつける

表2 NYHA分類

Ⅰ度	日常の身体活動では症状がない
Ⅱ度	日常の身体活動では症状がある
Ⅲ度	軽度の身体活動でも症状がある
Ⅳ度	安静時でも症状がある

表3 Hugh-Jonesの分類

Ⅰ度	健康者と同様の労作が可能であり，坂や階段の昇降もできる
Ⅱ度	健康者と同様の労作が可能であるが，坂や階段の昇降はできない
Ⅲ度	自分のペースであれば平地を1.6km以上歩ける
Ⅳ度	休みながらでなければ50m以上歩けない
Ⅴ度	会話や着物の着脱にも息切れがする

表4 METs

1 MET	身の回りのことができる．食事，着衣，トイレが可能． 室内歩行可能．平地を4km/h程度で1～2ブロック歩ける．
4 METs	階段や坂を上れる．平地を急ぎ足（6～7km/h）で歩ける． 短い距離を走る．床拭き，重い家具を動かす． ゴルフ，ボーリング，ダンスなどのレクリエーション
10 METs以上	水泳，サッカー，スキーなどの激しいスポーツ

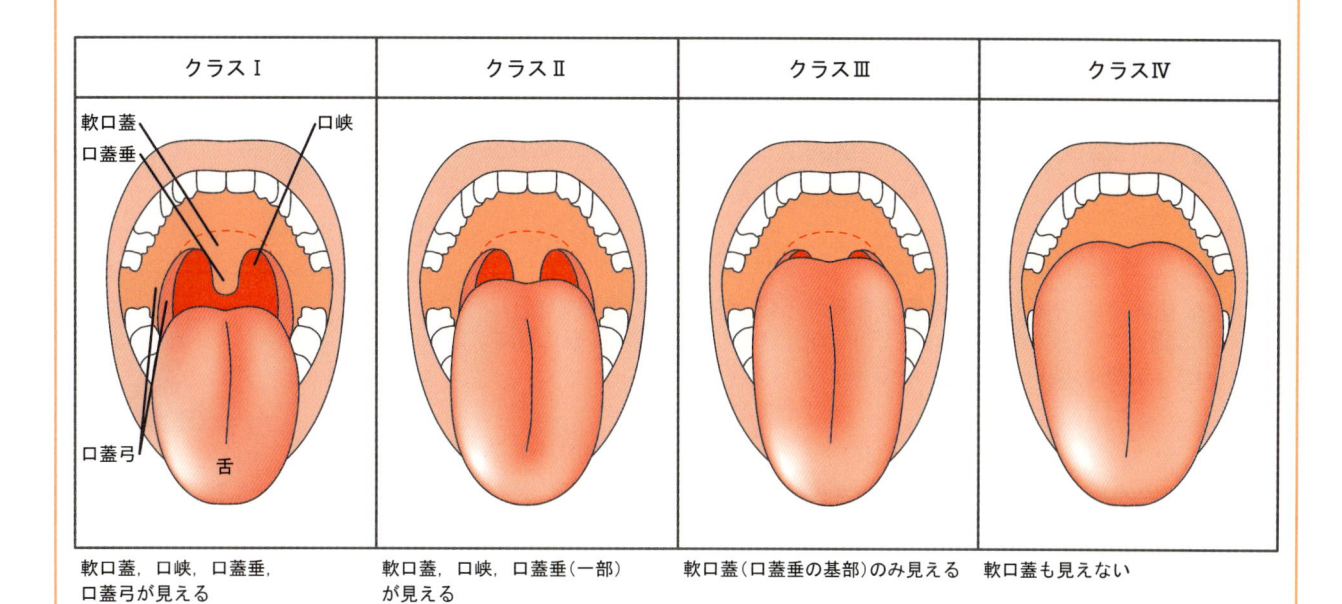

クラスⅠ	クラスⅡ	クラスⅢ	クラスⅣ
軟口蓋，口峡，口蓋垂，口蓋弓が見える	軟口蓋，口峡，口蓋垂（一部）が見える	軟口蓋（口蓋垂の基部）のみ見える	軟口蓋も見えない

図1　Mallampati分類
クラスⅠより，クラスⅢ，Ⅳのほうが喉頭展開がしにくいことが多い．

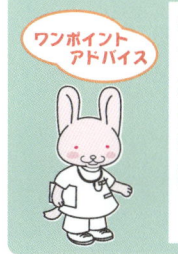

ワンポイントアドバイス
手術室看護師は周術期の麻酔に起こりうるさまざまなリスクを予測する必要があります．そのためには，麻酔科医師の評価分類や聴取した項目などの情報も把握しておく必要があり，麻酔科医師と連携して情報共有することがとても重要です．

参考文献
1) 讃岐美智義："麻酔科研修チェックノート 改訂第3版"．羊土社，2010
2) 永井良三 他監："麻酔科研修ノート"．診断と治療社，2013

3章 術前の管理（看護）

Q18 看護師が実施するインフォームドコンセントについて教えてください

A 患者さんの多くは手術療法を受けることは未知の体験であり、手術に関して十分な情報をもっているとはいえません。手術に関する正確な情報を提供することが必要となります。

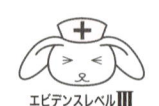

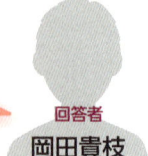

エビデンスレベルIII

回答者　岡田貴枝

1 インフォームドコンセントとは

- インフォームドコンセント（informed consent：IC）とは、患者さんの自己決定を保障する手続きです。倫理的、法的な基盤に基づくICの概念は、判断できる能力を備えた患者さんが、誰からも強制されない状況下で十分な情報の開示を受け、それを理解したうえで、医師が医学的に患者さんにとって最もよいと判断し提示した**診療計画に患者さん自身が同意し、医師が行う診療行為を患者さん自身が許可する**ことです。

2 ICと自己決定における看護師の役割

- 看護師は患者さんについて、人間としての尊厳および権限を尊重する社会的な責務を負っています。その立場から、医師―患者間において客観的にICの内容、状況を検討する役割を担っています。
- 周術期のICにおいて看護師は、手術療法に対する**自己決定を援助する責務**と、**手術に伴う生活活動の困難に対する補完のIC**が求められます。

3 意思決定を支援する看護師の職務

- 十分な情報を得る機会、決定する機会を保障するよう努めます。
- 医療情報の開示の求めに対しては、施設内の指針などに則り誠意をもって応じます。
- 知る、知らないでいる、決定を自身で決める・他者にゆだねるという患者さんの意思を尊重します。
- 治療および看護が阻害されているときや、不適切な判断や行為に気付いたときは、保護するために働きかけたり、適切な手段によって問題を解決するように行動します。

4 看護師による補完のIC

- 患者さん自身は、治療のICにおいて自らが決定した内容が生活へどのように影響を及ぼすかについて想像できない場合が多く、術前の患者さんが術後に生じるすべてを理解し、受け入れることは困難です。したがって、看護師は手術に関する情報と、手術による生体機能の変化について患者さん、家族の精神的状況に応じた**配慮や補完のIC**が求められます。
- 治療ICと療養生活を考慮したICの補完を下記に示します。

5 治療ICと補完する療養のIC

1) 治療に関する内容（表1）
2) 手術中、術直後に緊急な意思決定が必要となったとき、誰かにその代理を求めることを望むか否か
3) 治療に対する患者の価値観
   ① 治療方法に対する患者の価値観
   ② 手術に伴って生じる身体的機能やボディイメージの変化
4) 治療後の患者の生活の変化に対する患者の価値観
   ① 手術中、直後の安静に伴う身体活動および生活活動の制限
   ② 術後、短期、長期で起こりうる生活活動の制限

表1　治療に関する内容

1	病名，病状といった診断上の評価
2	治療に必要な検査，処置の目的と内容
3	提案される治療の目的と内容
4	予測される期間および予測される効果
5	治療法や処置の成功の確率
6	より侵襲性の少ない方法や，ほかに考えられる検査，処置，治療法（その他の代替方法）
7	提案されている治療のリスク（危険や副作用だけでなく，苦痛や不快についても）
8	これらの治療を拒否した場合，どういう結果になるのか

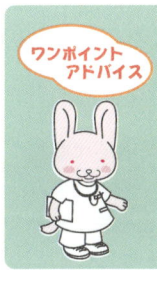

ワンポイントアドバイス

看護師は最終的に患者さんが自分の意思で治療法を選択し，決定できるようになることを念頭において関わることが重要です．日々の観察から患者さん個々の理解力，価値観などを把握し，問題解決できるようサポートを行います．

参考文献

1）富田幾枝　編：新看護観察のキーポイントシリーズ．"急性期・周手術期Ⅰ"．中央法規出版，2011
2）宇佐美　眞　他編：インフォームドコンセント．"エキスパートナース・ハンドブック　消化器外科ケア"．照林社，pp6-10，2010
3）瀧口章子：外科における看護の役割．"ナースの外科学，改訂5版"　磯野可一　編著．中外医学社，2010
4）数間恵子　他編："手術患者のQOLと看護"．医学書院，1999
5）氏家幸子　編："成人看護学 急性期の患者の看護Ⅰ，第2版"．廣川書店，1997
6）土藏愛子　他編："こころに寄り添う手術看護—周術期患者・家族の心理とケア"．医歯薬出版，2014

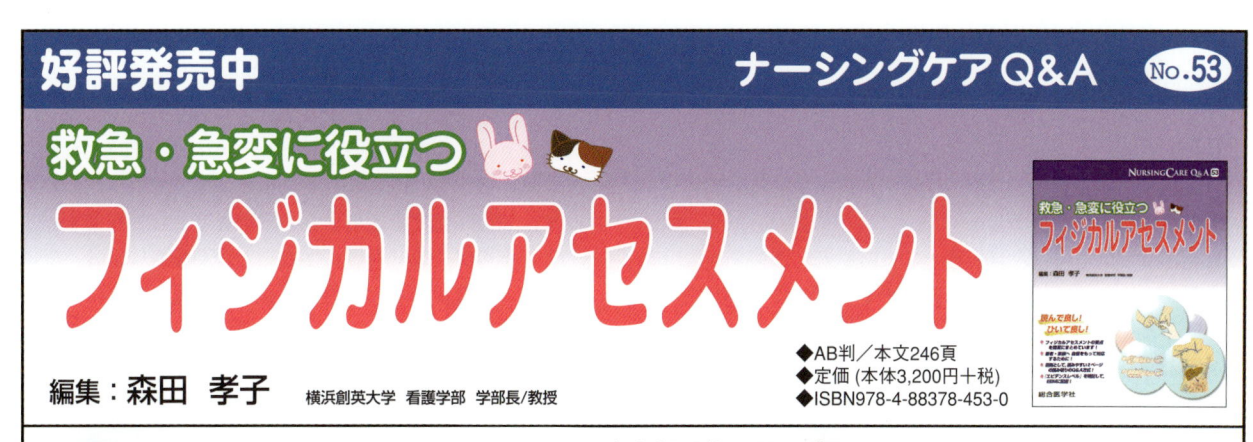

3章 術前の管理(看護)

Q19 患者さん・家族の心理について教えてください

A 複雑な心理状態にある患者さんが，不安・恐怖を乗り越えて手術に望めるように援助が必要です．手術を受ける患者さんの家族は，さまざまな立場から患者さんを支える重要な存在です．医療者は，患者を支える家族にも患者さんと同様なさまざまな思いがあることを理解しておく必要があります．

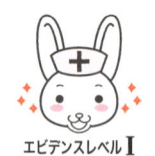

エビデンスレベルI

回答者 岡田貴枝

- 手術を受ける患者さんの心理の変化を図1にまとめました．

1 手術を受ける患者の特徴と看護

a) 心理・社会面

- 医師から疾患の治療法として手術療法が必要であることを説明された患者さんは，以下に挙げるようなさまざまな不安・恐怖を感じています．
  - 疾患そのものに対する不安や恐怖
  - 生命が脅かされることに対する恐怖
  - 手術療法という多くの患者にとって未体験の治療に関する不安や恐怖
  - 手術という治療法を選択すること，術式の選択などの迷い
  - 手術は成功するか，手術そのもので生命に危険が及ぶことはないのか
  - 麻酔から醒めないのではないか
  - 傷の痛みには耐えられるのか
  - 手術後も以前と同じように生活できるのか
  - 経済的な心配など

- 一方では，手術を受けることで病巣が切除され，健康を取り戻すことへの期待も大きいです．このような複雑な心理状態にある患者さんが，**不安・恐怖を乗り越えて手術に臨めるように援助**します．

- 患者さんのなかには，自ら感じている不安・恐怖を解決するために，積極的に手術後の様子を質問したり不安であることを話せる人もいますが，なかには不安などないかのように振る舞ったり，自分自身が不安や恐怖と向き合うことから目を背ける人もいます．不安から目を背けたまま手術を迎えることは，手術後の疼痛や身体機能の変化に適切に対処することができず，手術後の回復が円滑に進まない要因となります．また，**術後せん妄などの発生に影響を与える**ことがあります．いずれの場合も**患者さん自身が不安を言語化し，表現する**ことで適切なアドバイスやサポートを得られたり，自ら乗り越えるきっかけとなることが多いです．看護師は患者さんが**不安について語れる環境をつくり**，患者さんの感じている**不安・恐怖を聞く姿勢**を常に示すことが必要です．

- 手術を受ける患者さんにとって，社会面でとくに問題になることとしては，壮年期の患者さんが手術を受けることで，それまで果たしていた社会的な役割を果たせなくなることが挙げられます．

b) 家族への援助

- 手術を受ける患者さんを抱える家族は，患者さん本人と同様にさまざまな不安を抱えています．例えば「手術は成功するのか」「手術後の経過は順調に進むのか」「退院後の生活は元通りにできるのか」「経済的な問題が生じることがないか」などです．看護師は，これらの不安を抱える家族に対して不安を傾聴するとともに，医療者として問題解決に必要な情報を提供します．家族が不安を乗り越えられるようにサポートする姿勢が大切です．

- 患者さんの家族の観察は看護師との接触時間が少なく，状況が限定されているために困難が多いです．したがって，**家族に接する患者さんの言動をとおして観察することが不可欠**です．一番大切なことは，診断確定時，手術前後，退院前などの節目のときに主治医の説明に立ち会うのは誰か，患者さんにとって重要な人かをまず患者さんから直接聞き，そのうえで，家族とは同居者に限らないこと，そして必ずしも家庭的役割を期待できないことも念頭におきます．

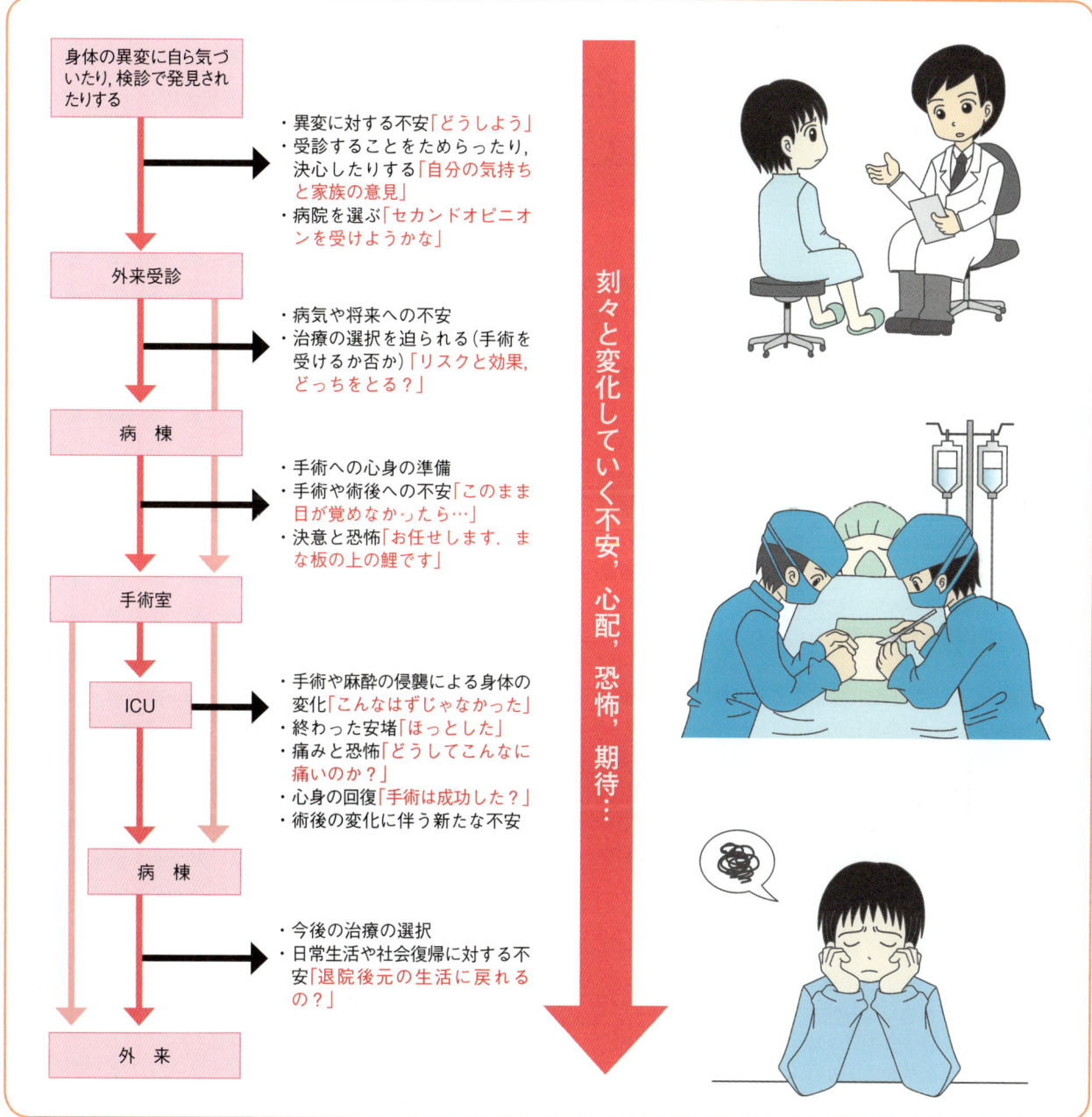

図1 手術を受ける患者さんの心理の変化

```
身体の異変に自ら気づ
いたり，検診で発見され
たりする
    │
    ├──→ ・異変に対する不安「どうしよう」
    │     ・受診することをためらったり，
    │       決心したりする「自分の気持ち
    │       と家族の意見」
    │     ・病院を選ぶ「セカンドオピニオ
    │       ンを受けようかな」
    ▼
外来受診
    │
    ├──→ ・病気や将来への不安
    │     ・治療の選択を迫られる（手術を
    │       受けるか否か）「リスクと効果，
    │       どっちをとる？」
    ▼
病　棟
    │
    ├──→ ・手術への心身の準備
    │     ・手術や術後への不安「このまま
    │       目が覚めなかったら…」
    │     ・決意と恐怖「お任せします．ま
    │       な板の上の鯉です」
    ▼
手術室
    │
    ▼
ICU
    │
    ├──→ ・手術や麻酔の侵襲による身体の
    │       変化「こんなはずじゃなかった」
    │     ・終わった安堵「ほっとした」
    │     ・痛みと恐怖「どうしてこんなに
    │       痛いのか？」
    │     ・心身の回復「手術は成功した？」
    │     ・術後の変化に伴う新たな不安
    ▼
病　棟
    │
    ├──→ ・今後の治療の選択
    │     ・日常生活や社会復帰に対する不
    │       安「退院後元の生活に戻れる
    │       の？」
    ▼
外　来
```

刻々と変化していく不安，心配，恐怖，期待…

ワンポイントアドバイス

患者さん自身が不安を言語化し，表現することで適切なアドバイスやサポートを得られたり，自ら乗り越えられるきっかけとなります．不安の表出を助ける援助として，看護師は患者さんが不安について語れる環境をつくり，患者さんの感じている不安・恐怖を聞く姿勢を常に示すことが必要です．

参考文献

1) 富田幾枝 編：“新看護観察のキーポイントシリーズ　急性期・周手術期Ⅰ”．中央法規出版，2011
2) 瀧口章子：外科における看護の役割．“ナースの外科学，改訂5版”磯野可一 編著．中外医学社，2010
3) 数間恵子 他編：“手術患者のQOLと看護”．医学書院，1999
4) 氏家幸子 編：“成人看護学 急性期の患者の看護Ⅰ，第2版”．廣川書店，1997
5) 土蔵愛子 他編：“こころに寄り添う手術看護―周術期患者・家族の心理とケア”．医歯薬出版，2014

3　術前の管理（看護）

3章　術前の管理（看護）

Q20 術前訪問の目的を教えてください

A 在院日数の短縮に伴い，外来での手術説明が増えていますが，患者さんの手術に対する不安や期待は変わりません．患者さんの心理状態や訴えを聞き，手術に対する不安の軽減を図ることと，情報収集をし，術中の問題点を抽出して看護計画を立案し，実施・評価などを行います．

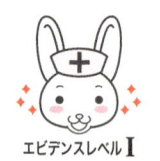

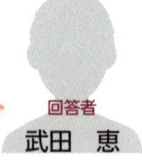

エビデンスレベルⅠ

回答者　武田　恵

1　術前身体的アセスメントの目的

●手術前から患者さんと関わり，患者さんの情報を把握，アセスメントし，看護計画を立案して実施します．身体的問題をもつ患者さんについては，具体的な患者情報を得ることで二次障害を予防することができます（**表1**）．

2　手術患者の不安

●不安とは「対象が漠然として特定できない場合の感情」[1]です．手術を受ける患者さんは，さまざまな感情が複雑に入り混じっています．術前患者の不安は単純ではなく，心理状態や性格特性，疾患をふまえて，患者さんの不安にはどのようなものがあるのか，その不安の程度（**表2**）を理解して対処していくことが大切です．

●術前患者の不安を以下に述べます．
- 手術が成功するかどうか
- 手術部位が広いほど，手術時間が長ければ長いほど，生命の危機が大きくなるのではないか
- 麻酔下は，自分の意志でコントロールできない状況にあり，医療者は信頼できるのか
- 麻酔が効くかどうか
- 術後の痛みはどのくらい続くのか
- 術後の状態と経過はどのようにたどるのか
- ボディイメージの変化は受け入れられるのか
- 手術によって生活への影響はないのか
- 手術や麻酔での危険はないのか

●このような不安は，手術前の患者さんでは，手術歴の有無に関係なく抱いています．手術直前の患者さんの不安をすべて解消することはできませんが，**手術室看護師が，状況を把握し説明することで，少しでも不安を軽減して手術に臨めるように援助していくことができる**と考えます．

3　術前不安をひき出す（表3）

●精神的に健康な状況においては，不安をうまく対処することができます．しかし，ストレスの多い出来事，つまり手術や病気などによる喪失感は，これまで対処してきた方法では処理することが困難になることがあります．患者さんは，自分に起こっていることを知るために情報を得ようとする行動対処や，その情報が不足していたり，断片的な情報しか得られない場合，悲嘆したり自分に都合のよい解釈をし，今自分に何が起こっているのか正しく理解することができず，危機状態に陥ります．したがって，手術室看護師が限られた時間のなかで，鋭い感受性をもって，不安をひき起こす要因や不安の徴候を注意深くアセスメントし，不安を軽減していくことが大切となってきます．

●術前訪問時の手術室看護師と患者さんは，ほとんどが初対面ですが，患者さんが少しでも安心して手術に臨めるよう，信頼関係を確立し看護を提供することが重要です．

●まず，手術室看護師は，手術中の患者さんの擁護者であることを伝え，話に耳を傾け，これから起こりうる情報を提供し，それに対処する方法や支援することを具体的に示します．

表1 術前身体的アセスメント

アセスメント内容	根　拠
呼吸機能 　痰の量，呼吸器疾患の既往， 　副腎皮質ステロイドの内服， 　喫煙歴，呼吸困難	呼吸器疾患の既往や喫煙は術後に呼吸器合併症を起こすリスクが高くなる
糖尿病の既往	術後に血糖コントロールが難しくなり術後合併症を起こしやすくなる．術前から二次的合併症の程度を把握し，患者本人へ病識の有無と理解度を確認する
るいそう・肥満	手術体位や長時間の同一体位保持によって褥瘡の可能性がある．体格に応じた体位物品や皮膚保護材などの準備をする． 肥満患者は，他に既往を合併していることが多く，呼吸，循環の合併症も起こりやすい
肺塞栓症のリスク評価	手術侵襲で血栓が形成されやすくなる．さらに高齢者や循環器疾患の既往のある患者はリスクが高くなる
皮膚（脆弱化，乾燥，褥瘡）	術中の体位，器材，テープなどにより皮膚障害を起こす可能性がある．既に褥瘡形成している場合には，悪化させないようにする
視力障害と程度	視力低下，視野狭窄がある場合，歩行入室の際の転倒転落に注意しなければならない．状況に応じて，車椅子やストレッチャー入室とする
聴力障害（難聴など）	会話が聞こえないことによる不安が増強する可能性がある．筆談での会話や麻酔導入前まで補聴器を装着してもらい，コミュニケーションを図る
意識障害	意思疎通が図れない場合には，キーパーソンとなる家族の存在や，麻酔や手術の説明に対する意思決定を確認する
ADL	麻痺や活動範囲が制限される場合には，早期離床が遅れる可能性がある
関節可動域の制限	術中に肩，股関節の関節可動域を超えての体位は，術後の痛みと神経障害の可能性がある
開口制限，義歯，歯のぐらつき	挿管困難や歯牙損傷の可能性がある．状況に応じて，事前に歯科受診を医師へ相談する
脊椎の変形（側彎症，円背）	術中の手術体位保持が困難となる可能性，骨突出部位への褥瘡形成を起こしやすくする
疼痛部位と程度	術前の状態は，術後疼痛出現の際の原因を知るうえで必要である
痺れ	術前の痺れの原因を把握し，術後悪化しないよう手術体位をとり，神経障害を起こさない

表2 不安の程度と不安の表れ方

不安の程度	状　況
軽　度	・警戒心が増す ・眼の動きや聴力が敏感になる ・注意を集中することができる
中　度	・周囲の出来事に対して，聞いたり，把握したりすることができない ・限られた出来事のみに注意を集中することができる
強　度	・思考が阻害される ・注意力を集中することができない

表3 術前患者の不安をひき出す対応

①不安に感じる感情を，自由に話ができるようにする．

②自分が不安な状態にあることに気付けるよう，よく傾聴しながら話をする．

③不安と感じたときに，いつもどのような行動や表現をしているのか，そして，本当の原因は何なのかをわかってもらう．

④直面している脅威に対処するように，脅威に取り組む新しい方法を学べるように支援する．

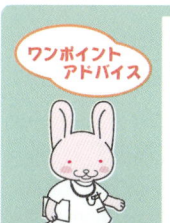

ワンポイントアドバイス

何が不安をひき起こす要因となっているのか，患者さんの話をよく傾聴し，少しでも不安を軽減して手術に臨めるようにしましょう．

参考文献

1) 数間恵子 他編："手術患者のQOLと看護"．医学書院, p6, 2006
2) 日本手術看護学会 編："手術看護基準 改訂2版"．メディカ出版, 2005
3) 小島操子："看護における危機理論・危機介入 改訂2版"．金芳堂, 2008
4) 中田精三 編著："手術室看護の知識と実際 改訂第2版"．メディカ出版, 2005

3章 術前の管理（看護）

Q21 情報収集の方法と内容を教えてください

A 手術に必要な情報をカルテから得て，患者さん・家族との面接で手術に関する質問をします．また，麻酔科医師や外科医師から情報を得ていきます．そして，手術当日の流れから術後の状態に関する情報提供をし，患者さんの不安を軽減して協力を得ます．

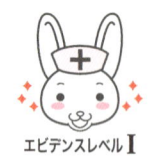

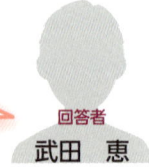

エビデンスレベルⅠ

回答者 武田 恵

1 情報収集

a) 術前訪問用紙，手術申し込み用紙から得る情報
①患者名，性別，年齢
②手術日，手術開始時間，手術予定時間
③診断名，術式
④麻酔方法，手術体位
⑤感染症の有無，アレルギーの有無
⑥血液型
⑦一般状態（検査データ）
⑧身長，体重，BMI
⑨既往歴（手術・輸血歴の有無）

b) カルテから得る情報
①手術に関する説明，同意書の内容，患者の反応，理解度
②輸血の準備の有無と輸血単位
③既往歴，術前異常所見
④病理検査
⑤治療経過と内服中の薬
⑥X線検査所見，心電図所見
⑦呼吸機能の検査
⑧造影剤・薬剤（抗菌薬など）・ラテックスアレルギーの有無
⑨血液検査データ
⑩日常生活の状態（食事・排泄・睡眠・清潔）
⑪障害の有無（言語・聴力・視力・運動機能）
⑫装着物の有無（眼鏡・コンタクトレンズ・補聴器・義歯）
⑬喫煙歴
⑭社会的情報：宗教的習慣など
⑮術前内服薬の継続と休薬：降圧薬，抗けいれん薬，経口血糖降下薬，向精神薬，抗凝固薬など

c) 患者・家族から得る情報
①病気・手術に対する理解度
②関節可動域の制限，皮膚状態の確認
③開口制限，義歯の有無・歯のぐらつき
④脊椎の変形
⑤不安感の把握
⑥疼痛の有無
⑦術前内服薬の継続と休薬の確認
⑧禁煙時期の確認
⑨術前日の一般状態，感冒症状
⑩装着物の有無（眼鏡・コンタクトレンズ・補聴器・義歯など）

d) 病棟看護師から得る情報
①手術に対する理解度
②性格
③看護問題で継続されるものはあるか

e) 麻酔科医師や外科医師から得る情報
①手術の説明内容
②既往歴，術前異常所見
③これまでの治療の経過と治療方針
④手術に必要となる特殊な器械，材料や薬剤

2 情報提供

● 予期的心配に対して，術前オリエンテーションを実施します．

● 術前オリエンテーションによる情報提供は，手術室内で起こりうることについて具体的なことを聞き，あらかじめイメージでき，心配することで，問題が出現したときに，みずからがその問題に立ち向かう準備ができ，問題を処理する力をもつことができます．手術室看護師は，患者さん自身が術前・術中・術後の各段階で行われる医療行為や処置が，プロセスとして理解できるよう，個々

に合わせた情報提供を行い，手術室入室から退室までの流れのなかで，患者さん自身から協力を得られるようにします．

3 術前訪問での説明の内容（表1）

- 術前訪問は，視覚的にとらえられるパンフレットや写真などを活用すると，患者さんはイメージしやすくなります．また，患者さんが理解できる言葉やレベルで話すこと，かつ患者さんの性格や背景を考慮した説明を行うことが効果的です．
- 小児の場合には，家族への説明や，プレパレーションを実施して保護者とのかかわりを通して，手術を受ける子どもが自ら理解し，手術に臨めるよう関わっていきます．
- 術式や麻酔方法は，医師が説明することが原則であり，手術室看護師として説明できる責務範囲を理解します．

4 術前訪問の流れ（図1）

- 術前訪問は，術前日に可能な限り，担当の外回り看護師あるいは器械出し看護師が実施します．
  ① 患者訪問前に，カルテや手術申し込み用紙から，術式，既往歴，検査データをもとに手術に必要な情報収集を行う．
  ② 病棟に連絡をし，術前訪問時間を調整，訪問前に不足している情報を病棟看護師から得る．
  ③ 患者さんとの面接は，自己紹介し担当看護師であることを伝えて始める．その後，術前訪問の目的と所要時間を説明し，患者さんの同意を得て説明できるよう配慮する．
  ④ 術前訪問で得られた情報から，担当する看護師間で情報共有を行い，手術当日の看護について共有を図る．
  ⑤ 術前訪問で得られた内容，問題点を麻酔科医師に伝え，必要に応じてカンファレンスを行う．
  ⑥ 術前訪問から手術室看護師が得た情報で，術前から介入の必要な場合は，病棟看護師や外科医師にフィードバックし，継続看護に活かす．

表1 術前訪問での説明内容

① 手術室内の様子
② 手術室入室から退室までの流れ（モニター装着，麻酔前後の状態，挿入物など）
③ 手術室内での処置
④ 麻酔方法（全身麻酔，硬膜外麻酔，脊髄くも膜下麻酔）
⑤ 手術体位，硬膜外麻酔や脊髄くも膜下麻酔の体位
⑥ 術中の家族の待機場所
⑦ 手術終了後の痛みやDVT予防

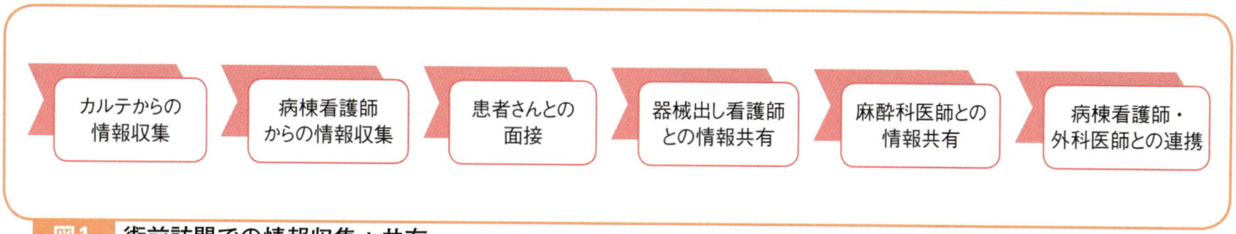

カルテからの情報収集 → 病棟看護師からの情報収集 → 患者さんとの面接 → 器械出し看護師との情報共有 → 麻酔科医師との情報共有 → 病棟看護師・外科医師との連携

図1 術前訪問での情報収集：共有

ワンポイントアドバイス

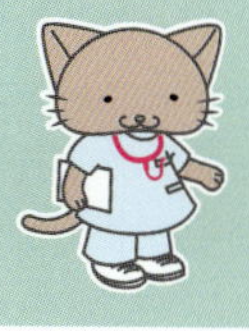

カルテだけではなく，患者さん本人の言動や表情などから手術に対する受け止め方や不安を知り，個々に応じた情報提供，術前オリエンテーションを実施します．さらに，手術前日入院が増加しているなかでの入院前の術前外来は，患者さんの看護上の問題点をアセスメントし，術中に予測される事柄について事前準備ができます．

参考文献

1) 竹内登美子 編著："講義から実習へ 高齢者と成人の周手術期看護 外来/病棟における術前看護 第2版"．医歯薬出版，2013
2) 川本利恵子 他 編："周手術期ナーシング"．学研メディカル秀潤社，2003
3) オペナーシング編集部 編：術前・術後訪問を考える．オペナーシング1999年春季増刊，1999

3章 術前の管理（看護）

Q22 他職種のもっている情報をどのように共有しますか？

A 外科医師から患者さんへの説明や手術の流れについて，麻酔科医師とは身体的情報から麻酔に関する問題点を，また，術前外来での他職種との情報共有や，手術入室時に手術安全チェックリストを用いて，その情報を確認します．

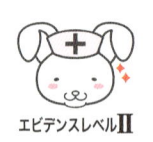

エビデンスレベルⅡ

回答者　武田　恵

1　患者の一連のプロセスにおける継続看護

● 周術期看護は，「手術療法を選択した患者が，術前・術中・術後を経て退院するまでの一連のプロセスに関わる看護」[1]と述べられています．手術前は，手術が決定した時点から患者さんが手術室へ入室するまでであり，外来看護師や病棟看護師がおもに関わっています．そして，患者さんが手術室へ入室してから手術を終えて回復室へ行くまでが手術室看護師，回復室での急性期から病棟までの回復期を経て退院に至るまではICU看護師，病棟看護師が，患者さんが退院し社会復帰してからのフォローを外来看護師が担い，このプロセスに関わる看護師は，そのときに必要な情報を提供し，手術患者が安全に安心して，手術が受けられるように連携をとり，必要な看護援助を行います．

2　病棟看護師との連携

● 患者さんと短時間で信頼関係を築いていくためには，病棟看護師から情報を得ることが大切となってきます．患者さんの身体的情報や心理状態，医師からの治療方針については，病棟看護師が把握しているため，患者さんへの訪問前に病棟看護師が得ている情報を共有することで，短時間で患者さんと信頼関係を形成することが可能になります．

● そして，手術室看護師が実施した術前訪問は，病棟看護師が介入することで解決する問題も含まれている場合があります．このような場合には，病棟の受け持ち看護師に，継続して観察する必要性を感じた患者さんの不安や思いについて情報を提供，共有することが必要です．こうすることによって，一人の患者さんに対して継続的に関わり，統一した看護を提供することができます．直接情報交換できない場合には，記録に記載することで情報共有を行い，継続看護につなげていきます．

3　麻酔科医師との連携

● 麻酔科医師は，おもに現病歴，既往歴，検査データなどから，麻酔に伴う合併症や術後経過を診ています．情報収集の内容は同じであっても，看護師と麻酔科医師では患者さんをみる視点が異なってきます．**おたがいが得られなかった情報を共有し合うことで，患者さんをより全人的に捉え，それぞれの専門性を発揮することができます．**

4　患者を中心とした連携（図1）

● 外来看護師や病棟看護師と患者さんの一連のプロセスに関わる継続看護だけでなく，さまざまな職種との連携が重要です．

● それぞれ異なる「知識」と「情報」をもつ他職種が，自由にコミュニケーションが図れるような場をもち，専門性を発揮します．例えば，手術前までの他職種間でのカンファレンスや，麻酔導入前，皮膚切開の前に行う手術安全チェックリストなど，それぞれがもっている患者の情報を共有することができます．

a) 薬剤師との情報共有

● 医療費負担の軽減が求められ，DPC制度，医療資源の有効活用の観点から患者さんの持参薬は増加しています．さらに，後発医薬品の使用割合も高くなっており，持参薬の鑑別が難しくなっています．このような持参薬のなかには術前に中止すべき薬剤を服用していることもあります．薬剤師が，手術に影響する薬剤についてチェックし服用状況を確認することにより中止すべき薬剤を内服して手術が中止になることを防ぐことができます．そして，看護師は薬剤師が得た情報から，服用している薬剤

名，中止する薬剤と休止時期を把握し，患者さんの理解度に応じて補足説明を行います．

b）栄養士との情報共有

- 術後回復の促進を阻害する因子として，手術侵襲による糖・タンパク代謝の異常，疼痛，消化管機能不全があります．術前から栄養士が介入することによって，栄養不良，栄養不良予備軍にある患者さんが，術後の縫合不全などの術後合併症を予防することができます．また，術前から栄養不良にある患者さんの事前情報から，手術室看護師が，術中の長時間同一体位による褥瘡，皮膚トラブルの可能性をアセスメントし，術中看護ケアに活かすことができます．

c）歯科医師・歯科衛生士との情報共有

- 術前に歯科医師や歯科衛生士が関わることによって，手術患者の挿管時の歯牙欠損防止のためのマウスプロテクターの準備や，歯周病による動揺歯のチェックによって気管内挿管時のリスクを最小限にすることができます．看護師は，その情報を把握し，麻酔科医師とも共有します．また，歯科衛生士による専門的口腔衛生管理指導が，どのように指導されているのか，術後合併症のリスクを軽減できるよう連携を図ってケアを実施していくことが必要です．

5　手術安全チェックリストの活用

- 手術安全チェックリストとは，外科医師，麻酔科医師，看護師，臨床工学技士など手術に関わるチーム全員で，手術の安全と成功を確保する目的として，麻酔導入前，皮膚切開の前，患者さんの手術室退室前のタイミングで，手術の時期に応じて複数のチェック項目を行うものです．
- 皮膚切開の前，看護師は手術に必要な器械が滅菌され準備されていること，破損や器械カウントができていることを伝えます．そこで，外科医師と確認をすることで，不足物品での手術中断がないようにします．外科医師からは，術式と手術の流れや，また術式変更の可能性があるか，予測される出血量と準備輸血の有無など，麻酔科医師からは，術中問題となる麻酔管理，抗菌薬の投与時間について確認します．
- それぞれの立場からの情報提供は，術中予測される問題点に関して，頭のなかだけに留まらず，言葉にして手術に関わるスタッフ全員に，その手術の具体的内容と問題点が共有されることで，チームメンバーは，予測される問題に対しても把握でき，看護師もスムーズな手術進行に努めることができます．

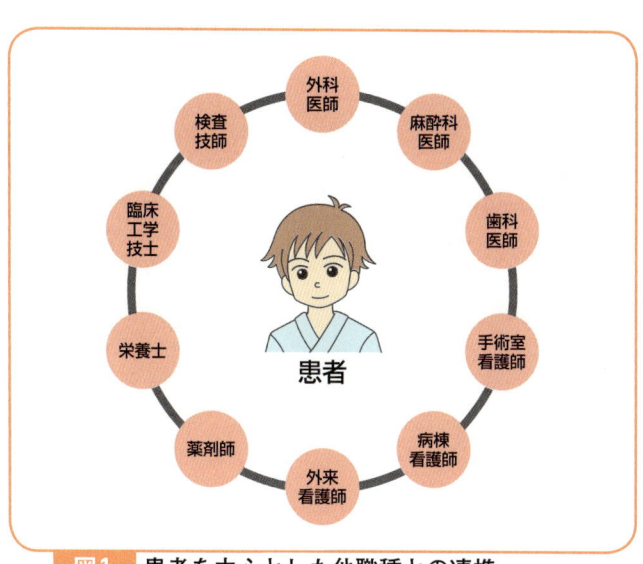

図1　患者を中心とした他職種との連携

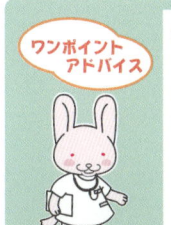

ワンポイントアドバイス
他職種との積極的なコミュニケーションは，より多くの情報を得ることができます．それぞれが得られなかった情報を共有し，同じ方向に向かって安全な手術を提供しましょう．

参考文献

1) 竹内登美子 編著："講義から実習へ 高齢者と成人の周手術期看護 外来/病棟における術前看護 第2版"．医歯薬出版，2012
2) オペナーシング編集部 編：術前・術後訪問を考える．オペナーシング99春季増刊，1999
3) 細田満和子："「チーム医療」とは何か 医療とケアに生かす社会学からのアプローチ"．日本看護協会出版会，2012

3章 術前の管理（看護）

Q23 手術室の一般的な準備（セッティング）で注意することは何ですか？手術前点検について教えてください

A 手術室の一般的な準備は，スタッフが共通認識し常に同じ準備が行えることが重要です．さらに看護師個々が，自分の役割に応じて使いやすい配置の修正や，物品などの準備を行う2段階の方法をとることがポイントです．

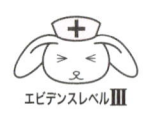

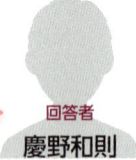

エビデンスレベルⅢ

回答者 慶野和則

1 手術室の準備や手術前点検の必要性

- 事前準備や点検は，日々数度となく行われルーティン化しているため，あまり深く考えないかもしれませんが，手術進行を円滑にしたり，緊急時の対応が行いやすくなったりと，手術患者の安全・安楽を守るうえでも重要なことです．

2 手術室準備（図1～4）

- 手術室の一般的な準備セッティングで注意することは，行われる手術に対する準備と，外回りとしてどのように行動するかをあらかじめ考えることから始めます．
- 術式に対する準備は，ベッドの位置や麻酔器の位置，執刀医のポジション，器械出し看護師のポジション，術式に伴い必要となる各機器の位置などを考慮し準備を行うことが重要です．
- 外回り看護師は，術前ケアで必要となる除圧道具，体位固定具，保温具，一般的な生体モニター準備などが必要となります．さらに麻酔科と連携をはかり，必要となりそうな物品の準備や確認を行うことが大切です．また，外回り看護師は術中室内を多く移動するため，妨げになるものや不要なもの，各機器の電源コード，パイピングのねじれなどにも配慮し，自分の動線を確保しておくこ

とが重要です．このような事前準備を日ごろから行うことで，緊急対応時のスペース確保も行うことができます．

3 手術前点検

a）機器類

- 手術室では術式の変化に伴い，多くの高度化した機器類を使用するため，手術室配属の臨床工学技士が増加し，使用前後の動作点検やメンテナンスを行っています．そのため看護師の関わる頻度は減少していますが，取扱いによっては故障や破損の危険性もあるため，基本的な内容は看護師も確認しておく必要性があります．確認内容としては，各ME機器の電源のON/OFFや予備物品の所在把握，トラブルと操作ミスの区別，トラブル発生時の連絡先などがあります．

b）手術器械・物品類

- 必要物品の確認は，系統立てて行うと（図5）漏れが少なく短時間で行えます．例えば，挿管準備や点滴準備，導尿準備，保温・加温準備，除圧準備，体位固定準備などです．さらに，器械出し看護師と，必要な物品や術中使用するかもしれない器械の準備など，事前に確認しておくと手術進行が円滑に行えます．

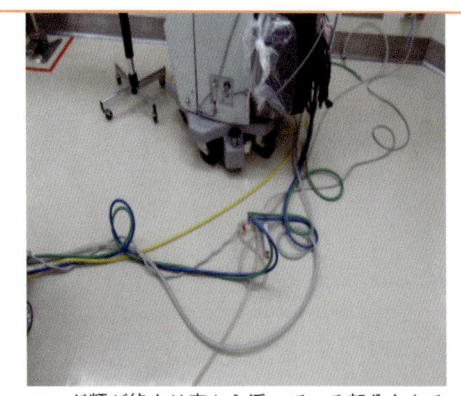

図1 配線・配管の悪い例
コード類が絡まり床から浮いている部分もある

図2 配線・配管の良い例 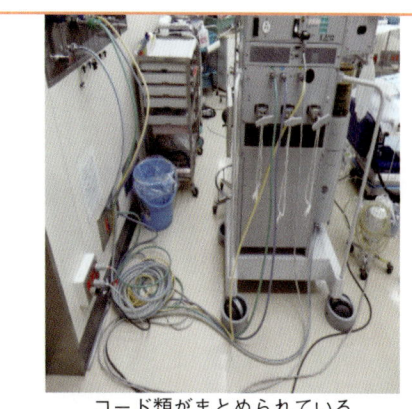
コード類がまとめられている

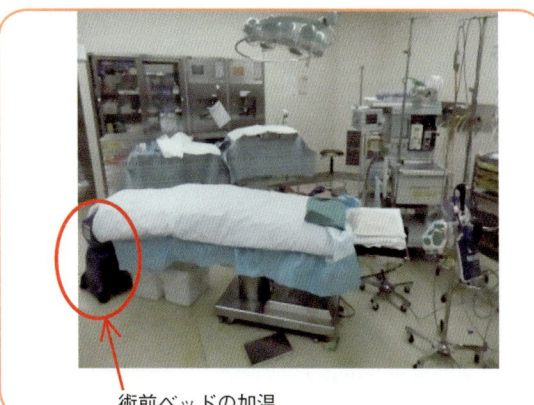

図3 室内準備
術前ベッドの加温

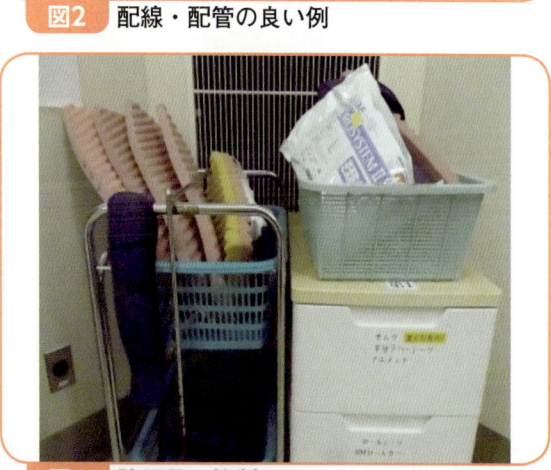

図4 除圧具・抑制ベルト

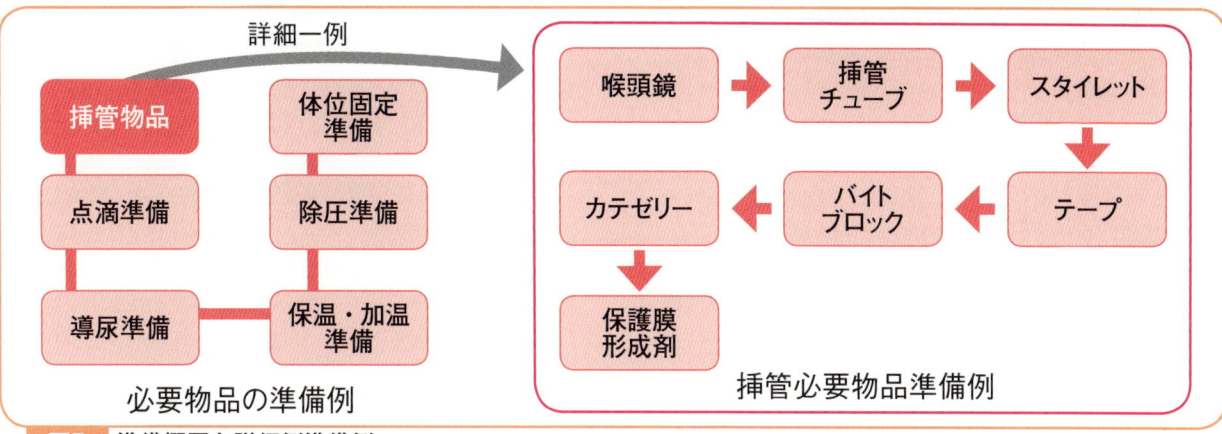

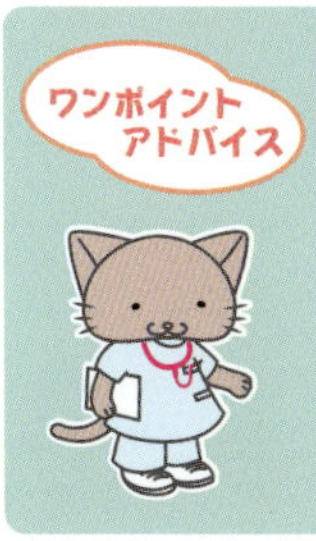

図5 準備概要と詳細例準備例

必要物品の準備例:
挿管物品 → 点滴準備 → 導尿準備
体位固定準備 → 除圧準備 → 保温・加温準備

挿管必要物品準備例:
喉頭鏡 → 挿管チューブ → スタイレット → テープ → バイトブロック → カテゼリー → 保護膜形成剤

ワンポイントアドバイス

常に整理整頓を心がけ，急な変化にも対応できるように，状況から先を予測した準備を行うことが必要です．また，役割に応じて変更した内容を，器械出し・外回り看護師間で情報共有し，手術室内の準備内容を把握しておくことも重要です．

参考文献

1) 中田精三 他："手術室看護の知識と実際，改訂第2版"．メディカ出版，2005
2) 熊澤光生 他編："標準麻酔科学，第4版"吉村 望 監．医学書院，2002
3) 竹内登美子 編著："講義から実習へ 周手術期看護2 術中／術後の生体反応と急性期看護"．医歯薬出版，2004

3 術前の管理（看護）

3章 術前の管理(看護)

Q24 手術室の環境整備の基本について教えてください

A 環境整備の基本は、手術が開始される前の状態に戻すことが基本です。しかし、時間的な制約もあり常に同じ内容の環境整備が行えないこともあるため、環境整備時間に合わせ、内容のバリエーションを数パターン決めておくことが必要です。

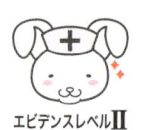

エビデンスレベルⅡ

回答者 **慶野和則**

1 清掃（図1）

- 現在は清掃を委託している病院も多くありますが、そのような場合でも環境整備のタイミングや器材などの配置、優先度などを明確にしておくとスムーズに環境整備が行えます。
- おもに環境整備のタイミングは3つに分けられます。1) 術後清掃、2) 術中間清掃、3) 夜間・休日の清掃、です。また、清掃者はスタンダードプリコーションで清掃を行います。

a) 術後清掃（図2）

- 術後の室内には、ごみや使用後のリネン、各機器などさまざまなものがあふれているため、それらを分別するところから始めます。ごみも感染性廃棄物や医療廃棄物、一般ごみなどに分類されるため、指定の容器や袋などでまとめます。
- また、床や壁、棚、ベッド、無影灯、室内に設置されている機器、コード類やケーブルなども清掃します。
- 清掃には蛋白を分解除去できる洗剤を使用し、消毒薬などは基本的に使用しません。手術環境からの手術部位感染には感染の原因菌が一定量存在し、その菌が患者に達するためのプロセスが存在し、さらに手術創部に達しなければ感染が成立しないため、感染の確率は低く手術環境の無菌性は必要ありません。ただし埃などは空間を浮遊するため、確認できる範囲で除去することが必要です。

b) 術中間清掃

- 術中間清掃も術後清掃に準じて行いますが、時間的な制約があるため優先度を決めて行うことが重要です。床や壁、無影灯、室内に設置されている機器などは、血液や体液の汚染があればスポット清掃し、短時間で行うことも必要です。状況は各施設によって異なるため、術中間清掃についてはあらかじめ施設の基準を設けておくことが混乱を避ける方法です。

c) 夜間・休日の清掃（図3）

- 夜間や休日は、翌日の手術準備や緊急手術準備などが行われていることも多いですが、術後清掃は完了した状態であるため、目につきにくい部分や細かい部分の清掃に不備がある場合に行います。また、そのような部分を点検することも必要です。

2 物品補充

- 現在の手術室の多くでは、最低限の物品や材料のみが手術室内で保管されていますが、一定の物品が常備されているため、物品補充も環境整備には含まれます。補充には必要最低限を補充し、滅菌期限切れや不良在庫を増やさない工夫も必要です。
- また、テープ類やはさみ、メモ用紙などの文房具類も不足していると不便なため確認しましょう。

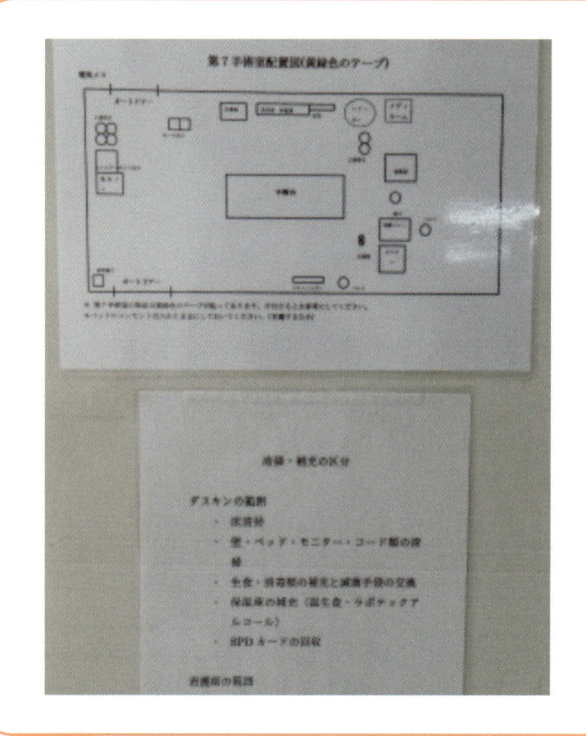

図1 委託清掃業者確認表（各室内に提示）

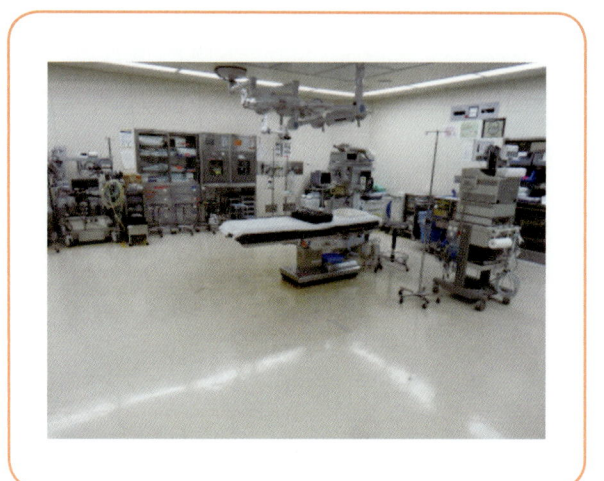

図2 術後清掃後の室内

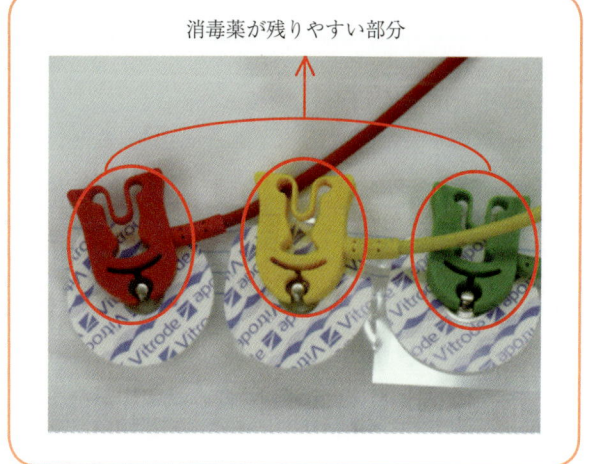

図3 細部まで清掃

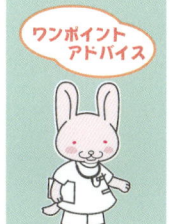

消毒薬が残りやすい部分

ワンポイントアドバイス
術中間清掃では，環境整備と術前準備が同時に行われることがあるため，マニュアルに配置図や写真を用いて，分かりやすくまとめておくと過不足のない準備が行えます．

参考文献
1) 中田精三 他："手術室看護の知識と実際" 改訂第2版．メディカ出版，2005
2) 熊澤光生 他編："標準麻酔科学" 第4版．吉村 望 監．医学書院，2002
3) 竹内登美子 編著："講義から実習へ 周術期看護 術中／術後の生体反応と急性期看護"．医歯薬出版，2004

時系列で学ぶ手術看護　53

3章 術前の管理（看護）

Q25 感染管理と環境整備の基本的な考え方について教えてください

A 感染管理では，起炎菌の除去や感染経路の遮断など，感染防御することが一番の目的です．環境整備でも，一部清掃などでは感染防御に関連しますが，大きな違いは感染防御にかかわらず，整理整頓や清掃が目的であるところです．

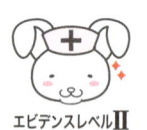

エビデンスレベルⅡ

回答者 慶野和則

1 基本的な考え方（図1）

- 感染管理は，起炎菌による汚染から始まる感染を詳細に分類し，防御や予防を中心とした考え方であり，その分類の一部分に環境整備も関連します．環境整備に求められることは，ある一定の場所や空間を清掃し整えることが大きな目的であり，手術室の環境整備については，Q24の項を参照してください．

2 感染の基本（図2）

- 感染とは環境中（大気，水，土壌，動物，ヒトなど）に存在する病原性の微生物が，人間の体内に侵入し，定着，増殖することで成立します．この状態を感染症といい，症状が現れる場合を顕性感染，はっきりとした症状が現れない場合を不顕性感染といいます．不顕性感染者は，知らない間に保菌者（キャリア）となって病原体を排出し，感染源となり感染を拡大することがあります．
- 手術室では，感染のリスクをゾーニングにより軽減しています．一般的な環境の大気にあたる部分は空調システムで，空気の質，気流，温度，湿度の管理を行い，外気を取り入れる際にもHEPAフィルターを通すことで空気中の微生物を除去しています．また，微生物の除去率により清浄度クラスが分類されています．
- 手術室で使用する水に関しては，明確な基準が設けられていませんが，水道法で定められた水質基準46項目に適合し，残留塩素が0.1 mg/L以上であれば，各施設でも問題なく使用されています．
- ヒトに関しては保菌者の有無にかかわらず，スタンダードプリコーションで対応することで，感染源からの曝露防止や感染源となり感染させることを防いでいます．土壌や動物は，基本的に手術室内には持ち込み禁止であるため除外します．

3 手術室での感染

- 手術室では，ゾーニングやスタンダードプリコーションが行われていますが，患者さんの体に切開を加え，血液や体液などを多く扱うため，感染のリスクが高い場所であるといえます．とくに問題となるのは，手術部位感染（surgical site infection：SSI）と医療者の曝露です．

a) SSI対策
①感染源
- 内因性細菌叢感染（患者本人の皮膚・粘膜の表面の細菌，消化管内の細菌など）
- 外因性感染（医療者，器械，材料，落下菌など）

②感染源の除去：手術時手洗い，滅菌ガウン・滅菌手袋の着用，術野消毒，術野の滅菌ドレーピング，滅菌手術器械の使用，予防的抗菌薬投与

③感染経路：術式に伴う術操作，医療者など

b) 医療者曝露対策（図3）
- 手術室では血液や体液，排泄物などに接することが多いため，感染曝露しやすい状況にあります．そのため手袋やマスク，ガウン，ゴーグルなどを用いてスタンダードプリコーションを的確に行うことと，適切な手指衛生につとめることが重要です．また，針や刃物による外傷，血液や体液の飛散による眼や口腔粘膜への曝露など受けた場合には，速やかに感染対策マニュアルに準じた対応を行う必要があります．

図1 手術室環境のイメージ

環境整備
・清掃
・ごみ処理
・整理整頓

手術室環境

感染管理
・感染源
・感染経路
・体内での増殖発生

→ 二つの要素を取り入れた環境

図2 感染症発症までのイメージ

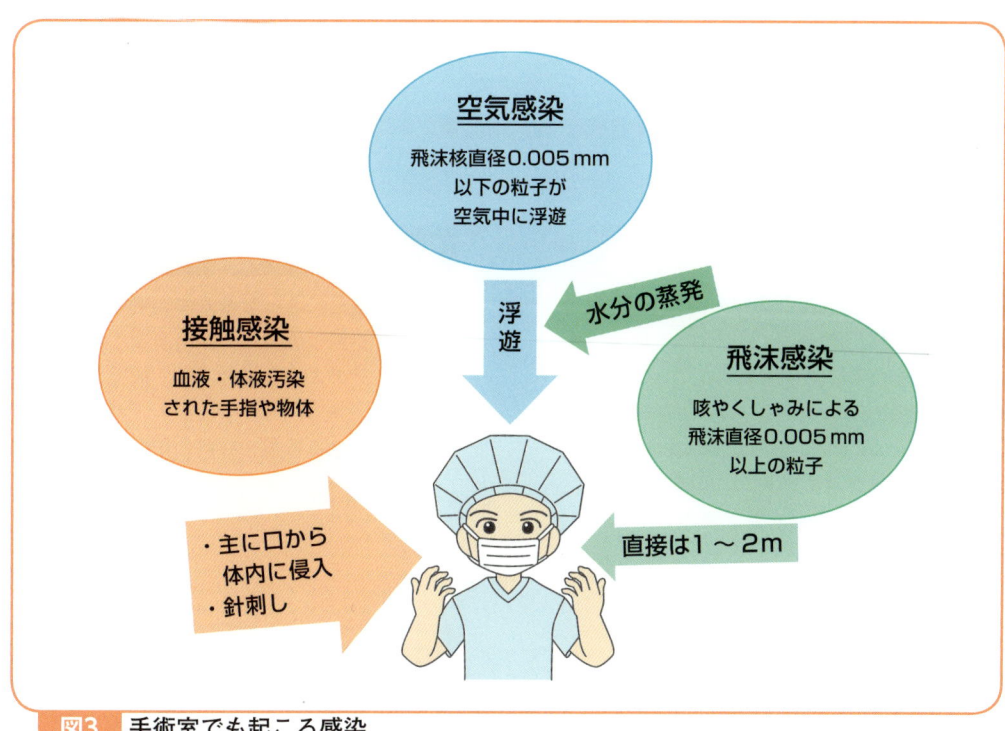

感染症

感染源 → 感染経路 → 体内での増殖

図3 手術室でも起こる感染

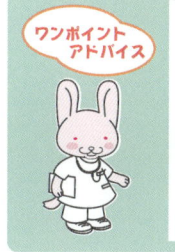

空気感染
飛沫核直径0.005 mm以下の粒子が空気中に浮遊

接触感染
血液・体液汚染された手指や物体

飛沫感染
咳やくしゃみによる飛沫直径0.005 mm以上の粒子

水分の蒸発
浮遊
直接は1〜2m
・主に口から体内に侵入
・針刺し

ワンポイントアドバイス

術後感染は患者さんに大きな不利益を与えるため，手術室で働くスタッフは滅菌や消毒，清潔・不潔の区別を明確に行うことが重要です．器械や衛生材料の滅菌が疑わしいときには使用しない，高い倫理観も求められます．

参考文献

1) 中田精三 他："手術室看護の知識と実際，改訂第2版"．メディカ出版，2005
2) 熊澤光生 他編："標準麻酔科学，第4版" 吉村 望 監．医学書院，2002
3) 竹内登美子 編著："講義から実習へ 周手術期看護2 術中/術後の生体反応と急性期看護"．医歯薬出版，2004

3 術前の管理（看護）

時系列で学ぶ手術看護　55

3章 術前の管理（看護）

Q26 手術器械の準備で注意することは何ですか？

A 手術器械の準備では，過不足のない準備と使用時のタイミングを考慮して，器械を展開・配置することが重要です．また，特殊な術式などの場合は，あらかじめ執刀医に確認するか，カンファレンスで情報収集し明確にしておくことが重要です．

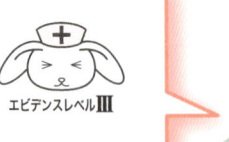

エビデンスレベルⅢ

回答者 慶野和則

1 術前器械確認（図1～4）

- 施設ごとに手術で使用する器械は多少異なりますが，基本的には術式に伴い必要となる器械が，術野に準備できていることが最も重要なポイントとなります．
- 手術器械は種類や量も多いため，各施設で必要な器械をセット化し，コンテナなどの専用容器に収納して，滅菌後に保管している施設が多くなってきています．さらに，特殊器械や必要時に使用する器械などもセット化されている場合が増えています．
- 器械出し看護師はセット化された器械の内容を把握し，執刀医からオーダーされた器械や材料がすべて準備できているか確認することが重要です．

2 器械展開（図5）

- 手術器械の展開時で重要なポイントは，器械・衛生材料のカウントです．術後体内遺残の有無を確認するうえで，術前のカウントは必要不可欠です．また，器械展開テーブルにはディスポの覆布が使用されることが多いため，器械や衛生材料を汚染しないためにも，メスや針，鋭利な器械，重量のある器械などの取扱いにも十分配慮することが必要です．
- さらに，器械展開時でなければ触れることのできない滅菌器械の動作チェックや器械の破損，残留遺物の有無なども確認します．

3 予測した準備（図6）

- 手術は場合によって術式が変更されたり，予期せぬトラブル（器械の破損，大量出血など）が起こることもあります．そのような場合でも，慌てず冷静な対応を行うためには，執刀医との事前打ち合わせや，トラブル発生時に必要となる器械や材料の把握をし，常に備えておくことが重要です．

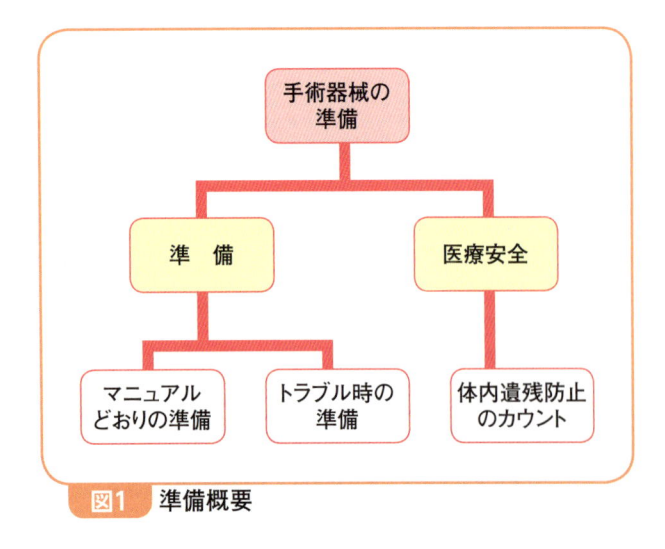

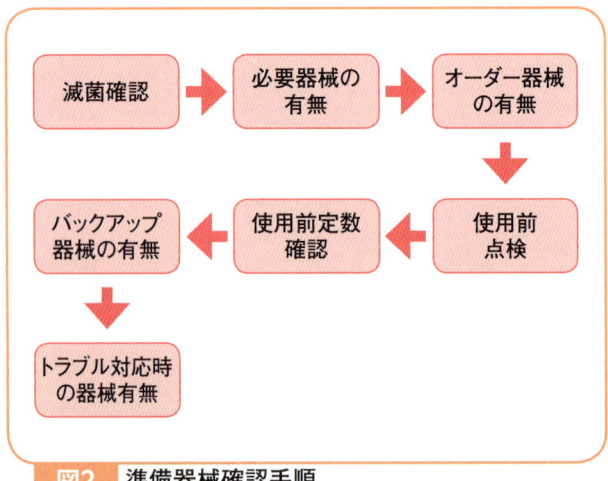

図1 準備概要

手術器械の準備 → 準備／医療安全
準備 → マニュアルどおりの準備／トラブル時の準備
医療安全 → 体内遺残防止のカウント

図2 準備器械確認手順

滅菌確認 → 必要器械の有無 → オーダー器械の有無 → 使用前点検 → 使用前定数確認 → バックアップ器械の有無 → トラブル対応時の器械有無

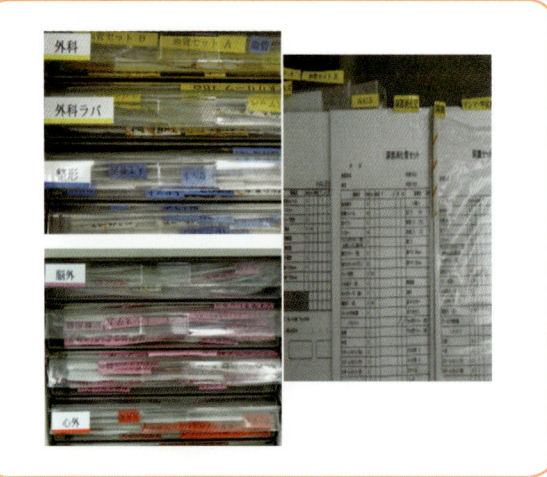

図3　セット器械伝票とセット内容

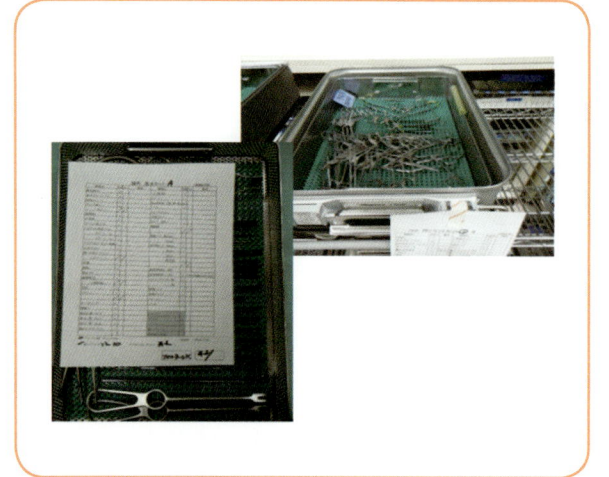

図4　洗浄後のセット器械とセット後の器械

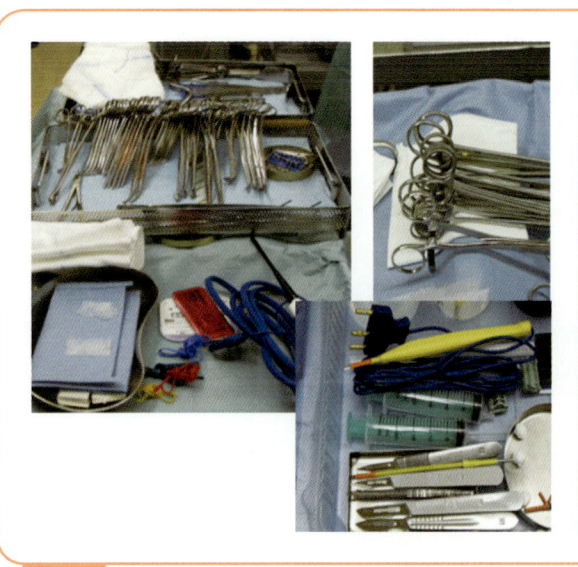

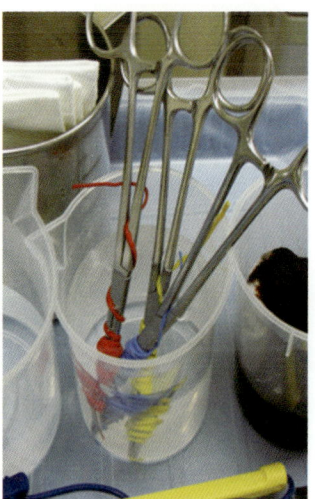

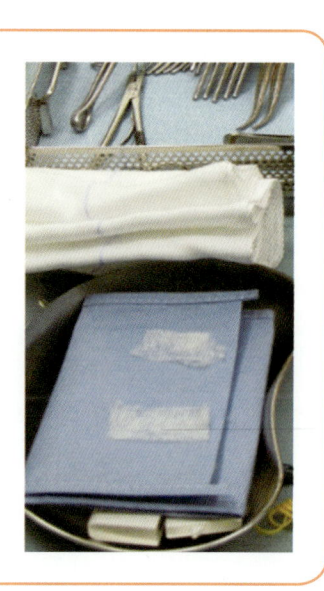

図5　器械展開・準備

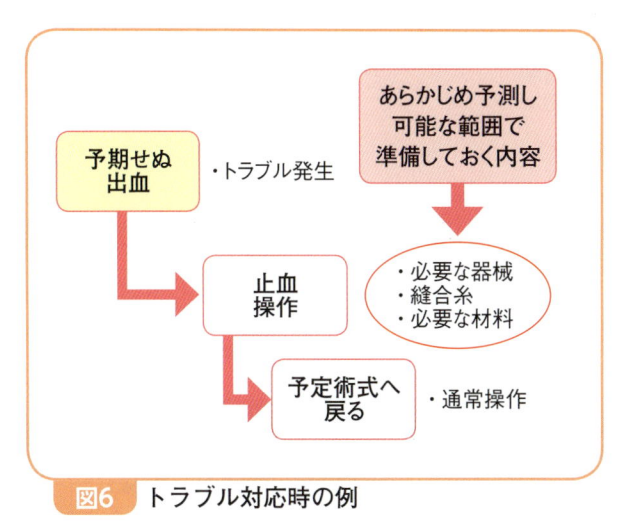

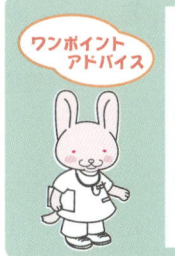

図6　トラブル対応時の例

予期せぬ出血 →・トラブル発生
↓
止血操作 ← あらかじめ予測し可能な範囲で準備しておく内容
　　　　　・必要な器械
　　　　　・縫合糸
　　　　　・必要な材料
↓
予定術式へ戻る　・通常操作

ワンポイントアドバイス

各器械の使用方法や使用目的などを知り，術野の状況や執刀医からの情報を総合的に考えることで，予測した器械の準備を行うことができます．また，外科医師の癖や好みの器械なども知っていると役立つことが多いです．

参考文献

1) 中田精三 他："手術室看護の知識と実際，改訂第2版"．メディカ出版，2005
2) 熊澤光生 他編："標準麻酔科学，第4版" 吉村 望 監．医学書院，2002
3) 竹内登美子 編著："講義から実習へ 周手術期看護 術中/術後の生体反応と急性期看護"．医歯薬出版，2004

3　術前の管理（看護）

時系列で学ぶ手術看護

3章 術前の管理（看護）

Q27 手術室の温度や音楽の導入などで工夫していることを教えてください

A 手術に対する不安の緩和対策として，フィーリング音楽や好みの音楽を流す，室温や手術ベッドの加温，笑顔での対応，声掛けや会話，タッチングなど，人的・物的・環境を融合させ，患者さんに少しでも適した対応を行うことが重要です．

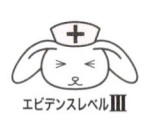

エビデンスレベルⅢ

回答者：慶野和則

1 新しい患者サービス（図1）

- 手術はどんな患者さんにとっても，非日常的な体験であるため，緊張した状態で手術室に入室します．そのため，患者さんの緊張を軽減させる対応が，手術室看護師には重要な役割となります．新しい手術室の患者サービスでは，廊下や手術室内の照明を任意で変更できたり，廊下に絵画などを展示したり，モニターパネルに風景のスライドなどを映し，患者さんの緊張を緩和する取組みが行われている施設もあります．
- 当院では新しい患者サービスは行えませんが，室温や音楽などを取り入れた対応を行っています．

2 手術患者入室から退室までの対応

- 表1に示します．

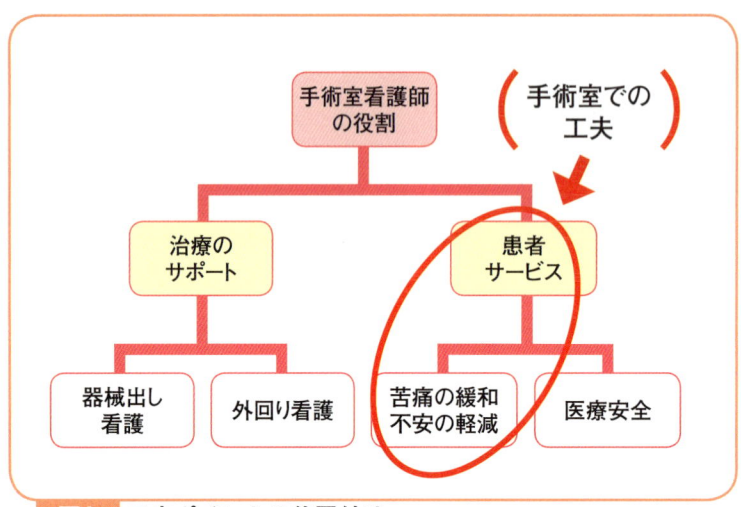

図1 工夫ポイントの位置付け

（手術室看護師の役割 → 治療のサポート／患者サービス）
- 治療のサポート：器械出し看護，外回り看護
- 患者サービス：苦痛の緩和・不安の軽減（手術室での工夫），医療安全

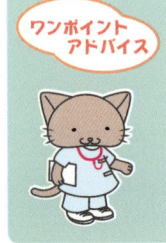

ワンポイントアドバイス
手術患者の目の動きや表情，手の温度や会話などをよく観察し，何を求めているのか，どのような看護提供が行えるのかを瞬時にアセスメントし実践することが重要です．看護サービスを的確に行うには日ごろからの観察とアセスメントの訓練が重要になります．

参考文献
1) 中田精三 他："手術室看護の知識と実際，改訂第2版"．メディカ出版，2005
2) 熊澤光生 他編："標準麻酔科学，第4版"．吉村 望 監．医学書院，2002
3) 竹内登美子 編著："講義から実習へ 周手術期看護 術中／術後の生体反応と急性期看護"．医歯薬出版，2004

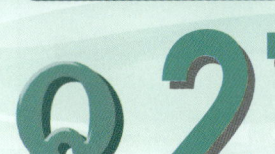

表1 手術患者入室時の対応

申し受け環境	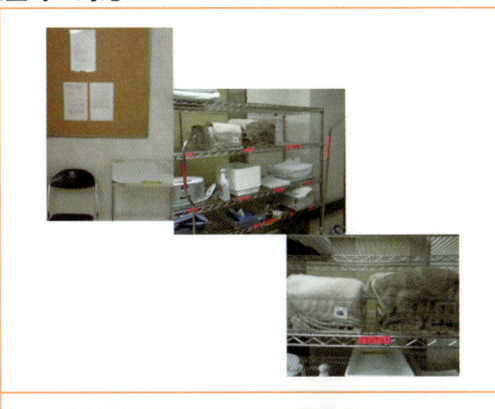	・申し受け環境では室内温度を26～28℃設定 ・音楽を常時流している ・患者用の掛物を準備 ・1患者1トレーで患者の抗生剤や採血用スピッツを分別 ・患者用に椅子を準備 ・患者の待ち時間を削減するために申し送りマニュアルを提示 ・朝一番は患者の入室が重なるため責任者がコーディネートを行う
申し受けから入室	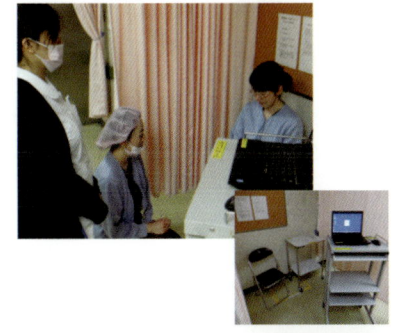	・患者入室時には笑顔で挨拶 ・看護師の顔が見える状態で患者の目線の高さに合わせる ・患者に名乗ってもらい氏名を左右のリストバンドと照合 ・確認項目をチェックしながら申し受ける ・可能な範囲で歩行入室とする ・会話を行い患者の状態を観察しながら入室する
小児の申し受けから入室		・看護師はキャラクターなどのエプロンを着用 ・患児の好みに合わせDVDを準備 ・小児はDVDを観ながら入室する ・患児が入室を拒絶した場合には母児同伴入室
手術室内環境	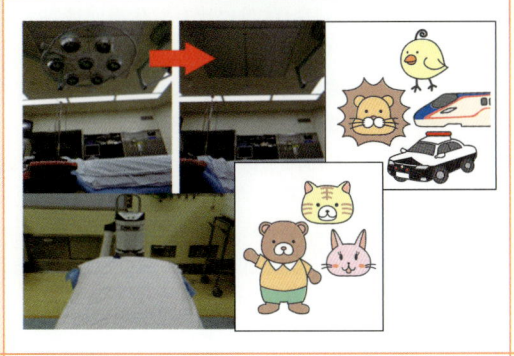	・手術室内にも音楽を流す ・ベッドは加温しておく ・無影灯はベッド上の視界から外し圧迫感を軽減する ・小児の場合はキャラクター（アンパンマンやドラえもんなど）のパネルをベッド周りに装飾する ・小児はDVDを観ながら導入する
術中		・音楽，室温を患者の希望に合わせる（耳栓の使用も可能） ・可能な範囲で患者の要望を聞き入れる ・定期的に声がけを行う
リカバリー		・体温管理，除圧，疼痛コントロール ・小児はDVDの鑑賞

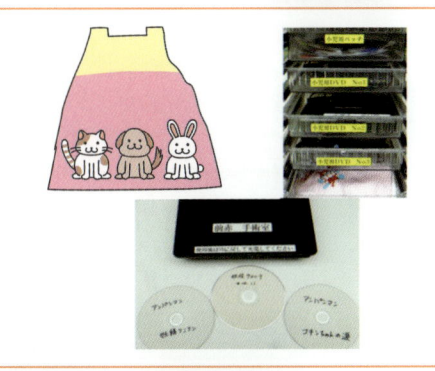

3 術前の管理（看護）

時系列で学ぶ手術看護

3章 術前の管理（看護）

Q28 小児手術で注意すべき点や工夫について教えてください

A 先天性疾患では，緊急手術となることが多いです．身体機能が未熟で予備力も少ないことから，変化に対応できるように事前の準備が大切です．

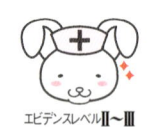

エビデンスレベルⅡ〜Ⅲ

回答者　菅家智代

1　呼吸器系

- 小児の呼吸の特徴として，身体に比して**頭が大きい**，**舌が大きく口腔内に占める割合が大きい**，**肺胞の数が少ない**（2歳くらいで成人に近付く），などが挙げられます（**表1**）．
- 胸式呼吸が不得意で，横隔膜運動を主とする腹式呼吸をしています．呼吸の妨げになるような腹部の圧迫は避けましょう．
- 学童期には胸郭・呼吸筋の発達により胸式呼吸となります．
- マスクは，鼻と口をおおうものを子どもの大きさに合わせて準備します（**図1**）．
- 乳幼児の場合，後頭部が大きいために，成人でとるスニッフィングポジションは過度の前屈になりやすいので，低めの枕を使用します．
- 小児の喉頭蓋の解剖学的特徴のため，喉頭鏡は曲のブレードより直のほうが声門の確認をしやすいといわれています．しかし，使い慣れないと難しいので，医師と確認し準備しましょう（**図2**）．
- 小児の気道は，声門下の輪状軟骨部が最狭のため，気管チューブのカフにより声門下浮腫や気道粘膜の損傷を起こしやすいといわれていました．しかし，近年ではカフ付チューブの性能の向上や利点などが広く知られるようになり，カフ付チューブを選択することも増えています．
- 小児麻酔のリスクは，成人の約3〜10倍といわれており，そのなかでも呼吸器系の偶発症が多いといわれています．体重・体格に合わせた麻酔導入の準備が必要です．

2　循環器系（体液）

- 出生直後は，胎児循環から体外循環への移行期のため不安定です．
- 小児では体重に占める体液量が多く（乳児では約80％，幼児では約70％），また，細胞外液の占める割合も大きいです．術前の経口摂取制限や**腎の尿濃縮力**の未熟さにより，脱水になりやすいので注意が必要です．
- 乳幼児では，心容量が小さく**一回心拍出量が少ないため，出血など循環血液量が減少したときは，心拍数を増加させ循環血液量を確保**します．

3　骨格・体格

- 挿管体位や術中のポジショニングに使用する物品は，体重・体格に合わせて準備しましょう（**図3**）．
- 皮膚が脆弱なため，テープの使用を最小限にします．また，テープを貼る前に皮膚被膜剤を使用したり，はがすときは，皮膚を押さえながらテープの角度を大きくしたり，皮膚損傷に注意します．

4　体温

- 小児は体重に比して体表面積が大きく，皮下脂肪の発達が十分ではないので，環境の温度に左右されやすく，室温が低いと容易に体温は下がります．入室時の室温は，27℃程度（25〜28℃）にしておきます．また，術前から手術台を温めたり，術中は加温装置を使用したり保温に努めます（**図4**）．

5　免疫・感染

- 小児は免疫機能の獲得途中にあり，感染症などの術後合併症を起こしやすいといわれています．予防的抗菌薬の投与や体温管理など，予防していくことが大切です．

表1　小児の解剖・生理学的特徴と症状

解剖・生理学的特徴	起こりうる症状
舌が大きい	舌根沈下による気道閉塞
喉頭・気道粘膜が傷付きやすい	浮腫による気道閉塞
呼吸はおもに横隔膜の運動	腹部膨満による呼吸運動の抑制
相対的に肝臓が大きい	横隔膜の挙上（下がりにくい）による呼吸抑制
気道が狭く脆弱（咽頭・喉頭が柔らかく狭い，気管・気管支は狭い）	浮腫・分泌物・圧迫による気道閉塞
頸が短い（気管が短い）	片肺挿管を起こしやすい
声門直下輪状軟骨部で最も狭い	声門下浮腫を起こしやすい

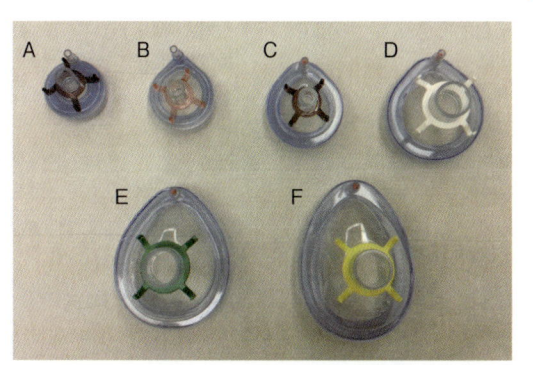

図1　マスク各種

エアークッションフェイスマスク．A，B：新生児用，C：乳児用，D：小児用，E：成人用・小，F：成人用・中（クー・メディカル・ジャパン株式会社）

図2　喉頭鏡のブレード各種

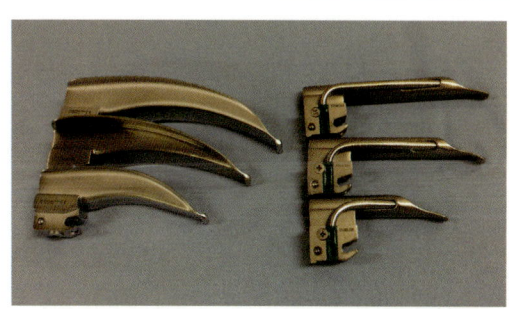

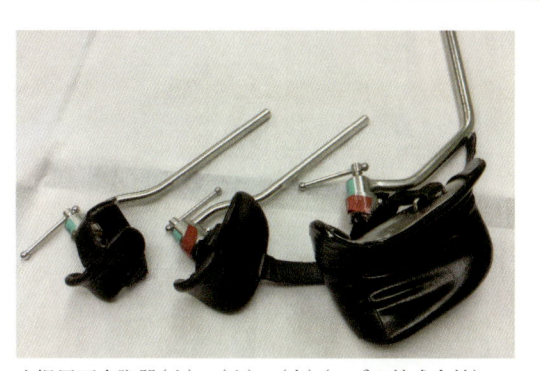

（左）マッキントッシュ・ドイツ型ブレード．上からサイズ3，サイズ2，サイズ1．
（右）ウィス・ヒップル型ブレード．上からサイズ1.5小児用，サイズ1乳児用，サイズ0新生児用．

図3　支脚器

小児用両支脚器（小），（中），（大）（ミズホ株式会社）

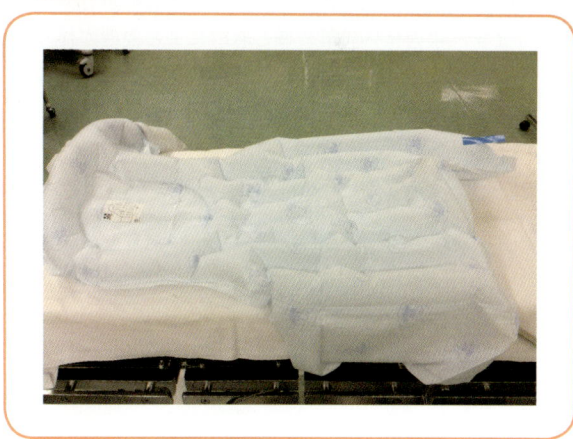

図4　ベッドの保温

ワンポイントアドバイス　小児は，機能が未熟な新生児から成人に近い思春期までと対象が幅広く，常に成長発達しています．成人との生理学的解剖学的特徴の違いやその子どもの正常範囲を知り，アセスメントし対応していくことが大切です．

参考文献

1) 蔵谷紀文 編："小児麻酔ポケットマニュアル 第1版"．羊土社，2012
2) 中野綾美 編："ナーシング・グラフィカ28 小児看護学 小児の発達と看護 第3版"．メディカ出版，2009

3章 術前の管理（看護）

Q29 高齢患者手術の注意点について教えてください

A 一般的に高齢者は身体的予備機能が低下しているため，急激な変化を示す可能性があります．そのため既往疾患だけにとらわれず，全身状態や精神状態をアセスメントし，手術看護実践をしていくことが重要です．

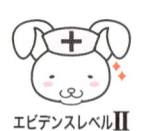

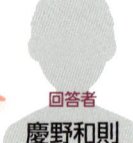

エビデンスレベルⅡ

回答者　慶野和則

1 高齢者の特徴

- 現在の高齢者は，食事や運動などのライフスタイルの影響から，身体機能の低下には個人差もありますが，加齢とともに身体機能が低下していくことは間違いありません．高齢化社会に伴い90歳代の手術も稀ではなくなり，術中・術後の合併症に遭遇することが増えています．
- 高齢者の身体的特徴としては，全身持久力や筋力の低下，骨・関節などにも障害が多くなります．視力・聴力など感覚器系の低下や，糖尿病，高血圧などの既往疾患も多くなり，免疫力の低下から感染症などにも罹患しやすくなります．手術は外科的侵襲と麻酔による侵襲が伴うため，どの程度生体が負荷に対応できるかを判断することが重要です．そのため高齢患者手術の場合には，年齢や既往疾患，検査データだけではなく，直接患者さんに会いフィジカルアセスメントを行うことも大切です．

2 加齢に伴い体内・臓器系の機能低下が起こるおもな変化と病態

- 表1に示します．

3 リスク対策と看護

- 高齢者の身体機能低下を止めることはできませんが，表1に記したリスクを考慮することで予防や対策を行うことは可能になります．
  ①感覚機能低下に対する対応は，看護面での関わりが多くあるため，患者さんの立場に立った行動が重要になります（図1）．
  ②フィジカルアセスメントを行い，皮膚保護や手術体位固定を行うことは，手術看護での基本となりますが，術式と患者さんへの負担を見極め対応するには，医師を交えたチームコミュニケーションも重要な要素となります（図2）．
  ③感染に対する内的要因の軽減や改善・予防対策は，患者さんと看護師が協同して行える内容です．外来看護師や病棟看護師，地域医療などとも連携し，質の高い手術看護の提供が期待される分野です（図3）．

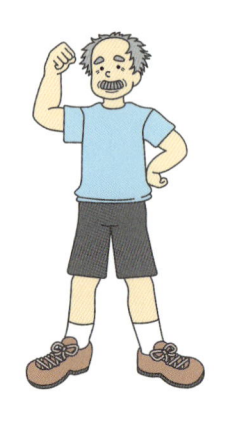

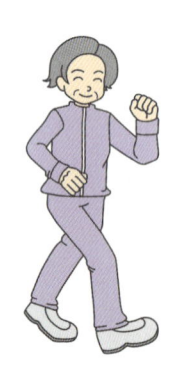

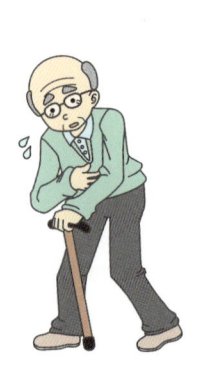

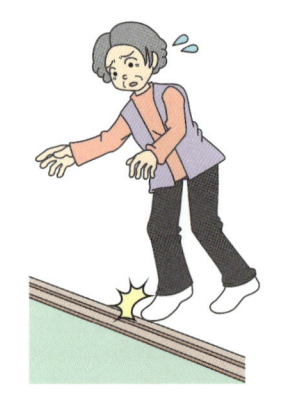

表1 加齢に伴う機能低下

おもな臓器	おもな変化	疾患・病態
心臓・血管	・動脈硬化・不整脈 ・静脈のコンプライアンス低下	・高血圧・不整脈・虚血性心疾患
呼吸器	・気管内腔の拡張・肺胞呼吸面積の減少 ・残気量の増加・動脈血酸素分圧低下 ・喉頭反射，咳嗽反射の低下 ・呼吸筋力低下	・肺気腫・慢性気管支炎・誤嚥 ・喀痰喀出不全
肝臓	・萎縮・肝血流量の低下・耐糖能低下 ・蛋白合成予備力低下	・肝機能障害・排泄能低下 ・創傷治癒遅延
腎臓	・萎縮・腎血流量の低下 ・糸球体濾過率の低下・腎予備力低下	・腎機能障害・排泄遅延
脳神経	・萎縮・神経細胞の減少・脳動脈硬化	・脳梗塞・記銘力低下・反射機能低下 ・自律神経機能低下
免疫	・感染防御力低下・細菌の付着，定着化 ・粘液内へのIgG分泌減少	・肺炎・膀胱炎・易感染
皮膚・骨・筋	・皮膚の脆弱・関節拘縮・萎縮・骨粗鬆症	・表皮剥離・褥瘡形成・神経損傷 ・骨折

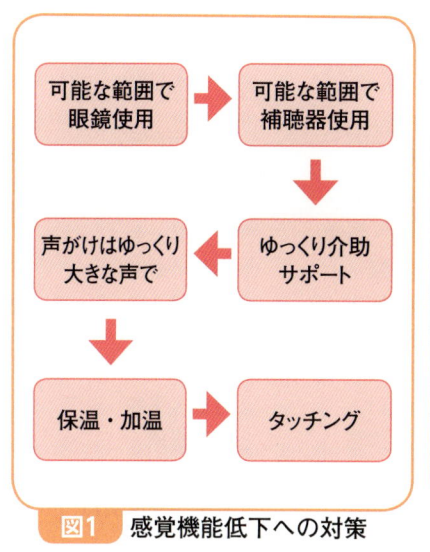

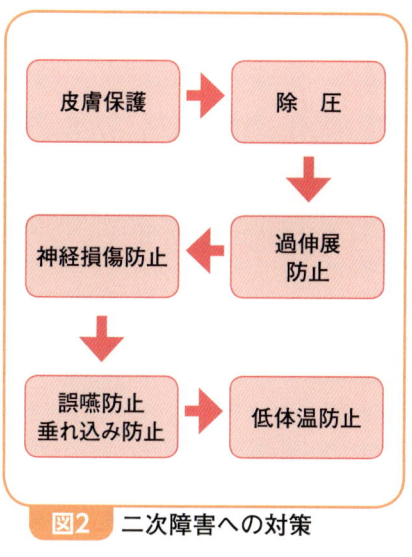

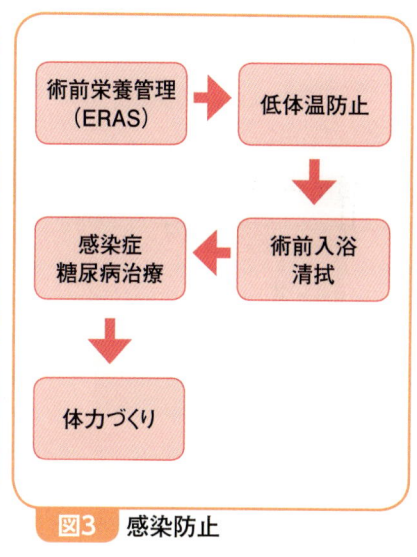

3 術前の管理（看護）

図1 感覚機能低下への対策

可能な範囲で眼鏡使用 → 可能な範囲で補聴器使用 → ゆっくり介助サポート → 声がけはゆっくり大きな声で → 保温・加温 → タッチング

図2 二次障害への対策

皮膚保護 → 除圧 → 過伸展防止 → 神経損傷防止 → 誤嚥防止 垂れ込み防止 → 低体温防止

図3 感染防止

術前栄養管理（ERAS）→ 低体温防止 → 術前入浴清拭 → 感染症 糖尿病治療 → 体力づくり

ワンポイントアドバイス

見た目の若々しさと身体的機能低下のギャップがあることは念頭においておきましょう．また，高齢者の羞恥心についても十分考慮し，適切な配慮を行いましょう．

参考文献

1) 中田精三 他："手術室看護の知識と実際，改訂第2版"．メディカ出版，2005
2) 熊澤光生 他 編："標準麻酔科学，第4版"．吉村 望 監．医学書院，2002
3) 竹内登美子 編著："講義から実習へ 周手術期看護 術中／術後の生体反応と急性期看護"．医歯薬出版，2004

好評発売中！ **現場で役立つ!!**

症状・徴候を看る力！
ーアセスメントから初期対応（ケア）までー

編著：**岡元 和文** 信州大学医学部 救急集中治療医学講座 教授

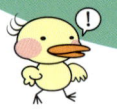

日常的によく遭遇する **33の症状・症候**
看護における **一連の流れ** が，たちまち理解できる!!

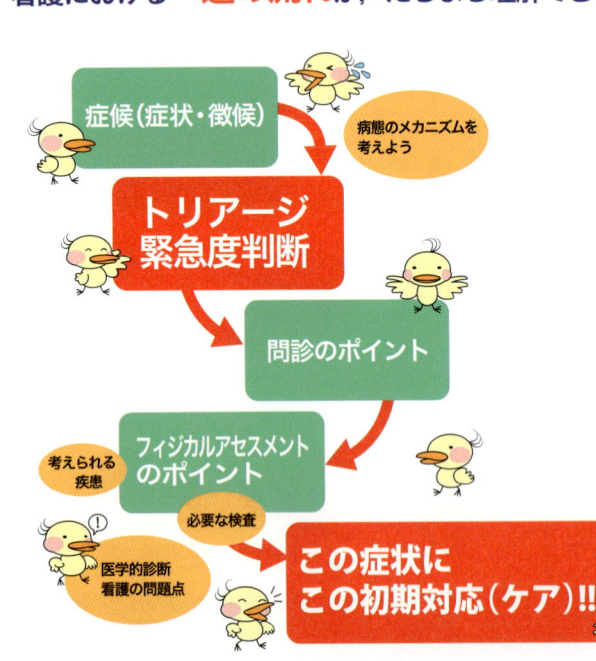

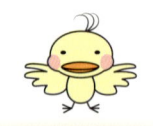

症候（症状・徴候）
→ 病態のメカニズムを考えよう
→ **トリアージ 緊急度判断**
→ 問診のポイント
→ フィジカルアセスメントのポイント
考えられる疾患
必要な検査
医学的診断
看護の問題点
→ **この症状にこの初期対応（ケア）!!**

昏迷・昏睡	チアノーゼ
痙攣	嘔気・嘔吐
頭痛	腹痛
脱力・麻痺	便秘
失神	下痢
めまい	吐血・下血
視覚障害	腹部膨満
血圧低下	黄疸
胸痛	血尿・排尿困難
背部痛・腰痛	不正出血
頻脈・徐脈	紫斑・点状出血
不整脈	体重増加・体重減少
浮腫	
高血圧	発熱
咳・痰	低体温
呼吸困難	貧血
喘鳴	全身倦怠感

B5判 / 本文252頁
定価（本体3,000円＋税）
ISBN 978-4-88378-848-4

総合医学社 〒101-0061 東京都千代田区三崎町1-1-4
TEL 03(3219)2920 FAX 03(3219)0410 http://www.sogo-igaku.co.jp

3章 術前の管理（看護）

Q30 帝王切開手術時の注意事項を教えてください（超緊急手術を含む）

A 帝王切開手術は予定手術のほか，夜間・休日を問わずいつでも対応できるように，事前学習が必要です．また，超緊急帝王切開手術は時間との勝負になるため，自立した行動が求められます．自己のレベルに合わせた行動を明確にしておくことが重要です．

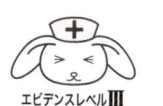

エビデンスレベルⅢ

回答者 慶野和則

1 帝王切開手術の認識

- 帝王切開手術は，母体と胎児の安全を確保するため，予定手術ばかりではなく24時間365日いつでも対応できるように，手術室看護師は心がけておくことが重要です．手術室看護師の人員が少ない夜勤や週末の勤務に従事するスタッフは，帝王切開手術の器械出しができることが一つの大きなポイントとなります．

2 手術室看護師の役割

a) 器械出し
- 手術室看護師は，常に緊急・超緊急時の帝王切開手術が，円滑に行えるようにすることが重要な役割となります．そのためには，帝王切開手術が円滑に行えるように，必要器械や衛生材料の把握をしておくことが大切です．

b) 外回り
- 外回り看護師は帝王切開手術の緊急度により，経験豊富な看護師やリーダー看護師が行うこともあります．その理由はチームの調整役として，また帝王切開手術が円滑に進むサポート役として適しているからです．

c) リーダー
- 予定の帝王切開手術のときには，スタッフの技術や行動から熟達度を把握することがポイントとなります．緊急・超緊急時には素早く対応するため，人員の選択や執刀医との連絡調整，麻酔科との連携が円滑に行えることがリーダースキルとして求められます．

3 超緊急帝王切開手術での当院の取組み

a) 事前準備（図1）
- 器械コンテナーやピッキング材料，必要物品をカートにまとめ，必要薬剤は持ち出しが容易に行える容器に別収納し，常に超緊急帝王切開手術に対応できる準備を行っています．

b) 手術室での取り決め（表1）
- 前橋赤十字病院では超緊急帝王切開を超特急カイザーとし共通認識しています．それが**表1**です．超緊急帝王切開手術の共通認識をはかるため，用語の定義とマニュアルを準備して，少しでも早く患者さんを受け入れられる工夫をしています．また，休日は帝王切開手術のできる部屋を準備し，時間短縮できるように対応しています．

c) 麻酔科医師，病棟看護師，産科医師，小児科医師との連携（表2）
- 手術室のマニュアルと産科病棟のマニュアルを用いて，毎年合同シミュレーションを行い，産科医師，小児科医師も参加し意見交換を行い，マニュアルの改訂や救急部への要望などをまとめ改善を行っています．麻酔科医師とは手術室における緊急手術対応に加え，超緊急帝王切開手術での取り決めを明確にし，連携をはかっています．

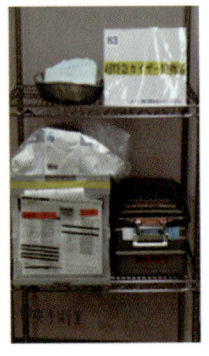

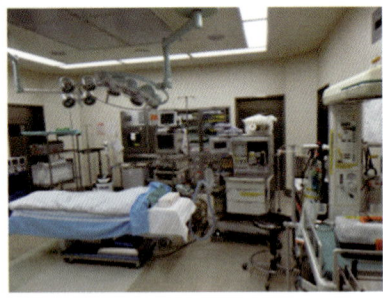

図1 室内準備と帝王切開用カート

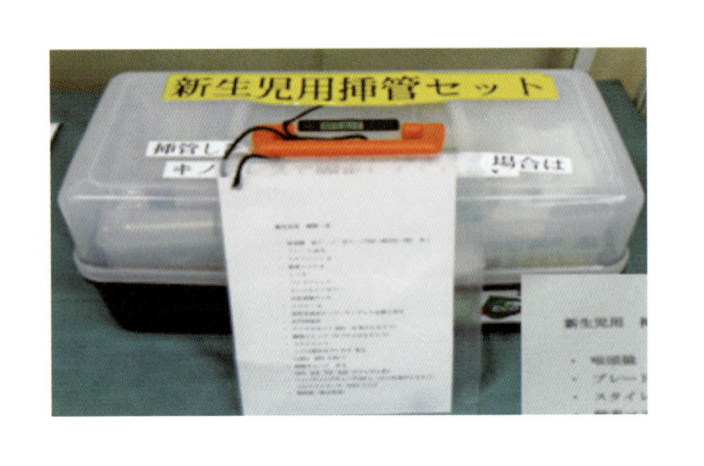

図2 新生児用挿管セット

表1 超特急カイザーマニュアル（前橋赤十字病院における超緊急帝王切開の通称） （一部抜粋）

Ⅰ．超特急カイザー申込み	Ⅱ．人員確保・部屋の準備	Ⅲ．OP出し・患者入室
1．産婦人科医師または産婦人科病棟看護師より，手術室リーダーPHSに連絡あり．「超特急カイザーです！ ○○○○さん，今から出します」産婦人科病棟からOP出し連絡 2．麻酔科医師不在時，麻酔科医師へ連絡がとれているか確認する．連絡がとれていない場合，当直事務に連絡する． 3．麻酔科医師在室時，麻酔科医師へ超特急カイザーの申込みがあったことを伝える．	手術室稼働時，一斉放送を入れる．「超特急カイザーです．準備をお願いします」	1．手術同意書・麻酔同意書・検査結果がそろっていないままOP出しとなる． 2．OP室からのOP出し連絡はせず前室でも申し受けは行わず入室するため，病棟看護師が患者を搬送してきたら部屋番号を伝え誘導する． ＊麻酔科医師が到着していない場合でも，産婦人科医師がついていればOP出しは可能である．その場合，局麻にてOPを開始する．

表2　合同シミュレーション企画書　(一部抜粋)

Ⅰ．タイムスケジュール

16：30～16：45	シミュレーションの目的・目標の提示：産婦人科病棟エレベータホール 状況設定，人員配置，役割分担，注意事項の説明 シミュレーションの準備
16：50～17：20	シミュレーションの実施
17：25～18：00	報告，講評(タイムキーパー・チェッカー)，OP室：場面ごとに問題点を挙げる 補足指導(超特急カイザーマニュアル・まとめ)

Ⅱ．一般目標(GIO)と行動目標(SBO)

GIO 1　超特急カイザーの一連の流れを把握し，実践する．
SBO 1　超特急カイザーと緊急カイザーの違いを理解することができる（必要なら超特急の名前変更）．
　　 2　超特急カイザーのマニュアルを把握することができる．
　　 3　超特急カイザーの麻酔導入方法と通常との違いを学び，実施できる．(OP室)

GIO 2　合同シミュレーションを通して，産婦人科病棟看護師と連携をはかり，超特急カイザーの対応について共通理解をし，今後の課題を明確にする．
SBO 1　産婦人科病棟とOP室，それぞれどのような準備および実践をしているのか知ることができる．
　　 2　産婦人科病棟看護師，手術室看護師，産科医師・小児科医師・麻酔科医師との連携方法を，学ぶことができる．

状況設定

〔産婦人科病棟設定場面〕
AM2：00　妊娠41週4日．初産婦．陣痛間隔3分．子宮口8cm．苦痛表情．分娩室で経過をみている．
AM3：20　陣痛間隔2分．発作30秒．痛みが強くなってきたとナースコールあり．助産師Bは内診する．発作後児心音70～80台に低下．助産師Bが分娩室からナースコールする．適切なケアをするが，児心音低下が続く．家族は先ほどまで付き添っていたが不在．

〔手術室場面設定〕3：00
＜第1＞　外科1　　LADG　　　　　　部屋準備完了
＜第2＞　整形1　　大腿骨　ORIF　　部屋準備完了
＜第3＞　外科2　　マンマ　　　　　部屋準備完了
＜第5＞　婦人科1　LOC　　　　　　 部屋準備完了

役割分担

1) 産婦人科病棟
　役割分担
○助産師A(リーダー)：　　評価者：
　看護室でカルテを見ている．分娩室からのナースコールに出る．
夫：
当直産科医師：
副当直産科医師：　Dr病院からのコールで自宅からかけつける．(到着まで30分)
当直小児科医師：
麻酔科医師：
産婦人科病棟記録係：
タイムキーパー：
ビデオ係：

2) OP室
　　当直師長：
　　麻酔科医師：医師(ただし，不在のため30分かかる)
　　　　　　　☆開腹時，間に合わない設定
　　深夜リーダー：
　　スタッフ①：
　　スタッフ②：

　　救急医①：慶野
　　救急医②：
タイムキーパー：
チェッカー：
ビデオ：

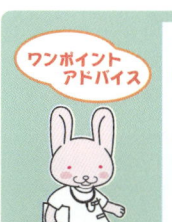

ワンポイントアドバイス
超緊急帝王切開手術の頻度は少ないため，産科医師，助産師，小児科医師，麻酔科医師，手術室看護師合同のシミュレーションなどを行い，共通認識と個々の行動を明確にしておくことが，超緊急時帝王切開を円滑に行うポイントです．

参考文献

1) 中田精三 他："手術室看護の知識と実際，改訂第2版"．メディカ出版，2005
2) 熊澤光生 他編："標準麻酔科学，第4版" 吉村　望 監．医学書院，2002
3) 竹内登美子 編著："講義から実習へ 周手術期看護 術中/術後の生体反応と急性期看護"．医歯薬出版，2004

3章 術前の管理（看護）

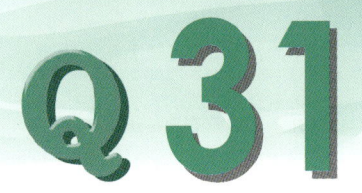

Q31 内視鏡手術の注意点や工夫について教えてください

A 内視鏡手術は多くの診療科で行われ，使用器械やカメラなどが統一されていないことも多いため，カラーテープなどを使用し正確に把握できるような工夫が必要です．また，使用前後の点検やバックアップ器械を準備しておくことが重要です．

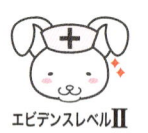

エビデンスレベルⅡ

回答者　慶野和則

1 鏡視下手術の推移（図1～4）

- 鏡視下手術は現在増加傾向にあります．その背景には，幅広い分野（外科，呼外，婦人科，泌尿器科，脳外，心外）での応用が可能になったことや，手術患者のニーズが増加したことなどが考えられます．患者ニーズの理由は，低侵襲手術による痛みの軽減や社会復帰まで短期間であることなどが挙げられます．医療者にとっても経済的なメリットや，在院日数の短期化が期待できます．

2 鏡視下手術の注意と工夫（図5）

- 鏡視下手術では，ケーブルがついている光学機器やエネルギーデバイスを多く用いることと，手術器械の形状が特殊であることから，器械出し看護師は術中の機器管理が大きな役割の一つになります．

- 前橋赤十字病院の腹腔鏡手術では，ケーブルがついている光学機器やエネルギーデバイスを使用しないタイミングで，器械出しテーブルに戻すことが徹底されています．また多くの科でもこのような取組みが進んでいます．
- 機器の破損は，手術の継続困難または予定手術の中止など，重大な問題に直結する可能性があります．そのため鏡視下手術では，執刀医と手術室看護師との連携がより必要になります．

3 チーム連携の在り方（図6，7）

- より良いチームを構築するには，自己の役割を明確にし意見をもち，看護師視点の意見をまとめ，さらに執刀医や臨床工学技士など多職種による意見交換を密に行うことが重要です．互いの立場で理論的に話し合われることが，解決策を導き出すポイントとなります．

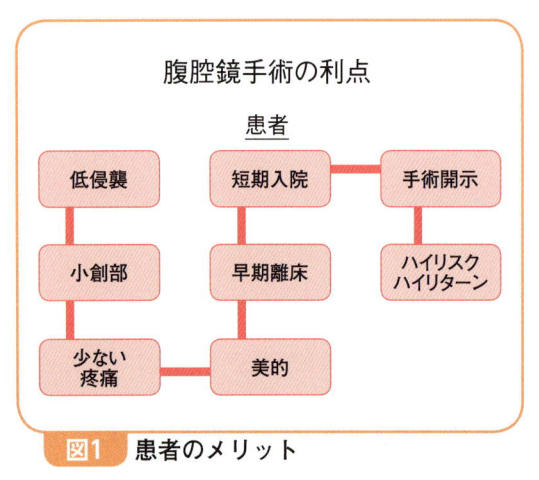

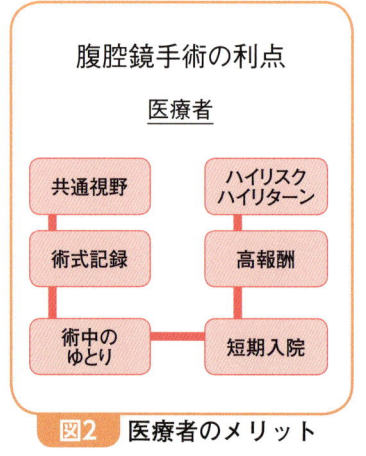

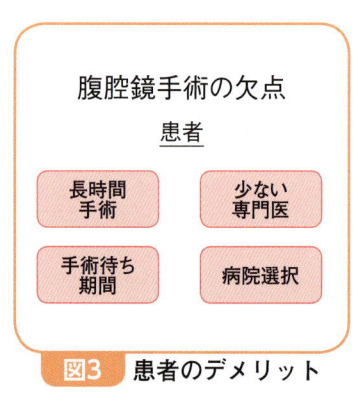

図1 患者のメリット
腹腔鏡手術の利点　患者：低侵襲，小創部，少ない疼痛，短期入院，早期離床，美的，手術開示，ハイリスクハイリターン

図2 医療者のメリット
腹腔鏡手術の利点　医療者：共通視野，術式記録，術中のゆとり，ハイリスクハイリターン，高報酬，短期入院

図3 患者のデメリット
腹腔鏡手術の欠点　患者：長時間手術，手術待ち期間，少ない専門医，病院選択

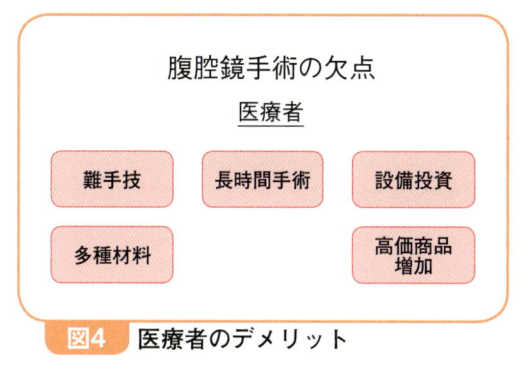

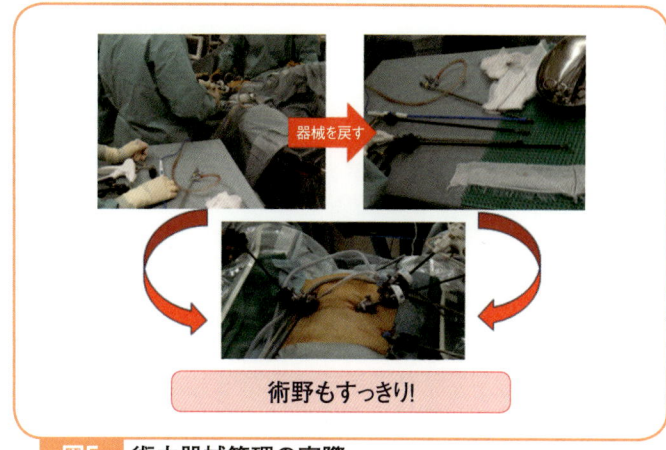

図4 医療者のデメリット
- 腹腔鏡手術の欠点 医療者
  - 難手技
  - 長時間手術
  - 設備投資
  - 多種材料
  - 高価商品増加

図5 術中器械管理の実際
器械を戻す／術野もすっきり！

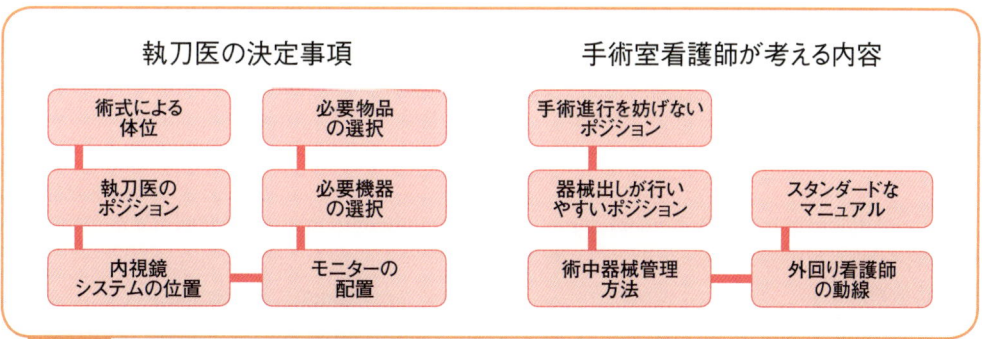

図6 執刀医，手術室看護師の立場から考えること

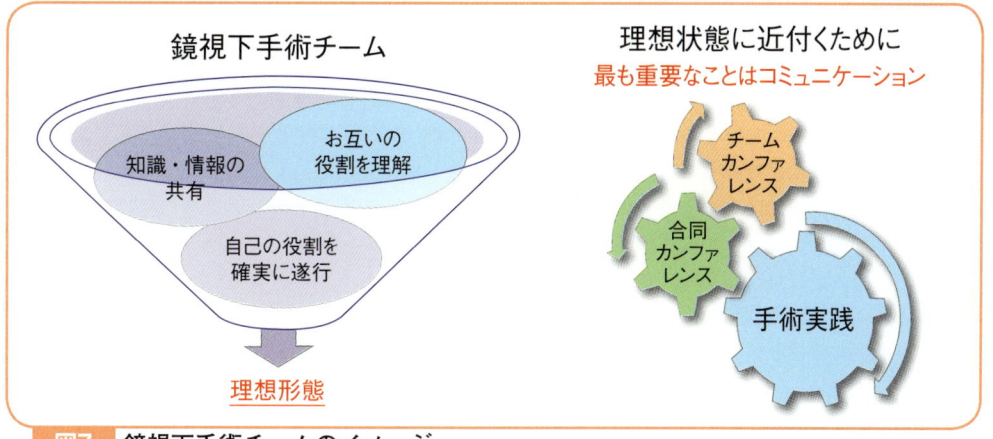

執刀医の決定事項
- 術式による体位
- 必要物品の選択
- 執刀医のポジション
- 必要機器の選択
- 内視鏡システムの位置
- モニターの配置

手術室看護師が考える内容
- 手術進行を妨げないポジション
- 器械出しが行いやすいポジション
- スタンダードなマニュアル
- 術中器械管理方法
- 外回り看護師の動線

図7 鏡視下手術チームのイメージ

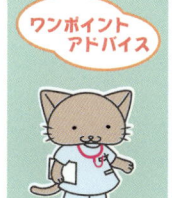

鏡視下手術チーム
- 知識・情報の共有
- お互いの役割を理解
- 自己の役割を確実に遂行
→ 理想形態

理想状態に近付くために
最も重要なことはコミュニケーション
チームカンファレンス／合同カンファレンス／手術実践

ワンポイントアドバイス
カメラやエネルギーデバイスを多く用いるため，術野にはコードが多く絡まりやすくなります．器械出し看護師はコード類の整理をこまめに行うことで，器械出しが行いやすくなり，機器の破損も防げるようになります．

参考文献
1) 中田精三 他："手術室看護の知識と実際，改訂第2版" メディカ出版，2005
2) 熊澤光生 他編："標準麻酔科学第4版" 吉村 望 監．医学書院，2002
3) 竹内登美子 編著："講義から実習へ 周術期看護 術中／術後の生体反応と急性期看護"．医歯薬出版，2004

3章　術前の管理（看護）

Q32 ダビンチ手術準備の特徴を教えてください

A ダビンチ手術は特殊な機器・器械を使用するため，その特徴を理解し，他の手術メンバーと連携して準備を行う必要があります．また，機器の準備だけでなく患者への心理的な援助のための介入も必要です．

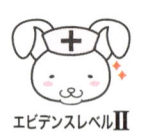

エビデンスレベルⅡ

回答者　畠山久美子，小倉和音

1 前日準備

- ダビンチ手術は使用機器や特殊な器械が多く，また術中体位が特殊であることが多いため，周到な準備が求められます．
- ダビンチ手術における部屋の準備は，術式や術側によってロールインの方向が異なるため，そのことを考慮し機器の配置を行う必要があります．事前に，医師にロールインの方向を確認し，臨床工学技師とともに手術室内の機器の配置をします．その際に，各機器のケーブルの配線が，スタッフの動線やロールインの際に邪魔にならないようにします．ロールインの方向によっては，麻酔導入後，麻酔器を移動することもあるので，術前に麻酔科医と確認しておくことも重要です．
- 手術では術中体位が特殊であることが多く，手術操作のために一時的にロボットアームが接触する可能性が少なからず生じるため，術前訪問時には必ず，患者の皮膚状態の観察を行います．また，コンソール操作中は看護師が用手的に行う除圧の介入が限られるため，体位確保時の褥瘡予防介入がとても重要になります．具体的には，適切な褥瘡予防具を選択し準備を整えておく必要があります．
- 手術器械は，ダビンチ手術に必要な物品に加えて，手術中，急に内視鏡下手術や開腹手術に移行となった場合，必要な器械をスムーズに提供できるような準備をしておく必要があります．
- また，手術当日までに術前訪問を実施します．
- 術前の患者さんは病気・麻酔・術後の痛みや経過・社会復帰に対する不安やダビンチ手術という医療への不安を抱いている一方で，期待感を抱く場合もあります．このようにさまざまな不安や期待などで揺れ動く心理状態を見極めて看護介入をする必要があります．

2 手術当日；患者入室まで

- 患者入室までに，ペーシェントカートのドレーピングとスコープのセッティングを行います．術式によって，インストゥルメントアームの使用本数や設置の位置，執刀開始時のスコープの種類が異なるため，術式に合わせた準備を行う必要があります．
- また，この際に映像やフットスイッチによる不具合があった場合はケーブルの断線などが疑われ，機器の確認作業が必要になり，患者さんの入室時間を遅らせたり，最悪の場合はダビンチ手術を中止せざるを得ないことも考えられます．この場合，執刀医や病棟への連絡などが必要となるため，時間に余裕をもってセッティング・確認作業を行う必要があります．
- ダビンチ手術において器械出し看護師は術式の理解を深めるだけでなく，特殊な器械や器具の取扱いについて熟知し，不具合がないように確認をしておく必要があります．
- インストゥルメントはマイクロチップ，先端の動きを確認したうえで提供します．ダビンチトロッカーは変形があると，術中にインストゥルメントの着脱ができなくなる可能性があるため，専用のテストスティックを用いてダビンチトロッカーの変形がないことを確認することも準備時のポイントであるといえます（図1，2）．

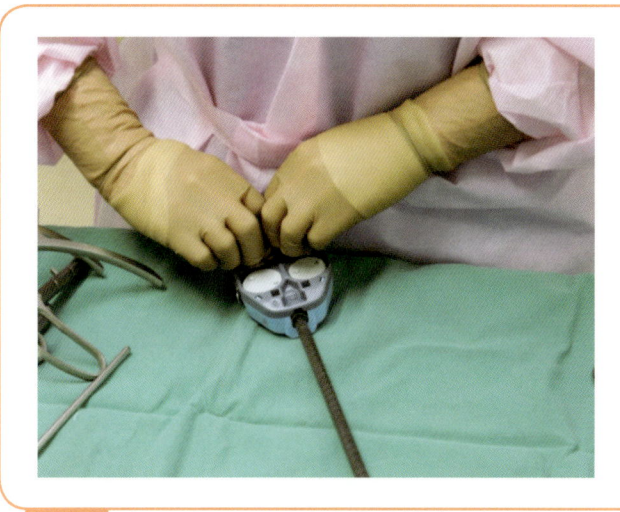

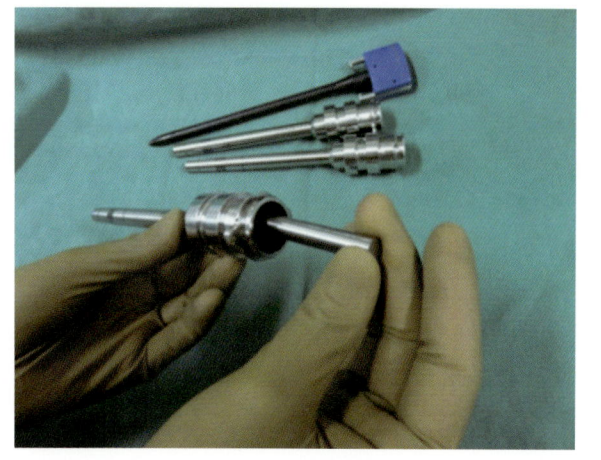

| 図1 | インストゥルメントおよびダビンチトロッカーのチェック |

| 図2 | ダビンチトロッカーの変形 |

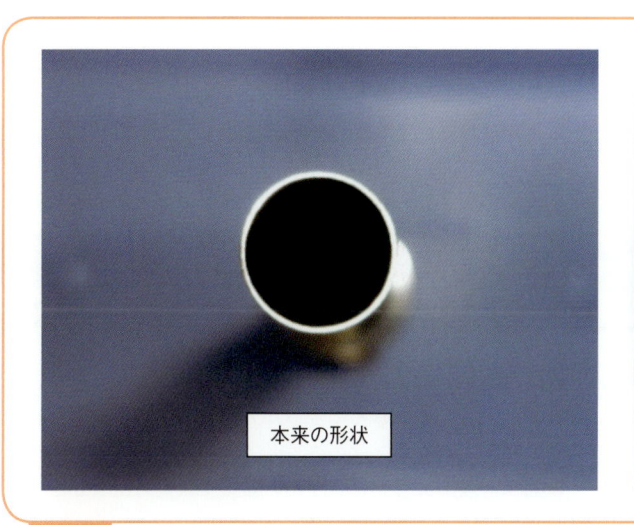

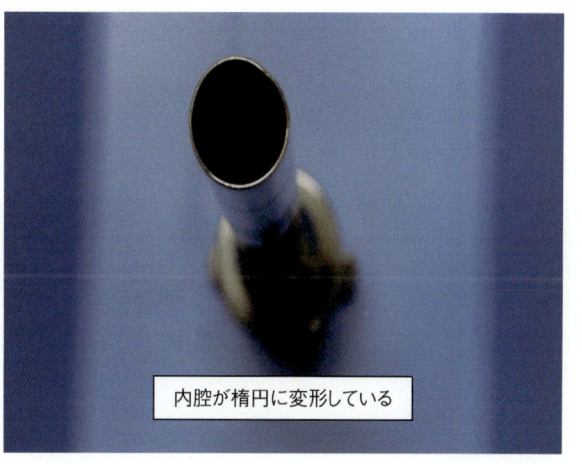

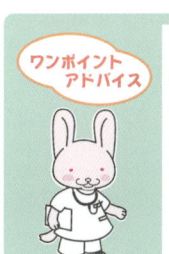

本来の形状

内腔が楕円に変形している

ワンポイントアドバイス

ダビンチ手術の準備は多岐にわたっていますが，看護師はそのすべてに責任をもって行う必要があります．

参考文献

1) 鳥取大学医学部附属病院低侵襲外科センター 編："ロボット手術マニュアル"．メジカルビュー社，2012
2) 長谷川晶子 他：ダ・ヴィンチ手術の実際 第7回．手術看護エキスパート，2014
3) 宮田 麗 他：ダ・ヴィンチ手術の実際 第8回．手術看護エキスパート，2014
4) 畠山久美子：[ロボット手術―チームで取り組むトラブルシューティング]安全なロボット手術のためのスマートな看護介入．Jpn J Endourol 27(2)：235-240，2014

4章 入室時の看護

Q33 歩行・車椅子・ストレッチャー入室の選択方法を教えてください

A 患者さんに合った入室方法を患者さんと決めることが大切です．麻酔前投薬の有無，患者さんの安静度や生活動作，手術への不安の強さなどに合わせて，安全な入室方法を選択します．

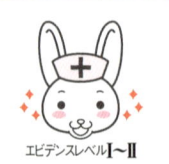

エビデンスレベルⅠ～Ⅱ

回答者 宮本和子

- 従来，麻酔・手術前の不安軽減と気道分泌物を抑制する目的で，麻酔前投薬を用いていました．
- 手術や麻酔について十分に説明し，疑問点や希望などを話し合うことで，患者さんの**不安軽減**を図ることができます．
- 麻酔法の進歩に伴い，迅速な麻酔導入が可能になったことで，唾液や気道分泌物を抑制する意義が減少しました．
- 以上の理由から，麻酔前投薬を行うことが少なくなりました．
- 麻酔前投薬を投与しないことで，前投薬作用による呼吸抑制や意識レベルの低下を起こすことはありません．
- 患者さんは，ベッドやストレッチャーで手術室に移動する必要はなくなり，歩行や車椅子での入室が可能になります．
- 術前から痛みが強い場合や全身麻酔導入前に痛みを伴う処置を必要とする場合，鎮静・鎮痛目的で麻薬などを前投薬として投与することがあるため注意が必要です．

1 歩行入室の意義

- 「歩行」は，私達にとって普段の行動です．患者さんが自分の足で手術室へ向かい，手術台に乗ることで，手術に立ち向かう気持ちが高まりやすいといわれています．
- 歩行して手術室に向かう間，患者さんと看護師の目線が同じ高さであるため，**コミュニケーションが図りやすく**，緊張や恐怖感を緩和させる効果があります．
- 歩行入室する患者さんは，意識がはっきりしています．氏名や手術内容，手術部位を患者さん本人が話せることで，**患者誤認防止**ができます．
- 歩行入室することで，搬送用エレベーターの待機時間やストレッチャー移送に関わる人員を省くことができます．手術室への入室時間の短縮や業務の効率化が期待できます．

2 入室方法の選択

- 患者さんにとって，**安全かつ安楽**な移送方法を選択することが重要です．看護師が患者さんを術前訪問した際に，入室方法を決めるとよいでしょう．

入室方法を選択する際の留意点
- 患者さんとの会話のなかで，患者さんの不安を傾聴し，不安の強さをとらえます．
- 生活動作や運動機能・視聴覚障害の有無，疼痛の有無などを観察します．
- 患者さんに入室方法を説明し，患者さんが入室する方法を選択できることを話します．
- 患者さんの精神面や運動機能・視聴覚障害の有無などを考慮して，**患者さんに合った入室方法を患者さんと相談**します．
- 病棟看護師にも，患者さんの希望や入室方法などを伝えます．
- 前投薬を用いている施設など，施設によって入室方法は異なると思います．施設の状況に合わせて，手術室と病棟で入室方法を統一しておくとよいでしょう（表1）．

3 歩行入室の留意点

- 歩行中は，必ず医療者が付き添います．点滴スタンドを押しながら歩行するため，転倒しないように注意します．
- 手術室内を歩行する際に，非日常的な風景や無機質な医療機器が視界に入ることで，恐怖心を助長させる可能性があります．
- 医療機器の配置や医療者の動き，会話に細心の注意を払う必要があります．

表1　入室方法の選択例

ストレッチャー・ベッド
- ■前投薬（抗不安・鎮痛・麻薬など）投与がある
- ■ベッド上安静が必要である（患部の安静保持，バイタルサインの変化が治療に影響を及ぼす可能性がある）
- ■頸椎・脊椎・下肢疾患（施設によっては人工関節置換術など）がある
- ■疼痛や運動機能障害による移動困難がある
- ■視聴覚障害がある
- ■意識レベルの低下がある
- ■精神疾患や強度の不安がある
- ■腹臥位手術など，ストレッチャー・ベッドでの入室が最適と麻酔科医が判断した場合

車椅子
- ■歩行でふらつきや転倒の危険がある
- ■歩行に伴う痛みや不快症状がある
- ■移動動作は可能だが患部の安静が必要である（ギプス固定，施設によっては人工関節置換術など）
- ■運動機能障害がある（片麻痺，関節拘縮，筋力低下など）
- ■視聴覚障害がある

歩行
- ■歩行が自立している
- ■歩行入室を希望している

ワンポイントアドバイス
歩行入室は，患者さんの恐怖心を和らげることができる反面，視覚的にさまざまな情報が入り，恐怖心を助長させる危険性も高いといえます．手術室内の環境整備をはじめ，緊張感や恐怖心を和らげるようなアメニティーの工夫が効果的でしょう．

参考文献
1) 福田和彦 他：前投薬．"周術期管理チームテキスト　第2版" 日本麻酔科学会・周術期管理チームプロジェクト 編．日本麻酔科学会, pp95-99, 2011

4章 入室時の看護

Q34 患者確認の視点から入室時の注意点を教えてください

A 患者間違い，手術部位間違いが行われないようにするために，原則として患者さん本人による確認とチームによる複数職員での確認が必要です．チームとは，外科医師，麻酔科医師，看護師，臨床工学技士など手術に対し共同に作業を行う人のことをいいます．

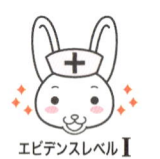

エビデンスレベル I

回答者　平野詠子

- 『WHO安全な手術ガイドライン2009』のなかでは，安全な手術に必要な10の目標として「チームは正しい患者の正しい部位に手術する」と挙げられています．
- WHO手術安全チェックリストには，麻酔導入前，少なくとも看護師と麻酔科医師で患者さんのID，部位，手術法と同意の確認項目があります．皮膚切開前には看護師，麻酔科医師，外科医師での患者氏名，手術法と皮膚切開がどこに加えられるかを確認します．

1 病棟から手術室へ

- 患者さん本人に，事前に手術患者確認の目的と方法を説明し，同意を得て患者誤認防止に参加してもらうことが望ましいです．
- 患者認証システムで患者名と本人とを照合し，出棟します．
- 患者さん1名に対し，病棟看護師1名以上で搬送します．看護師1名で複数の患者さんを搬送してはいけません．

2 患者入室（図1）

- 手術を担当する手術室看護師は，事前に手術予定表もしくは手術申込み伝票で患者氏名，性別，年齢，術式，手術室番号を確認します．
- 患者確認は，原則として患者さん本人にフルネームで名乗ってもらい，病棟看護師，手術を担当する手術室看護師（外回り看護師・器械出し看護師）で確認します．
- 患者さんが名乗れない場合（乳幼児，意識障害，言語障害などがある場合）は，家族または同伴者の協力を得て確認します．
- 家族または同伴者が不在の場合は，複数の職員で患者識別バンド*の文字を指差し，声出しにて患者さん本人であることを確認します．
  - *患者識別バンドとは，氏名，ID（カルテ）番号，生年月日，血液型など個人を特定する項目を記載したバンドをいう．
- 患者氏名の確認後，患者識別バンドの氏名，ID（カルテ）番号，生年月日などをカルテと照合し確認します．
- 患者氏名と手術部位確認が終了してから，患者さんを手術室へ搬送します．
- 家族または同伴者が不在でこのステップが省かれる場合には，次のステップに入る前にチームメンバーは理由を理解し，全員の同意を得ます．

3 手術室への入室

- 麻酔科医師，手術担当医はそれぞれに患者さんが覚醒している状態で患者確認をします．
- 麻酔科医師，手術担当医，外回り看護師3者で患者氏名，術式，手術部位，手術同意が得られていることを確認します．
- 複数職員での確認終了後，麻酔を開始します．
- 麻酔科医師，手術担当医，外回り看護師は，患者確認したことを記録に残します．

表1　誤認の原因と起こりうる場面

患者誤認の原因	①患者の氏名・発音の類似 ②記録の記入・転記ミス ③患者の思い込み・勘違い
患者誤認が起こりうる場面	①病棟から手術室への移送時の誤認 ②手術室受付での患者申し送り時の誤認 ③各手術室への移送時の誤認 ④手術担当者の交代時の誤認

（文献3より引用）

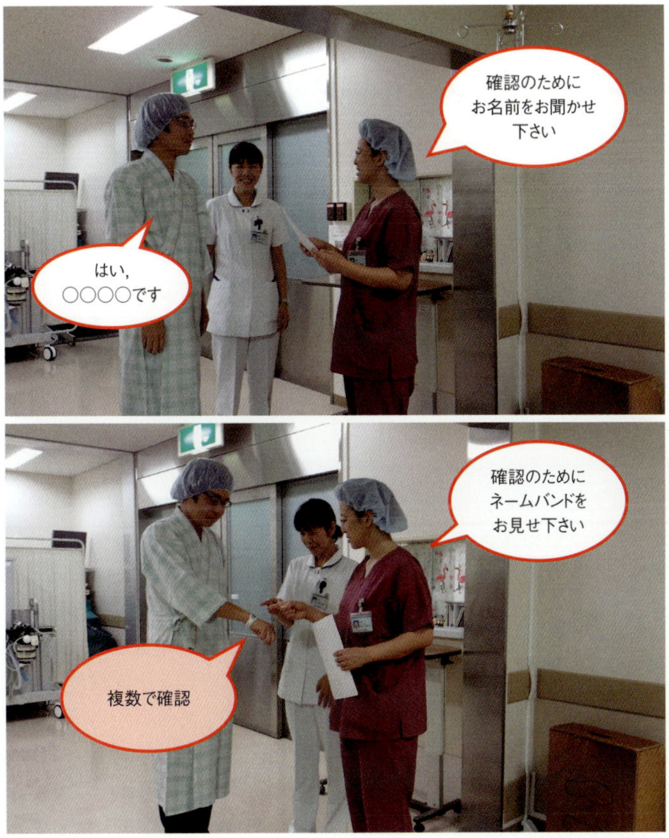

図1　患者確認

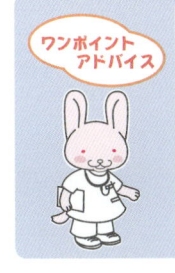

（吹き出し）
- 確認のためにお名前をお聞かせ下さい
- はい，○○○○です
- 確認のためにネームバンドをお見せ下さい
- 複数で確認

ワンポイントアドバイス

患者確認は施設内で患者誤認防止に関する手順を確立しておき，いつ・どこで・誰が・何を確認するのか明確にしておきます．また，チームメンバーとして複数職員で確認することが重要です．

参考文献

1) 手術医療の実践ガイドライン改訂委員会：手術医療の実践ガイドライン（改訂版）．日手術医会誌 34：14-15，2013
2) WHO 安全な手術のためのガイドライン2009：安全な手術が命を救う．医療安全全国共同行動ホームページ．https://www.kyodokodo.jp/doc/WHOSSSLGuidline2009.pdf
3) 日本手術看護学会HP 会員専用ページ：手術看護手順「手術患者・手術部位の誤認防止」．http://www.jona.gr.jp/member/01.pdf

4章 入室時の看護

Q35 マーキングの方法と注意点を教えてください

A 手術部位の誤認防止を目的に，マーキングについてのルールを決め徹底する必要があります．マーキングはすべての手術患者に手術室入室までに手術担当医の責任のもとで行います．また，チームによる複数職員での確認が重要です．

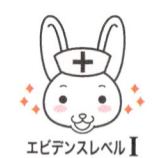

エビデンスレベルⅠ

回答者　平野詠子

- 『WHO安全な手術ガイドライン2009』のなかでは，安全な手術に必要な10の目標として「チームは正しい患者の正しい部位を手術する」と挙げられています．
- WHO手術安全チェックリストには，麻酔導入前，少なくとも看護師と麻酔科医で患者さんのID，部位，手術法と同意の確認や部位のマーキングが適応しているかの確認項目があります．皮膚切開前には看護師，麻酔科医，外科医での患者氏名，手術法と皮膚切開がどこに加えられるかを確認します．

1 注意点

- ルールを決めるときには，マーキングが免除される手術やマーキング困難事例とその対処法，使用するマークペンの選択など混乱をまねかぬよう細やかなルールづくりが求められます．
- 側性（左右の区別のある）あるいは複数の構成もしくはレベル（指，肋骨，皮膚病変，椎骨など）ではとくに重要です．
- 正中線上の構造物（甲状腺など），あるいは単一の構造物（脾臓など）へのマーキングもどうするのか決めておく必要があります．
- マーキングが実施されていない場合のルールも決めておき，患者さんが不安感を抱かないような配慮を心がけます．
- マーキングは消えにくい材質で行う必要があり，通常は油性フェルトペンマーカーを用います．しかし，低出生体重児はマーカーの色素が長時間残ることがあるため，油性フェルトペンマーカーでのマーキングを避けます．
- 「左」「右」では間違えやすいため，表記の工夫も大切です．

2 方法

- 病棟から手術室へ：事前にマーキングの目的と方法を説明し，同意を得て手術部位誤認防止に参加してもらうことが望ましいです．
- 手術担当医は，手術予定患者本人と手術部位を確認し，マーキングを実施します．（マーキングは患者さんが覚醒しているときに行い，患者さん本人に確認してもらいます）
- 病棟看護師は，診療録の記録とマークの位置が一致していることを確認します．

3 患者入室

- 病棟看護師は，出棟前にマークの確認をし，手術室看護師へマーキングの有無と部位を申し送ります．
- 患者確認と手術部位の確認終了後，患者さんを手術室へ搬送します．

4 手術室への入室

- 麻酔科医は患者確認と手術部位の確認をします．確認後，麻酔を開始します．
- 手術担当医は術野の消毒前にマークと画像所見を照合し確認します．
- 皮膚切開の直前に一斉に手を止めて，術者は患者氏名，術式，手術部位の左右を述べ，看護師と麻酔科医はこの情報が正しいことを確認します．
- 手術担当医，麻酔科医，外回り看護師は，手術部位を確認したことを記録に残します．

表1	誤認の起こりうる場面
手術部位誤認が起こりうる場面	①マーキング時 ②手術室受付での患者申し送り時（の誤認） ③局所麻酔施行時 ④執刀時

（文献3より引用）

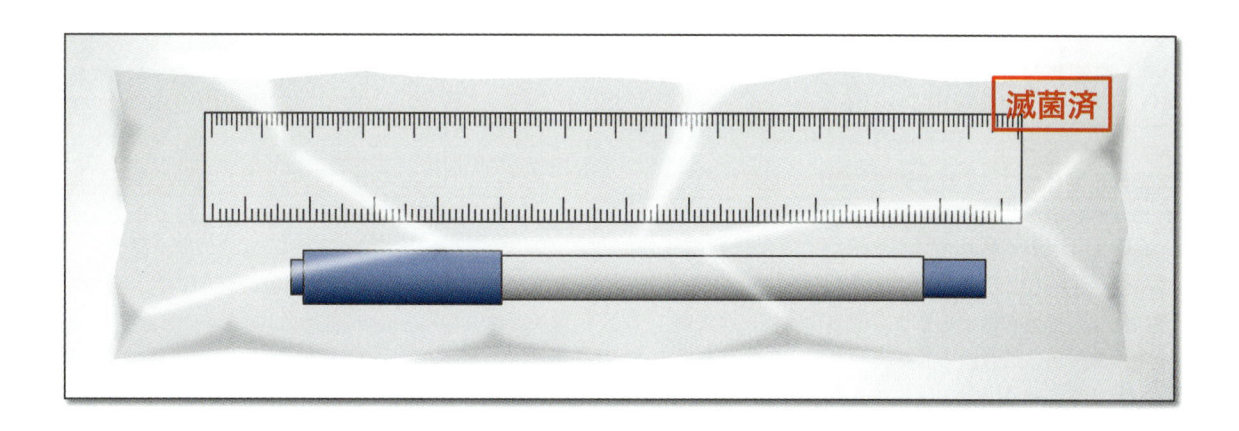

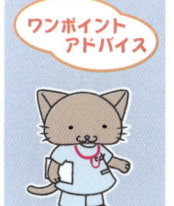

ワンポイントアドバイス

施設内でマーキングについての手順を確立しておき，徹底する必要があります．なかでもいくつかの場面で，チームメンバーの複数の職員による確認が重要です．また，ルールが徹底されているかの検証も必要です．

参考文献

1) WHO 安全な手術のためのガイドライン2009：安全な手術が命を救う．医療安全全国共同行動ホームページ．https://www.kyodokodo.jp/doc/WHOSSSLGuidline2009
2) 日本医療機能評価機構 認定病院患者安全推進協議会 処置・チューブトラブル部会：提言 誤認手術の防止について（2005年12月20日）．https://www.psp.jcqhc.or.jp/readfile.php?path=/statics/teigen/teigen200704051051006.pdf
3) 日本手術看護学会HP 会員専用ページ：手術看護手順「手術患者・手術部位の誤認防止」．http://www.jona.gr.jp/member/01.pdf

4章 入室時の看護

Q36 小児の入室について注意点と工夫を教えてください（家族同伴含む）

A 子どもは，手術室という見知らぬ場所に不安や緊張でいっぱいです．安心して泣かずに麻酔導入ができる環境の整備が必要です．また，子どもは，大人が予期しない行動に出ることがあるので，転倒転落に注意しましょう．

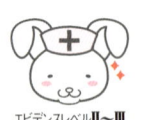

エビデンスレベルⅡ〜Ⅲ

回答者　菅家智代

- 手術を受ける子どもは，家族や同胞と離れ，見知らぬ場所で，これから何をされるのか，どんな怖いことが待っているのかと，不安や緊張でいっぱいです．
- 恐怖心や母子分離不安で泣いてしまう子どももいますが，泣くと口鼻腔の分泌が増加します．子どもは緩徐導入が多いので，麻酔前に口鼻腔の分泌物が増加すると，麻酔導入時，分泌物の刺激で喉頭けいれんのリスクが高まります．
- 術前訪問で，子どもと家族に手術室で意識があるときに何が行われるか，モニター類の装着の説明をしたり，実際にマスクを見せたりします．**好きなキャラクターやどのようにすれば頑張ることができるかの情報収集を行い，手術室での準備をします**（図1）．

1　歩行の場合

- **前投薬がある場合は，転倒の危険があるので歩行入室はできません．**
- 子ども自身が歩いて入室するので，子どもの意思決定を尊重しながら入室します．
- 転倒に注意し，手をつないだり手を背中に添えたりします．
- 家族と離れられない場合，せかすことをせず，家族や医療者とで子どもが納得するまで説明します．

2　車椅子

- 前投薬がなく，歩行が困難な場合，車椅子での入室を選択します．
- 車椅子に乗り慣れない子どもは，車椅子に乗ることでさまざまな興味をもつので，周りに手を伸ばしたり自分で操作しようとしたりします．手を挟んだり，急に立ち上がったり，車椅子から降りたりしないよう注意が必要です．
- 必要時，抑制ジャケットの着用をします．

3　ストレッチャー

- 前投薬がある場合は，ストレッチャーでの移送を行います．
- 前投薬の効果により，ふらつきや脱力，興奮の可能性があります．ストレッチャー上での，転倒や打撲，ストレッチャーからの転落などの危険が伴います．
- 必要時，抑制ジャケットを着用したり人数を確保したりし，安全に移動を行えるようにします（図2）．

4　家族同伴入室

- 家族が手術へ入室する場合，入室する家族の人数，服装などの手順を，施設内で決まりをつくる必要があります．
- 麻酔導入時に家族が吸入麻酔薬を吸わないような配慮が必要です（妊婦は避けたほうがよいでしょう）．
- 家族に子どもを抱っこしていただき，動かない椅子（タイヤがついていない椅子，またはロックできる椅子）に座っていただきます（子どもが動いたときに落ちたりバランスを崩したりしないようにするため）．
- 子どもが麻酔により脱力する姿や興奮期で体動が激しくなる姿を見て，ショックを受ける家族がいます．また，「手術が必要な身体に産んでしまった」と自責の念や，「親として何もできない，医療者に任せるしかない」と無力感を感じる家族もいます．家族が手術室から退室される際は，家族への配慮が重要です．

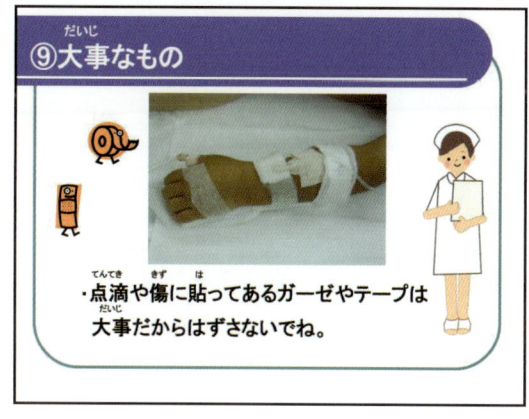

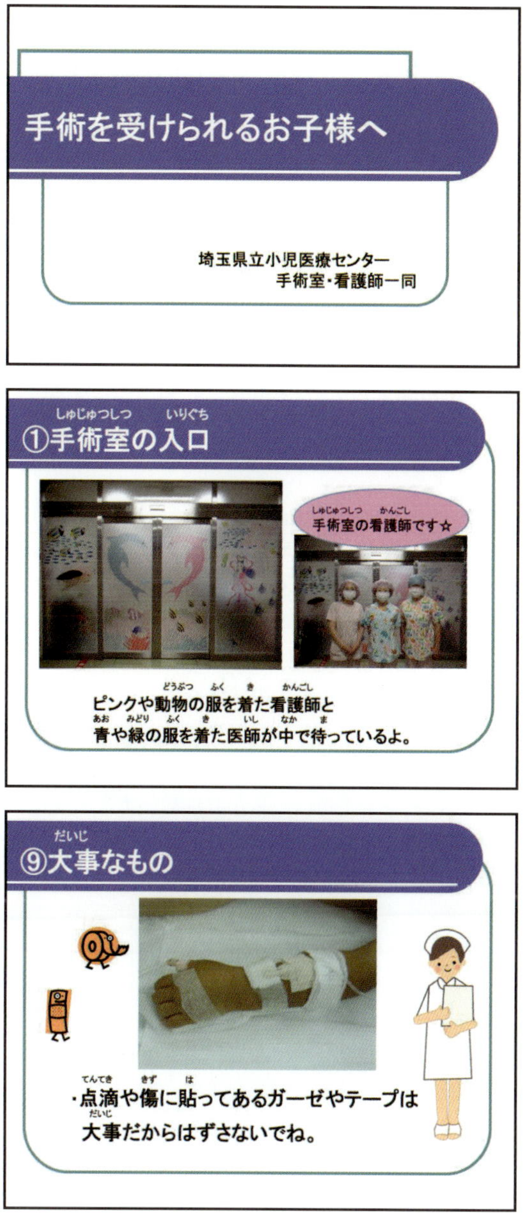

図1 紙芝居を使用しての術前訪問の説明

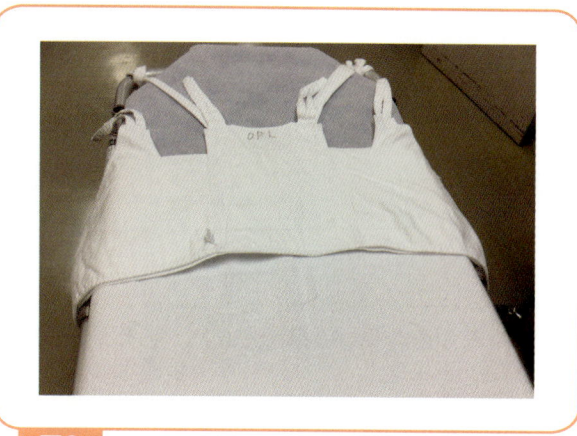

実際に使用しているものの一部抜粋.

図2 ストレッチャーに取り付けた抑制ジャケット

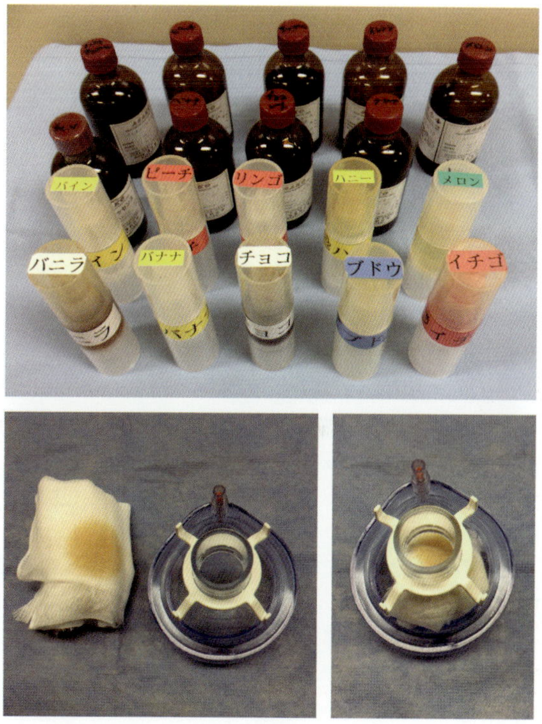

図3 マスクの香り用のエッセンス

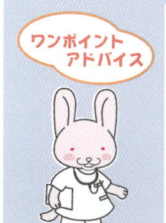

香の瓶は浅古香料化学のもの.

4 入室時の看護

ワンポイントアドバイス
マスクを嫌がる子どもがいますが，マスクに好きな香りを付けておき深呼吸を促すこともできます（図3）．入室時に音楽をかけたり，ぬいぐるみを使用してあやしたりし，子どもの気を逸らせます（ディストラクション）．

参考文献
1) 及川郁子 監："小児看護ベストプラクティス チームで支える！子どものプレパレーション―子どもが「嫌」「怖い」を乗り越え，達成感を得るために". 中山書店，2013
2) 岩崎麻紀 他：手術室における小児のための環境改善〜プレイコーナーの設置，クマさん探しによる入室〜．オペナーシング 27：102-103，2012

時系列で学ぶ手術看護　79

4章　入室時の看護

Q37 入室時の患者さんの心理面の支援についての工夫を教えてください

A 手術を受ける患者さんは，さまざまな期待と不安を抱いて手術室に入室されます．手術看護師は患者さん個々の手術背景や価値観を理解し，具体的な不安の内容や程度をアセスメントします．そして手術入室後，緊張を伴う処置に際しては，傍に付き添い言動や表情からその患者さんが感じていることを察して援助することが大切です．

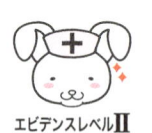

エビデンスレベルⅡ

回答者　岩崎由香里

1 手術患者の一般的な期待，不安・心配

a) 手術を受ける背景と手術に対する期待

- 手術療法で生命の危険を回避する（手術の絶対的適応）
- 手術療法で苦痛な症状を軽減する（手術の絶対的適応）
- 生活に支障になっている症状を改善・解消する（手術の相対的適応）
- 先天性の異常や外傷による身体の機能や形態上の支障を改善する（医学的リハビリテーションの対象）

b) 手術を受ける患者さんの不安・心配

- 手術の成功に対する不安
- 手術の大きさ（要する時間の長さ）に対する不安
- 全身麻酔下におかれることに対する不安
- 手術創の痛みに対する不安
- 手術後の状態と経過に対する不安
- 創跡に対する心配
- 手術後の生活への影響に関する不安・心配
- 手術に伴う事故に関する不安

2 術前からの看護　術前訪問

- 術前から手術中の担当看護師として面識をもちます．これは未知の環境の手術室で顔見知りの存在としてコミュニケーションをとりやすくするために有効です．
- 患者さんの理解度や要望に応じて，パンフレットや写真を用いてオリエンテーションをして手術室での経過をイメージしてもらいます．これは未経験の状況に対する不安を軽減するためですが，その説明を聞いた後，患者さんが不安に感じている事柄を確認します．そして，不安に感じることについて説明を補足し，可能な限りの対応策を援助にとり入れることを約束します．
- 手術経験のある患者さんには，手術に際して苦痛や不快だったことを確認しておきます．
- 患者さんの話を傾聴して手術に関する思いや具体的な不安・心配の内容は何かを推測します．訪問時に多くの方から「初めての経験で何もわかりません」「麻酔で眠ってしまうので」「お任せします」など，患者さん自身でコントロールできない手術中の状況をイメージして，医療者に身をゆだねるほかないという言動が聞かれます．そこで手術に付き添う外回り看護師としての存在を伝えて「○○さんの麻酔や手術は，私がお世話します」などと患者さんの気持ちを受容・支持するように関わり，手術室で遠慮なく話せる関係をつくります．

3 手術入室の環境・雰囲気づくり

- 寒さは筋緊張を増強させ不安を増強するため，手術入室時の室温は24～26℃に調節して，手術台を電気毛布や温風機で温めておきます．また，入室後は患者さんに暑さや寒さの感じを確認し調節します．
- BGMをかけます（術前にBGMの有無や患者さんの好みを確認．希望により本人CDを持ち込みます）．
- 患者さんが付添いの家族より十分に声をかけられていることを確認してから前室で患者さんをお迎えします．
- 歩行入室では適宜背中に手を添えて，本人の歩調に合わせ付き添います．
- 小児は母親と一緒に入室する場合もあります．
- ストレッチャー・車椅子はゆっくり進み，方向転換などは声をかけてから行います．
- 手術台に臥床したときには無影灯が真上に見えないようにします．
- 不要な物音をたてないようにします．
- 患者さんを一人にしないよう，表情がみえるように付き添います．

80　時系列で学ぶ手術看護

4 不安軽減・安心感や感情表出を促す工夫

- 上からのぞきこまないように視線を合わせて、穏やかな表情で接します．
- 術前訪問をした看護師が術前と同じ話題で関わりをもち、安心して意思表出できる雰囲気をつくります．
- 患者さんの反応を確認しながら患者さんのペースに配慮して、体位支持や麻酔介助をします．
- 移動や麻酔処置のときは、患者さんが意思表示できるように余裕をもって説明や声かけをします．
- 患者さんの意思表示を促すように目線を合わせて、必要時は手を握ったりタッチングで接します．なかでも、認知症や見当識障害でパニックになる患者さんは表情や言動をよく観察して、できるだけ恐怖心を与えないようにタイミングをとりながら関わります．
- 麻酔導入前に各科担当医師と顔を合わせられるように配慮します．
- 硬膜外麻酔など、医師の声かけが患者さんに聞こえにくい状況では、看護師が繰り返して話し、患者さんの反応を医師に伝えます．
- 患者さんが手術中に身につけていたいと希望する写真・お守りなどは持参して入室します．
- 羞恥心への配慮として、適宜スカーフ、帽子、マスクをつけて入室します．

私の経験　術前に病棟看護師に攻撃的な言動のあった患者さんへの手術中の関わり

- 病棟で術前処置をしようとした看護師に「何するんだよ」と攻撃的なAさんに、尿管ステント留置術の外回り看護師として関わりました．Aさんへの負担が少ないように、移動や体位変換は十分な人員で行いました．
- 不安や苦痛症状は我慢せずに「痛い」など声に出して表出してかまわないことを伝えました．
- 麻酔サドルブロック施行時は「尿の流失のためステントを挿入する必要があります」「ステント挿入をするときの痛みをなくすためには腰からの麻酔注射が必要です」「麻酔注射は姿勢を保つことが大切なので注射中に動かず協力してほしい」と話しかけて、Aさんが理解されていることを確認しながらタイミングをみて体位保持を介助しました．
- 話しかけるときはAさんと視線を合わせて、局所麻酔などの苦痛な症状が伴うタイミングでは、支えている手で身体をやさしくなでるように接しました．
- 手術中のAさんは息子さんや日常生活について話され、麻酔や手術に協力的でした．また帰室時の表情はにこやかで、申し送りに来た病棟看護師には「痛くなかったわよ」と話されました．
- Aさんに不安や苦痛の表出を促したことで、Aさんが看護師をいつでも意思を伝えられる存在と認識し恐怖心の軽減につながり、またAさんへの受容的態度と言葉がけにより、看護師を信頼し任せられると感じて手術に協力されたと考察しました．

ワンポイントアドバイス
手術を一緒に担当する麻酔科医師や看護師と、患者さんの手術前の心理状態や具体的な不安について共有して援助に反映することが大切です．

参考文献
1) 数間恵子, 井上智子:"手術患者のQOLと看護". 医学書院, pp1-11, 36-38, 1999
2) 松沼早苗, 徳山 薫, 森田理恵 他:第5章「手術看護」."手術医療の実践ガイドライン(改訂版)". 日本手術医学会, 2013

5章 麻酔管理（看護）

Q38 硬膜外麻酔実施時の注意点と看護師の役割を教えてください

A 硬膜外腔に局所麻酔薬を投与することにより鎮痛を得る麻酔方法で，手術以外でも，術後鎮痛やペインクリニックにおける疼痛治療に用いられます．手技が難しく，穿刺による合併症の危険もあり，穿刺時の介助と観察が重要です．

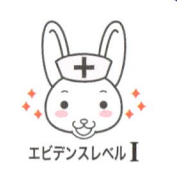

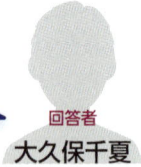

エビデンスレベルⅠ

回答者 大久保千夏

1 硬膜外麻酔の穿刺部位と体位

- 硬膜外腔は脊柱管の全周にわたって硬膜の外側にあり，脊椎のどの部位においても応用できます．必要とされる分節に限局した麻酔が可能であり，穿刺部位，薬剤量，濃度によって調節ができます．
- 脊椎の彎曲や棘突起の形と傾きによって，硬膜外穿刺の難易度は異なります．穿刺や硬膜外腔の確認が難しいため，脊髄くも膜下麻酔とくらべると時間を要します（図1）．
- 一般には，胸椎や腰椎で穿刺することが多く，側臥位で行われます．棘突起間が広がるよう，両膝を抱え込み，できるだけ背中が丸くなる体位をとります．穿刺中は，患者さんの肩に軽く触れ，大腿の下面などを保持し，上体が前面に傾かないようしっかりと保持しましょう（図2）．
- 穿刺体位が穿刺の成否に大きく影響するため，術前訪問時に，写真やイラストで示して，あらかじめ説明しておくとよいでしょう．

2 硬膜外麻酔時の注意点と看護師の役割

- 患者さんからはみえない背中に針を刺されるので，一つひとつの操作の前に説明を加えながら介助を行い，緊張や不安の軽減に努めましょう．
- 穿刺中に体が動いてしまうと，思わぬところに針が動いてしまい危険です．麻酔科医の動きをみながらタイミングを合わせて声かけをしていきましょう．
- 脊椎周囲の神経根に針先やカテーテルが触れると，放散痛を生じることがあります．痛みの部位や程度を確認し麻酔科医に報告しましょう．
- カテーテル挿入後は，吸引テストやテストドーズ*を行います．その際，脳脊髄液や血液が吸引されないこと，血圧や心拍数の急激な変化，下肢の動きや麻痺の出現はないか確認します．

*テストドーズ：カテーテルがくも膜下腔や血管内に入っていないことを確認するため，少量の局所麻酔薬を試験的に注入すること．

- カテーテルは，屈曲や圧迫がないよう注意し，脊柱の真上を避けてテープで固定します．また，刺入部が観察できるようにします．

3 硬膜外麻酔の合併症

a) 局所麻酔中毒

- 局所麻酔薬が血管内に注入され，血中濃度の上昇によって起こる反応です．おもな症状は，めまい，耳鳴り，口唇周囲のしびれからけいれん，意識消失を生じます．硬膜外麻酔では比較的多くの麻酔薬を使用するため，このような症状に注意します．

b) くも膜下腔注入

- カテーテルがくも膜下腔に迷入したことに気付かずに大量の局所麻酔薬を投与した場合，全脊髄くも膜下麻酔になる可能性があります．意識消失，血圧低下，呼吸停止となり緊急の蘇生が必要となります．

c) 硬膜外血腫

- 血腫ができると脊髄を圧迫して麻痺が起こることがあります．術前から凝固異常がある場合，他の麻酔法が選択されます．カテーテル抜去時にも起こる可能性があります．

4 疼痛管理

- **自己調節鎮痛**（Patient Controlled Analgesia：PCA）
硬膜外カテーテルを通して，鎮痛薬を持続的および患者さん自身が痛みに応じて注入ポンプのボタンを押して投与する方法です．投与量によっては運動知覚障害による転倒や褥瘡形成にも注意が必要です．また，麻薬使用時は，呼吸抑制がみられることもあります．

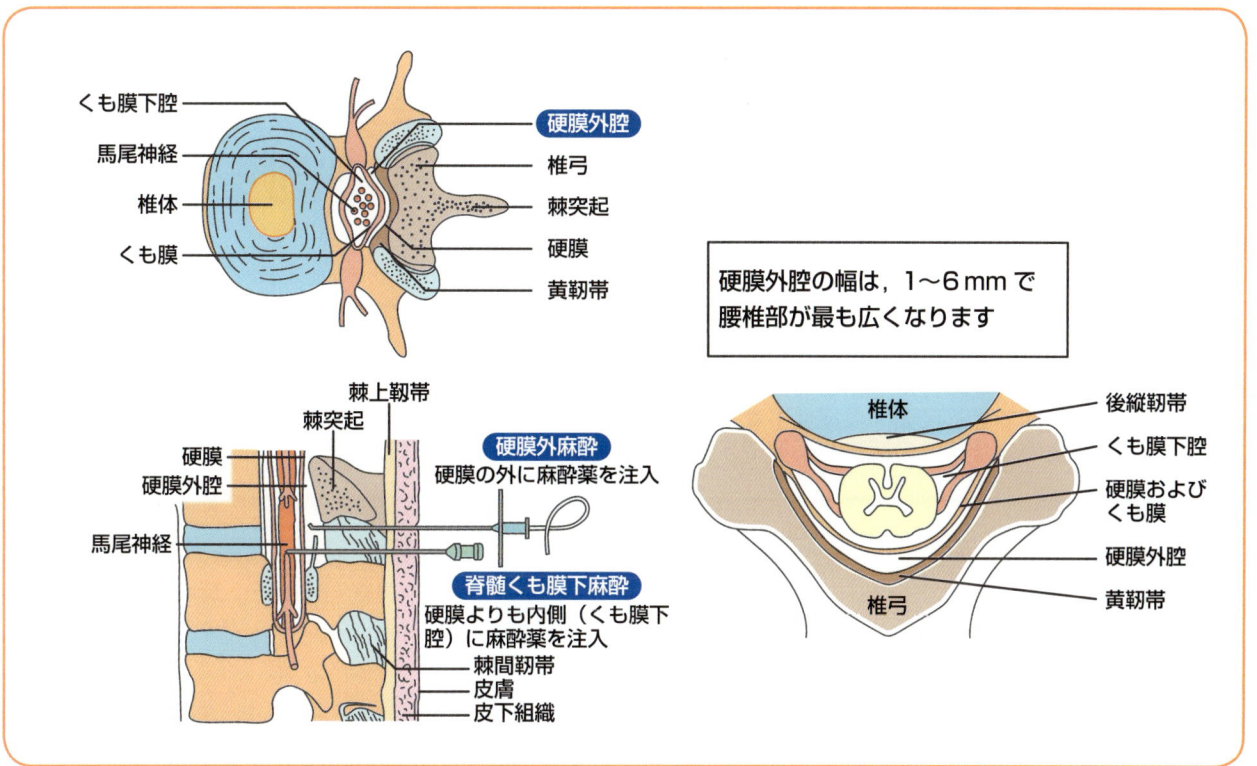

図1 腰椎の横断図と硬膜外腔の広さ

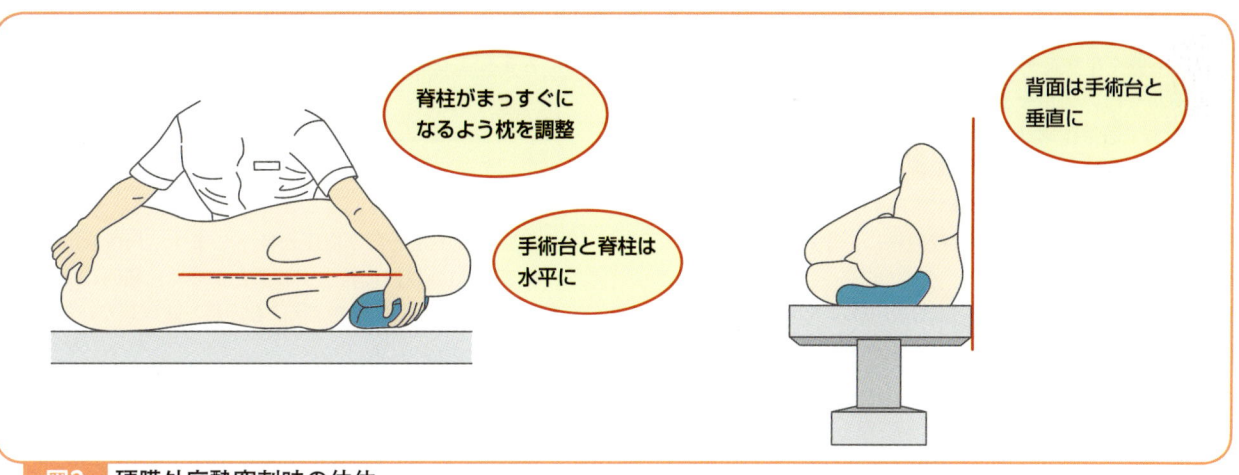

図2 硬膜外麻酔穿刺時の体位

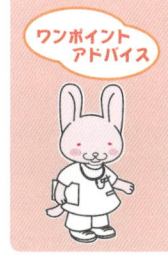

ワンポイントアドバイス

原則的に意識下で行われますが，手技の難しさにより時間を要することが不安の増強や負担となることもあります．適切な穿刺体位に注意を払い，心理的支援を行うとともに，局所麻酔薬によるバイタルサインの変化に注意していきましょう．

参考文献

1) 日本麻酔科学会・周術期管理チームプロジェクト 編："周術期管理チームテキスト 第2版"．日本麻酔科学会，2011
2) 弓削孟文 監，古屋 仁 他編："標準麻酔科学 第6版"．医学書院，2011
3) 倉橋順子，近藤葉子："はじめての手術看護―カラービジュアルで見てわかる！"．メディカ出版，2009

5章　麻酔管理（看護）

Q39 脊髄くも膜下麻酔実施時の注意点と看護師の役割を教えてください

A

脊髄くも膜下麻酔は手技が比較的容易で，麻酔科医師のほかに外科医師が施行することもあります．作用発現が早く速やかに手術が開始できる反面，血圧低下などの合併症が起こりやすいため，手術中の全身状態の観察が必要です．

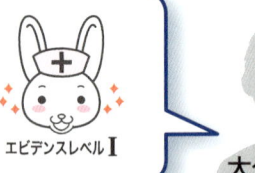

エビデンスレベルⅠ

回答者　大久保千夏

1 脊髄くも膜下麻酔の分類および穿刺部位と体位

- 脊髄くも膜下麻酔は，くも膜下腔に局所麻酔薬を注入し作用させる麻酔法です．適応は臍部から下で2時間以内の手術となります．硬膜外麻酔とくらべて少量の薬液で，作用発現が早いという特徴があります．
- 成人の脊髄の末端はL1あたりなので，脊髄損傷を避けるため通常はL2～S1の範囲で穿刺します．また，脊柱の生理的彎曲により，水平仰臥位のとき，L3が最も高く，T5が最も低くなります（図1）．使用する薬剤の種類や麻酔を効かせたい部位を考慮して，穿刺部位や穿刺体位を決めます．通常は側臥位で行い，脊椎は手術台の縁と平行にし，背部は手術台平面と垂直になるようにします．臍部を見るように背中を丸めてもらい，穿刺部位を突き出すようにします．硬膜外麻酔同様に，穿刺体位は成否に大きく影響します．
- 脳脊髄液の比重は1.006（1.003～1.009）です．体位や薬剤の比重により局所麻酔薬の広がり方がまったく逆になるので注意が必要です（表1）．

2 脊髄くも膜下麻酔時の注意点と看護師の役割

- 硬膜外麻酔と同様に，原則的には意識下で行われます．自分ではみえない背中に針を刺されるので，一つひとつの操作前に説明を加え，緊張や不安の軽減に努めていきましょう．
- くも膜下腔に局所麻酔薬が注入されると，皮膚の熱感やしびれの症状が出現し，徐々に下肢が動かしづらくなります．麻酔効果であることを事前に説明しておくとよいでしょう．
- 局所麻酔薬注入後から5分間は最も注意して全身状態を観察します．麻酔器やモニター，酸素などは全身麻酔時と同様に使用できるようにしておきましょう．
- 麻酔終了後は体位変換の介助をします．急激な体動によって麻酔範囲が高位に及ぶことがあるため，ゆっくり行います．
- 麻酔効果の判定には，冷覚をみるコールドテストと痛覚をみるピンプリックテストがあります．麻酔の広がりを調整するために体位変換をすることがあるので，使用した薬剤の特徴と，術式に必要な麻酔レベルを理解しておきましょう（表2，図2）．

3 脊髄くも膜下麻酔の合併症

a）血圧低下

- 交感神経が遮断されることで血管が拡張し，相対的な循環血液量不足となり血圧が低下します．局所麻酔薬注入後15～20分以内に発生することが多く，頻回に血圧測定し，嘔気や嘔吐などの症状にも注意し観察していきましょう．

b）呼吸抑制

- 麻酔域がT4以上になると肋間筋が動かなくなるため，呼吸困難を感じます．C3以上になると横隔膜が動かなくなり呼吸は停止します．患者さんの訴えや表情，呼吸パターンを確認しながら，麻酔科医師と連携して，酸素投与や補助呼吸などの対応が必要となります．

c）脊髄くも膜下麻酔後頭痛（硬膜穿刺後頭痛）

- 硬膜くも膜の穿刺孔から髄液が漏れ出し，脳脊髄圧が低下するために起こります．穿刺孔が小さいほど髄液の漏れも少なくなることから，できるだけ細い穿刺針を使用します．

図1 脊柱の生理的彎曲

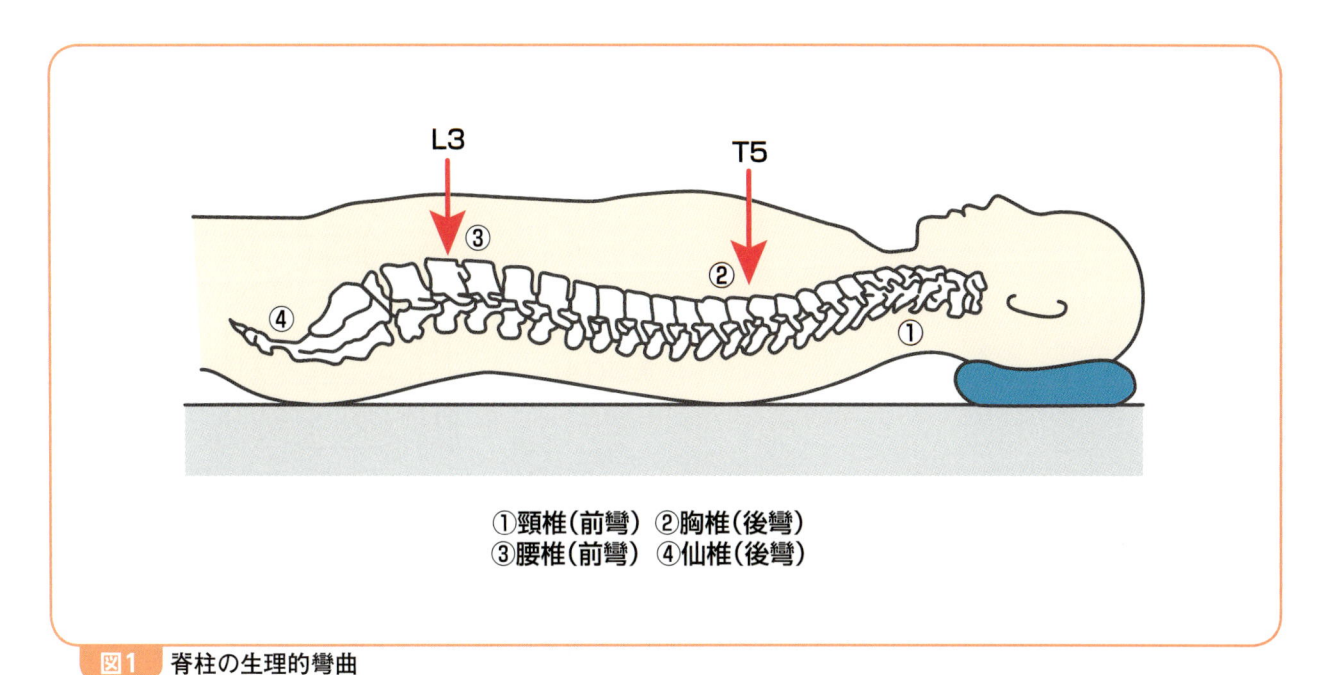

①頸椎（前彎） ②胸椎（後彎）
③腰椎（前彎） ④仙椎（後彎）

表1 薬剤の比重による分類

薬剤	比重・特徴	麻酔の広がり方
高比重液	・比重1.011以上のもの ・手術台の傾斜によってある程度の麻酔範囲の調節が可能 ・等比重製剤にくらべて作用出現が早く，持続時間が短い	比重が重いので薬剤は下に広がる
低比重液	・比重1.003以下のもの ・手術側を上にする側臥位の下肢手術などに便利	比重が軽いので薬剤は上に広がる
等比重液	・比重1.004〜1.006のもの ・麻酔範囲の広がりが緩徐で，高比重製剤にくらべて作用発現時間が遅く，持続時間が長い	重力の影響は少なく穿刺部位周辺にとどまる

（文献2を参照して作成）

表2 脊髄くも膜下麻酔で施行可能な手術部位

手術部位	穿刺部位	目標麻酔域
下腹部の開腹手術	L2～L4	T4～S5
会陰部の手術	L4～S1	T10～S5
下肢の手術	L4～S1	T10～S5

(文献4を参照して作成)

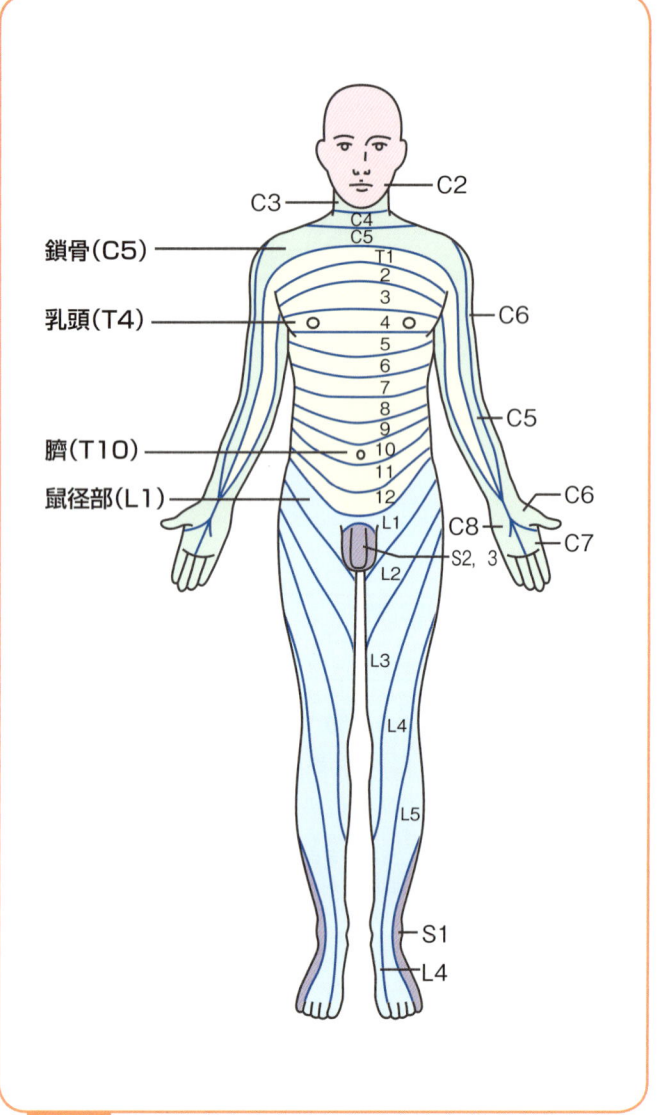

図2 デルマトーム

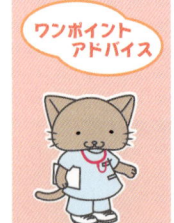

ワンポイントアドバイス
局所麻酔薬注入後の作用発現が早く，急激に血圧低下などが起こるため，血圧，呼吸の変動と全身状態の変化に注意しましょう．外科医師が麻酔を施行することもあり，麻酔科医師と連携がとれるようにしておきましょう．

参考文献
1) 日本麻酔科学会・周術期管理チームプロジェクト 編："周術期管理チームテキスト 第2版". 日本麻酔科学会, 2011
2) 弓削孟文 監, 古屋 仁 他編："標準麻酔科学 第6版". 医学書院, 2011
3) 倉橋順子, 近藤葉子："はじめての手術看護—カラービジュアルで見てわかる！". メディカ出版, 2013
4) 高木俊一：実践の土台を固める！ 局所麻酔の基礎知識. オペナーシング 29 (11)：994-1003, 2014

5章 麻酔管理（看護）

Q40 全身麻酔（気管内挿管）実施時の注意点と看護師の役割を教えてください

A マスク換気困難や挿管困難に迅速に対応できるように，必要な物品の準備がされているか，また，どのように行動することが必要かを事前に確認しておきましょう．

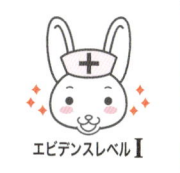

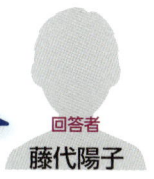

エビデンスレベルⅠ

回答者　藤代陽子

1 全身麻酔とは

- 全身麻酔には，意識の消失・痛みの消失・筋弛緩・有害反射の抑制の4要素が必要になります．
- この4要素をすべて満たす麻酔薬は開発されておらず，麻酔薬・鎮痛薬・筋弛緩薬を組み合わせて行うバランス麻酔で全身麻酔は行われています．

2 全身麻酔（気管内挿管）実施時の注意点と看護師の役割

- 麻酔導入前にパルスオキシメーターなどのモニターが装着され，測定ができているか確認しましょう．
- マスクの大きさが患者さんの顔に合っているか，事前に確認します．患者さんにマスクを装着する際は，流れているのは酸素であることを説明します．マスクを固定するヘッドバンドがきつくないかなどを患者さんに確認することが大切です．男性の髭はマスクのフィットが悪くなる可能性があります．また気管内挿管のチューブ固定が確実にできない可能性もあります．髭は剃ってもらいましょう．また歯牙欠損・肥満・高齢者・いびきはマスク換気困難のリスク因子になります．事前に情報を得ておきましょう．
- 挿管がしやすいように，匂いを嗅ぐ姿勢であるスニフィング・ポジション（図1）をとりましょう．スニフィング・ポジションは，喉頭展開したときに最も声門がみえやすい体位です．口腔から声門まで一直線に近付くからです．看護師は頭の高さを調節できるように用具を準備しておきます（首の損傷などがある場合は，頭部を後屈せず下顎挙上法などを選択します）．
- 患者さんの意識が消失し自発呼吸が不安定になり，麻酔科医師がマスク換気を開始したら，看護師は患者さんの胸郭の動きを確認できるように胸の覆布を外します．胸郭の動きが悪く，吸気でのバッグがかたい，呼気バッグの膨らみが悪く，カプノメーターの波形の値が出ない場合は，上気道閉塞の可能性を考えます．その場合は，麻酔科医師と協力し，枕の高さや首の姿勢を直します．必

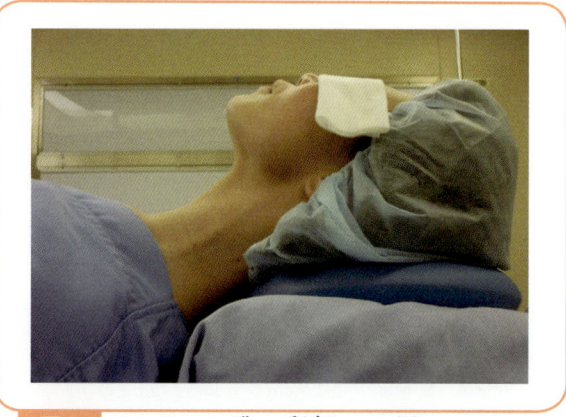

図1 スニフィング・ポジション例

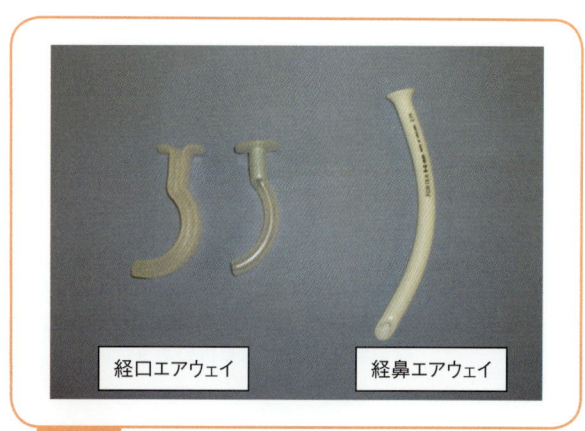

図2 エアウェイ

経口エアウェイ　経鼻エアウェイ

要時，麻酔科医師は経口・経鼻エアウェイ（**図2**）の挿入を行います．
- 喉頭鏡のライトは，点灯状態，明るさを事前に確認しておきます．また，いつでも吸引ができるように吸引の準備をします．麻酔科医師が患者さんから目を離さないで喉頭展開から挿管ができるように，看護師は麻酔科医師に必要物品を手渡します．
- 麻酔科医師が，喉頭鏡を患者さんの口腔内に挿入する際は，上唇がブレードに巻き込まれないように注意します．喉頭鏡があたることによる口腔内の損傷や歯の欠損はないか，ハンドル部分が患者さんにあたっていないかなど

観察します．また，麻酔科医師の指示でスタイレットを抜去します．
- **挿管困難**が予測される因子として，気管挿管困難の既往がある，気道閉塞症状，肥満，開口障害，小顎症，Mallampati分類でクラスⅢまたはⅣなどがあります．事前に麻酔科医師と情報共有を行い，準備物品を確認しておきましょう．挿管困難時に使用することの多いビデオ喉頭鏡（**図3**）などは使用方法，取付け方など確実にできるようにしておき，緊急時に焦ることのないようにしましょう．また，挿管困難時時の自施設でのフローを確認しておくことも大切です．

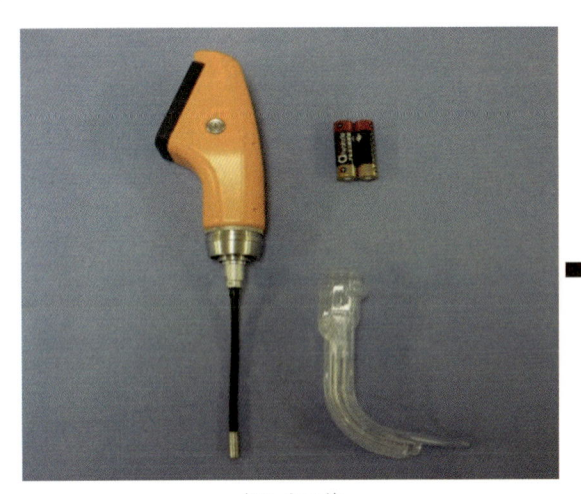

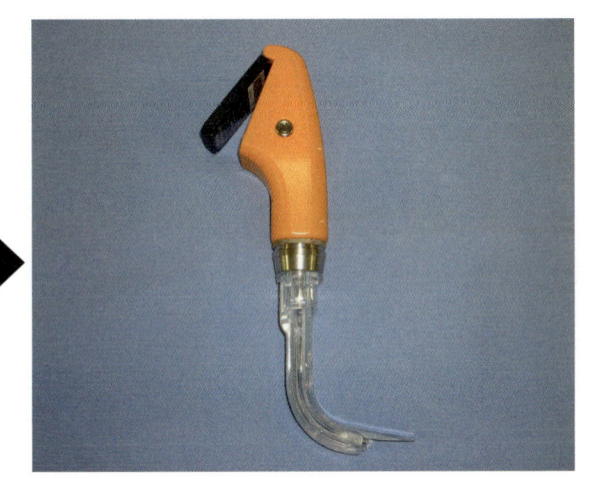

組み立て前 → 組み立てたところ

図3 ビデオ喉頭鏡（エアウェイスコープ）

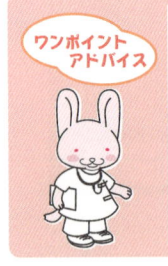

ワンポイントアドバイス
緊急手術や妊婦，胃腸に障害のある場合などは，フルストマック（充満胃）として対応します．挿管時には誤嚥防止のため輪状軟骨圧迫を行います．気管チューブのカフに空気を入れた後，輪状軟骨圧迫の解除を行います．

参考文献
1) 日本麻酔科学会・周術期管理チームプロジェクト 編："周術期管理チームテキスト 第2版"．日本麻酔科学会, pp76-80, 191-212, 2011
2) 中川朋子 編：決定版！ できる手術室看護師になる！ 外回り看護パーフェクトブック．オペナーシング2011年増刊：102-167, 2011
3) 岩崎 寛 他編："ここがポイント 麻酔手技上達のコツ"．南江堂, pp45-55, 2006

5章 麻酔管理（看護）

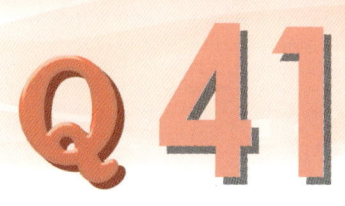

Q41 局所麻酔実施時の注意点と看護師の役割を教えてください

A 局所麻酔は，無痛かつ意識があるという特徴があります．このため患者さんの訴えや，モニターを含めた客観的データを正確にキャッチしアセスメントすることが重要です．麻酔の特徴を理解し危険性を予測しながら看護に努めます．

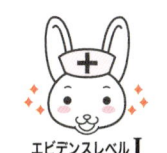

エビデンスレベルⅠ

回答者 中根庸子

1 局所麻酔とは

- 局所麻酔とは，脊髄神経または末梢神経，あるいは自律神経のある部分で神経遮断（神経ブロック）を行うことをいいます．このため，意識は消失せずに局所の痛覚をとり除くことができます．

2 局所麻酔での注意点と看護師の役割

a) 局所麻酔中毒（表1）

- 局所麻酔薬の大量投与や，少量でも誤って血管内注入した場合には，血液中の局所麻酔濃度が上昇して**中毒症状**を起こす危険があります．腕神経叢ブロックなどで患者さんが急な興奮や口唇のしびれ感を訴える経験はありませんか？　重症化するとけいれんや意識消失を生じる危険があります．
- 看護は異常の早期発見と迅速な対応です．患者さんの訴えを聞き，症状出現を見逃さないことが大切です．また，速やかに医師へ状況を報告し，同時に患者さんの呼吸と循環を維持できるよう援助します．
- 局所麻酔中毒症状出現時の対応については，日ごろから麻酔科医師と話し合い，共通認識しておきましょう．

b) エピネフリン添加局所麻酔薬の禁忌部位を知る

- 血管収縮薬であるエピネフリンは，①周囲の血管を収縮させて局所麻酔薬の血管への吸収を防いで麻酔効果を持続させる，②術野からの出血を減少させるといった効果があります．
- 血管収縮の作用により，終動脈である部位への使用は壊死を生じさせる危険があります．このため**側副血行路のない末梢（指やペニス）には使用しません．**「○％キシロカイン（E）」などと書かれた薬剤を医師から指示された場合，禁忌部位でないことを確認しましょう．

c) 不安がもたらす影響と看護（図1）

- 不安があるときは不快感や緊張感を伴い，生体にとってはストレスとなります．局所麻酔は全身麻酔とは異なり，意識のある麻酔です．意識があることが利点でもあり，欠点ともなり得ます．不安は全身に影響します．
- 手術部位が痛むのか，体位による苦痛か，覆布による圧迫感かなど訴えを丁寧に聞き正しい対応を行います．同時に声がけやタッチングなどで訴えやすい環境づくりも大切です．指示により鎮静薬や鎮痛薬を用いた場合には，バイタルサイン管理を十分に行います．

d) 起立性低血圧

- 手術が終了し，帰室のため患者さんが起き上がったときにふらつくことはありませんか？　仰臥位から急に起き上がることで起立性低血圧となる危険があります．手術台はベッド幅が肩幅程度と狭く，転倒・転落につながり

表1　局所麻酔中毒の症状と対応

初期症状	中等度〜重症
興奮	けいれん
めまい	呼吸停止
口唇のしびれ感	意識消失

対応：症状の早期発見，呼吸・循環の維持，状況報告

ます.
- 患者さんが起き上がる際には看護師が付き添い,坐位で気分不快がないか確認した後,安全な移動介助を行いましょう.

e) 急変の可能性も視野にいれる
- 局所麻酔は意識下で行われるため,安全という意識はありませんか? なかには全身状態が悪く,全身麻酔の適応にならずに局所麻酔で手術を受けることもあります.事前情報を把握し,患者さんの訴えや看護師の五感を使用した客観的観察が重要です.そして,いかに医師へ伝達するかがポイントとなります.

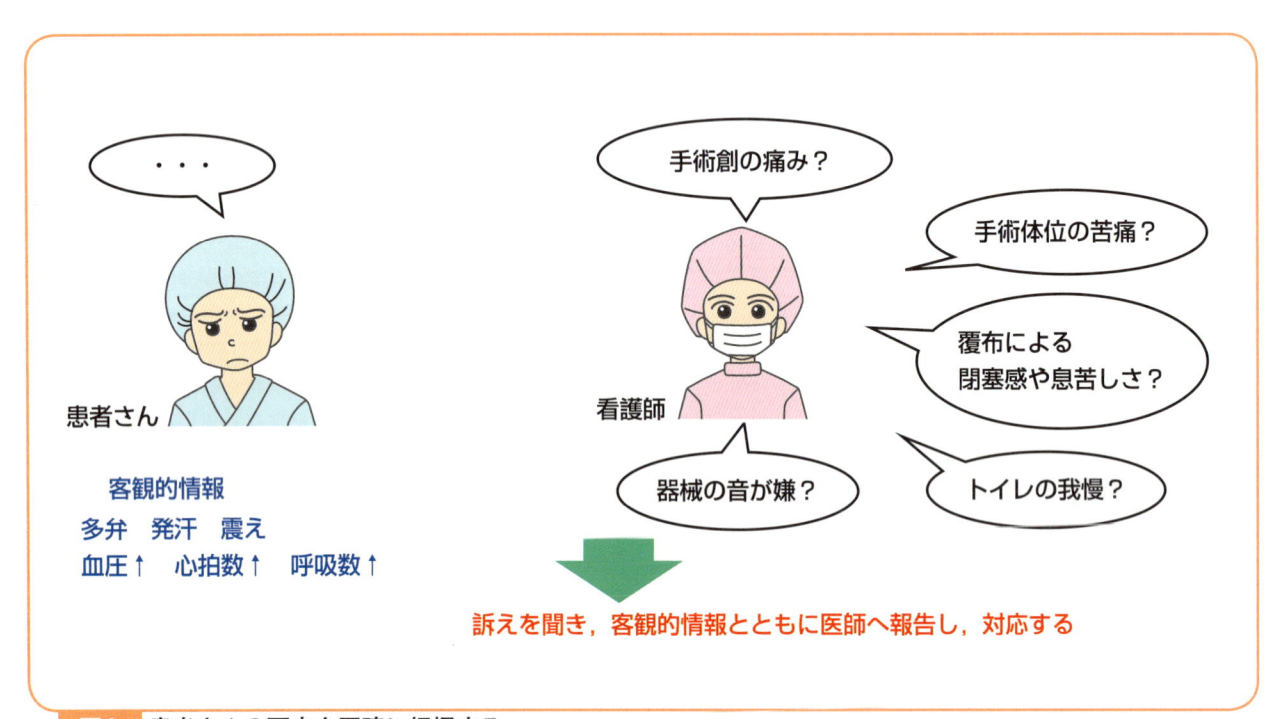

患者さん　「…」
客観的情報
多弁　発汗　震え
血圧↑　心拍数↑　呼吸数↑

看護師
- 手術創の痛み?
- 手術体位の苦痛?
- 覆布による閉塞感や息苦しさ?
- トイレの我慢?
- 器械の音が嫌?

訴えを聞き,客観的情報とともに医師へ報告し,対応する

図1 患者さんの不安を正確に把握する

ワンポイントアドバイス
患者さんに変化が現れた場合は,主観データと客観データを記載し,行ったことを時間とともに正確に記録することが重要です.看護記録は行った看護業務を客観的に証明する重要な書類です.

参考文献
1) 瀧浪將典 他:外科的治療を支える分野."系統看護学講座 別巻　臨床外科看護総論" 矢永勝彦 他編. 医学書院, p55, 2011
2) 弓削孟文:局所麻酔の方法と看護のポイント."イラストで学ぶ 麻酔看護―手術室看護にたずさわる人たちへ". メディカ出版, pp108-141, 2005
3) 三木美穂 他:局所麻酔手術. オペナーシング 23:36-43, 2008

5章 麻酔管理（看護）

Q42 糖尿病患者の注意点を教えてください

A 術前から糖尿病の病型や合併症の有無を評価し，適切な血糖管理を行って周術期の合併症の予防や症状を悪化させないよう注意することが大切です．

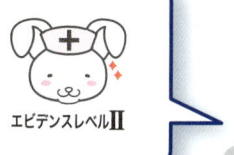

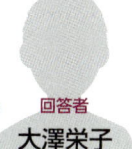

エビデンスレベルⅡ

回答者　大澤栄子

1 病型

- 糖尿病とはインスリン作用不足によって，慢性の高血糖状態を特徴とする代謝性疾患です．
- 持続する中等度以上の高血糖で，口渇，多飲，多尿，体重減少，易疲労感の自覚症状が出現してきます．
- 膵β細胞の破壊によりインスリン欠乏を生じる1型糖尿病と，インスリン分泌低下およびインスリンの抵抗性増大による2型糖尿病があり，糖尿病患者の多くが2型糖尿病です．
- 手術という外科的侵襲が加わるとアドレナリン，グルカゴン，コルチゾールなどの抗インスリン抵抗ホルモン分泌が増加し，末梢性のインスリン抵抗，分泌低下が生じて高血糖状態となります．そのため糖尿病患者は症状が増悪する可能性が高くなります．

2 術前評価と合併症の評価

- 術中の血糖管理を行うには，糖尿病の既往や治療歴を把握することや，合併症の評価が大切になってきます．
- 術前評価では問診による糖尿病の既往，合併症の評価，治療歴，家族歴を評価します．また，全身性の動脈硬化を伴っており多臓器障害を有している場合があるため，網膜症，腎症，神経障害の可能性があるので必要時検査を実施して評価を行います．
- 術前検査では空腹時血糖，検尿，経口負荷試験，糖化ヘモグロビン，水・電解質バランス，酸塩基平衡を評価します．必要な場合には高血糖，ケトアシドーシス，電解質異常の治療を行います．
- 術前の血糖コントロール指標は表1に示しています．高血糖が改善されず，手術に緊急性のない場合には手術延期を考慮する場合があります．

3 術中管理

- 術中血糖管理の目的は，糖を細胞に利用させるケトーシスの予防，尿中への糖の排出と浸透圧利尿による脱水を予防，血糖の上昇によるさまざまな免疫抑制による感染を予防することにあります．周術期合併症を表2に示しました．
- 経口糖尿病薬を使用している患者さんでは術前より内服を中止とし（使用薬剤により中止期間が異なります），インスリンによる血糖コントロールに切り替えます．
- 術中の血糖は120～200 mg/dLを維持することを目標とします．術中は血糖値や病型によってインスリンを使用して血糖コントロールを行います．インスリンは即効型のものを静注または皮下注を行い，術中は1～2時間ごとに血糖測定を行います．

表1　糖尿病術前コントロール指標

目標	1. 血糖100～200 mg/dL（空腹時血糖140 mg/dL以下） 2. 尿ケトン体陰性 3. 一日尿糖10 g以下（または一日糖質摂取量の5～10%以下）
手術延期を考慮	・空腹時血糖200 mg/dL以上または食後血糖300 mg/dL以上 ・尿ケトン体陽性

（文献1より引用）

- 表3に，糖尿病が周術期のリスク発生に及ぼす比率を示しています．オッズ比が大きいほどリスクが高くなっていきます．

4 術後管理

- 術後は糖尿病性合併症の増悪や表2に示した術後合併症が発症しやすい状態にありますので，血糖管理を重点的に行います．

- 術後は鎮静や鎮痛薬の使用により症状がわかりづらい状況にあります．高血糖や低血糖，糖尿病性ケトアシドーシス，非ケトン性高浸透圧性昏睡に陥る場合がありますので，病棟看護師にその旨を申し送るか，術後ラウンドを実施し異常の早期発見に努め，速やかに対処できるようにしましょう．

- 経口糖尿病薬を使用していた患者さんは，経口食が開始されたら内服薬における血糖管理に戻します．

表2 糖尿病の周術期合併症

- 易感染性
- 創傷治癒の遅延
- 微小循環不全（脳梗塞，心筋梗塞）
- 高血圧
- 酸塩基平衡障害（アシドーシス）
- 低血糖，高血糖
- 蛋白異化作用
- 脱水
- 飢餓

（文献2より引用）

表3 糖尿病合併症の有無による周術期のリスク

術前合併症	周術期合併症	オッズ比
心不全	死亡	3.7
	心不全・虚血性心疾患など	8.6
	感染	7.6
腎機能障害	腎不全	3.6
脳梗塞の既往	再梗塞	18.2
慢性肺疾患	肺炎	60.3

（文献3より引用）

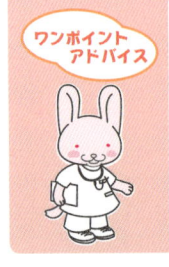

ワンポイントアドバイス

術前評価や術中に厳重な血糖管理を行うことで，周術期のリスク回避や合併症発生を減少させることが報告されています．術中は異常の早期発見や対処が行えるように準備をしておきます．

参考文献

1) 日本麻酔科学会・周術期管理チームプロジェクト 編："周術期管理チームテキスト 第2版"．p43, 2011
2) 日本麻酔科学会・周術期管理チームプロジェクト 編："周術期管理チームテキスト 第2版"．p41, 2011
3) 大塚匡勝 他：糖尿病の術前評価と麻酔のリスク．"麻酔科診療プラクティス8 よくある術前合併症の評価と麻酔計画" 岩崎 寬 編．文光堂, pp34-35, 2002

5章 麻酔管理(看護)

Q43 気管支喘息患者の注意点を教えてください

気管支喘息は，気道の炎症やさまざまな刺激に対する気道過敏性の亢進，可逆性の気道狭窄を特徴とする疾患です．病歴，発作の頻度と程度，重症度，薬物治療内容を把握し，周術期を通して発作を誘発する因子を可能な限り避けることが必要です．

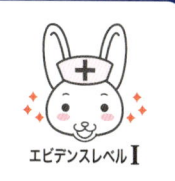

エビデンスレベルⅠ

回答者 佐伯智之

1 喘息重症度の把握

- 喘息の病歴や発作の誘因，発作の頻度と程度，薬物治療状況，最近の発作，アレルギーの有無などの把握をします（表1）．
- 発作が頻回に起こっている状態では気道過敏性が亢進しており，周術期の気管支けいれん発生頻度，重症度が高くなるため，**緊急手術以外はコントロールが得られるまでは手術を延期**します．

2 喘息の誘発因子

- 発作の誘発因子はさまざまなものがあり，外部環境因子，内部環境因子，心理的因子に分けられます（表2）．
- 発作が季節性やアレルギーにより誘発される場合，**発作好発時期や誘因を除去できるようにすることが大切**です．

3 喘息発作のコントロール

- 喘息の治療に使用していた薬物（気管支拡張薬，吸入ステロイド，抗アレルギー薬）は，基本的に手術当日まで継続して使用します．
- 手術前6ヵ月以内に全身性ステロイドを投与した患者さん（経口ステロイド常用を含む）に対しては，術前・術中にステロイドの点滴静注を行います．
- **吸入ステロイドは手術室へ持参させるようにし，常に投与できるように準備しておきます．**

4 麻酔中の注意

- 全身麻酔の場合，呼吸管理のために気道確保が必要です．気管挿管操作や気管チューブは気管刺激の原因となり発作の誘因となるため，可能であるならば声門上器具の使

表1 未治療の臨床所見による喘息重症度の分類(成人)

重症度			軽症間欠型	軽症持続型	中等症持続型	重症持続型
喘息症状の特徴	頻度		週1回未満	週1回以上だが毎日ではない	毎日	毎日
	強度		症状は軽度で短い	月1回以上日常生活や睡眠が妨げられる	週1回以上日常生活や睡眠が妨げられる	日常生活に制限
					短時間作用性吸入β_2刺激薬頓用がほとんど毎日必要	治療下でもしばしば増悪
	夜間症状		月に2回未満	月に2回以上	週1回以上	しばしば
PEF FEV₁	%FEV₁，%PEF		80%以上	80%以上	60%以上80%未満	60%未満
	変動		20%未満	20〜30%	30%を超える	30%を超える

（文献1より引用）

用も検討されます．
- 麻酔中の喘息発作は麻酔導入中，麻酔覚醒中の刺激により誘発することが多い．挿管を行う場合は浅麻酔を避け，十分な麻酔深度を得たうえで挿管操作を行います．
- 麻酔薬や鎮痛薬は気道を拡張させ，ヒスタミン遊離作用のないもの（プロポフォール，ケタミン塩酸塩，セボフルラン，フェンタニルクエン酸塩など）を使用します．

5 喘息発作発症と対応

- 全身麻酔中の場合，患者さんからの訴えはないため，モニター数値や，聴診により発作誘発を把握します．
- 換気状態として，気道が狭小化し呼気流速が低下することにより，気道内圧が上昇します．またCO_2の排出に時間がかかり，カプノメーターの波形が右上がりになるとともに，CO_2の蓄積がみられます（図1）．
- 発作が起こった場合，麻酔深度を確認して深くします．

状態によりアミノフィリン，ステロイドを使用します．

6 麻酔覚醒と術後管理

- **浅麻酔状態での抜管は避け**，喘息発作を繰り返している場合は，深麻酔下で抜管します．その他の場合は十分に覚醒させてから抜管します．
- 筋弛緩薬のリバースで投与するネオスチグミンは迷走神経刺激により気管支攣縮を誘発するため，**使用は避けます**．
- 抜管後も，寒冷刺激や痛みなどにより発作が起きる可能性があるため，気管支拡張薬の投与やステロイドをすぐに投与できるように準備しておきます．
- アスピリン喘息の場合，**非ステロイド抗炎症薬（NSAIDs）投与により発作が誘発されるため使用禁忌**です．
- モルヒネ塩酸塩は，ヒスタミン遊離作用による気管支収縮の可能性があるので使用を避けます．

表2 喘息の誘発因子

外部環境因子	アレルゲン（ブタクサ，ダニ，ハウスダスト，そば） 排気ガス 喫　煙 寒冷刺激，乾燥した空気
内部環境因子	感　染 免疫力低下
心理的因子	ストレス，痛み，恐怖，疲労

（文献2より引用）

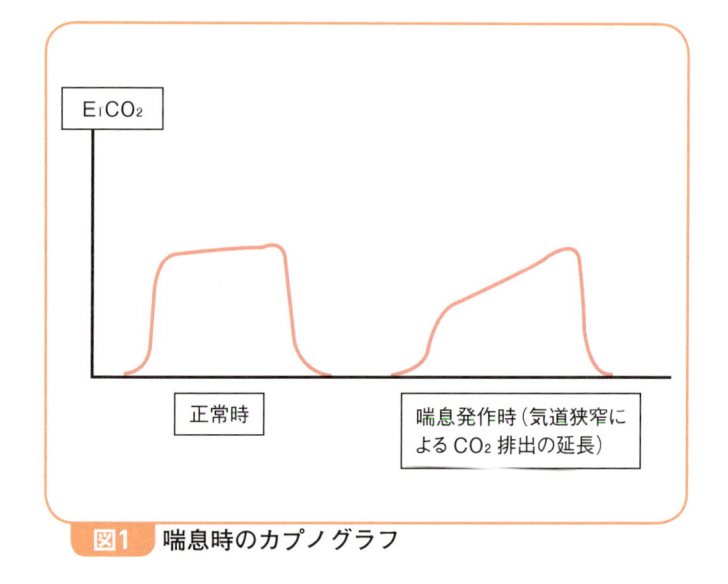

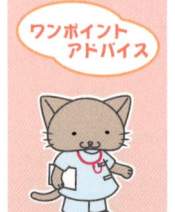

図1 喘息時のカプノグラフ

正常時 ／ 喘息発作時（気道狭窄によるCO_2排出の延長）

ワンポイントアドバイス
喘息発作を誘発する環境因子を把握し，除去するように努めること．発作が誘発されやすい麻酔導入時，覚醒時に早期発見・対応できるように観察，アセスメントすることが大切です．

参考文献

1) 一般社団法人日本アレルギー学会 喘息ガイドライン専門部会 監："喘息予防・管理ガイドライン2012"．協和企画，2012
2) 奥津芳人：気管支喘息患者の手術中にはどんな点に注意したらよいでしょうか．"ナーシングケアQ&A33 これだけは知っておきたい手術室ナーシングQ&A" 天羽敬祐 他編．総合医学社，pp134-136，2006
3) 日本麻酔科学会・周術期管理チームプロジェクト 編："周術期管理チームテキスト 第2版"．日本麻酔科学会，pp29，71，351，2011

5章 麻酔管理（看護）

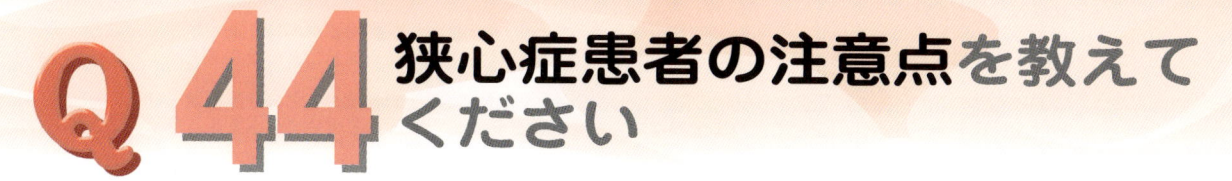

Q44 狭心症患者の注意点を教えてください

A 心電図変化がとても重要です．胸部誘導の心電図をモニターし，冠拡張薬を用意しておきます．また，高血圧，糖尿病，脂質異常症などを合併していることが多いため内服薬の確認と，血液の流れをよくするための抗凝固薬を服用している場合があります．休薬する必要があるので麻酔科医師および担当医師に確認し必要な薬のみを服用してもらいます．

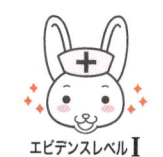

エビデンスレベルⅠ

回答者　佐野亜樹子

1　虚血性心疾患とは

- 冠動脈が狭窄（狭心症）または閉塞して，心臓の筋肉である心筋への血液の流れが悪くなり，必要な血液の量を下回った状態をいいます．

a）原因

- 多くの場合，動脈硬化症が原因です．動脈硬化症は全身の血管に起こります．その一つとして心臓に症状が出現しているに過ぎません．したがって，脳・腹部臓器や四肢・腹部の動脈にも同様の病変（狭窄・閉塞）があることを前提とした対処が必要です．

b）症状

- 一般的症状としては，まず体を動かしたときに，心筋へ必要とされるだけの血液が流れなくなることから，胸の痛みや圧迫感が出現します．場合によっては息切れや胸焼けとして感じることもあります．さらに進行すると安静時にも同様の症状が出るようになり，より危険な状態になります．糖尿病を合併している場合，狭心症としての自覚症状が軽い場合やない場合があり，知らないうちに心筋梗塞を繰り返して重症の心機能低下を合併し，突然死にいたる場合がありますので，注意が必要です．

2　動脈硬化の危険因子

- 『動脈硬化性疾患予防ガイドライン（2012年版）』では心筋梗塞や狭心症の重要な危険因子として，糖尿病・耐糖能異常・高血圧・慢性腎臓病（CKD）・喫煙・非心原性脳梗塞・末梢動脈疾患，年齢・性別，冠動脈疾患の家族歴を挙げています．
- また，肥満は生活習慣病を合併しやすいことに加えて，それ自体が動脈硬化の危険因子の一つになります．

3　狭心症とは

- 狭心症とは，冠動脈の狭窄による一過性の虚血による胸痛を主症状とする症候群です．発作の誘引，発生機序，病状の安定性により分類されます．
- 冠動脈の狭窄による虚血が一過性であれば，心筋の障害は可逆性であり，血流が回復すればその障害はもとに戻るといわれています．このような病状の多くは胸痛，胸部の圧迫感を伴うため，狭心症といいます．しかし症状を伴わない場合もあり，これを無症候性心筋虚血といいます．

4　狭心症の種類と特徴（表1，2）

- 狭心症の発生発現の機序は，心筋の酸素需要と供給のバランスの破綻にあります．冠動脈の器質的病変により冠血流の増加が制限され，酸素供給量が酸素需要の増大に間に合わないために起こる労作性狭心症と，安静時に冠動脈の攣縮による血流低下が主体となる冠攣縮性狭心症，または両者が組み合わさって起こるものがあります．
- 不安定狭心症は，病態が不安定で心筋梗塞に移行するリスクが高いことから注意を要します．

5　狭心症の薬（表3）

- 硝酸薬・カルシウム拮抗薬・β遮断薬が代表的です．そのほかにアスピリンなどの抗血小板薬もよく使われます．つまり，血管の緊張をできるだけ緩め，心臓の仕事を減らし，血液をサラサラにしておこうというのが基本です．

6　手術前の留意点

- 患者さんは不安を感じていることが多いため，術前訪問の際に安心感を与えることは不安軽減のために有効です．抗不安薬は交感神経系の緊張を抑え，非常に有効なことがあります．

時系列で学ぶ手術看護

表1　誘因の観点から

労作性狭心症	運動時や歩行時などの労作によって誘発される狭心症で，日中に多く，発作時心電図上でST低下を認める．原因の大半は，冠動脈の粥状硬化による器質的狭窄である．労作により心筋の酸素需要が増加するが，狭窄があるため必要な血液量を補給することができず心筋虚血をきたす．発作は労作の中止や休息により消失する．
異型狭心症	安静狭心症のうち，とくに深夜から早朝に発症し，心電図上一過性のST上昇を認めるものを異型狭心症という．比較的太い冠動脈が一過性の攣縮により高度狭窄をきたすことで発症し，ほとんど数分でおさまる．日本人によくみられる狭心症である．

表2　経過の観点から

安定狭心症	発作の頻度，強さ，持続時間が一定しており，心筋梗塞に移行しにくいものをいう．
不安定狭心症	急性心筋梗塞や心臓突然死に移行しやすい危険な状態で，すぐに入院して治療を行う必要がある． ①狭心発作が初めて起こってから2時間以内 ②安静狭心症で発作が20分以上持続する ③発作を起こすたびに，頻度や強度が増悪している 不安定狭心症の原因には，粥腫の破綻，攣縮，器質的狭窄の進行，炎症，感染などさまざまな病態が含まれている．

表3　抗凝固薬と抗血小板薬

商品名	成分名	おもな作用機序	術前中止日/前
バファリン® バイアスピリン®	アスピリン	シクロオキシゲナーゼ(COX)阻害	7日
パナルジン®	塩酸チクロピジン	アデニル酸シクラーゼ活性化，GP Ⅱb/Ⅲaとフィブリノゲンの結合阻害	10〜14日
プレタール®	シロスタゾール	ホスホジエステラーゼ活性阻害	4日
ペルサンチン®	ジピリダモール	アデニル酸シクラーゼ活性化，ホスホジエステラーゼ活性阻害	2日
ドルナー® プロサイリン®	ベラプロストナトリウム	PGI$_2$受容体を介してアデニル酸シクラーゼ活性化	1〜2日
アンプラーグ®	サルポグレラート	セロトニンの5-HT$_2$受容体への結合阻害	1〜2日
オパルモン® プロレナール®	リマプロストアルファデクス	アデニル酸シクラーゼ活性化	1日
コメリアン®コーワ	塩酸ジラゼプ	ホスホジエステラーゼ活性阻害	2〜3日
ロコルナール®	トラピジル	トロンボキサンA2合成阻害	2〜3日
ワーファリン	ワルファリン	肝臓におけるビタミンK依存性血液凝固因子（第Ⅱ，Ⅶ，Ⅸ，Ⅹ因子）の合成阻害	3〜5日
プラビックス®	硫酸クロピドグレル	アデニル酸シクラーゼ活性化，GP Ⅱb/Ⅲaとフィブリノゲンの結合阻害	7〜14日

※ 術前中止日/前日日数はあくまでも目安であり，手術・部位などにより対応は異なる．

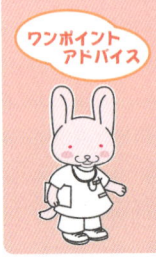

ワンポイントアドバイス

循環器系の合併症は，発見や対応が遅れると非常に事態が悪化しますし，早く処置すれば完全に回復することも多く，患者さんの状態・モニターの状況などを見落とさず変化があれば報告し，みんなで協力して対応しましょう．

参考文献

1) ロバート・M・ボージャー："心臓手術の周術期管理"天野篤 監訳．メディカル・サイエンス・インターナショナル，pp87-151，2008
2) 日本動脈硬化学会 編："動脈硬化性疾患予防ガイドライン2012年版"．日本動脈硬化学会，2012

5章　麻酔管理（看護）

Q45 高血圧患者の注意点を教えてください

A 高血圧患者は，麻酔や手術侵襲，術前の不安，疼痛など，周術期のストレスに対して大きく血圧が変動する傾向があります．普段の血圧の±10％以内の変動を目安にコントロールできるようにします．

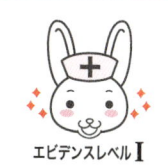

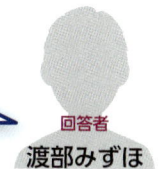

エビデンスレベルⅠ

回答者　渡部みずほ

1 高血圧患者の血圧コントロールの目安

- 脳や心臓，腎臓などの重要臓器には，血圧が低下しても臓器の血流量を一定に保とうとする自己調節機能があり，正常血圧者では平均動脈血圧が60～150 mmHgくらいの範囲で脳血流量は一定に保たれます（図1）．平均血圧は，心臓の拍動1周期全体にかかる動脈圧の平均です．拡張期血圧に脈圧の1/3を加えると，おおよその平均血圧を計算することができます（図2）．
- 高血圧患者では，平均血圧が高い状態が持続しているため，脳血流を保つ自動調節機能も正常血圧患者より高い範囲で働きます．普段の血圧が180/100 mmHgの患者さんの平均血圧は，おおよそ130 mmHgです．正常血圧の120/60 mmHgの平均血圧は80 mmHgであり，前者の高血圧患者の血圧が120/60 mmHgまで低下すると，自動調節の範囲を下回る可能性があります．ですから，正常値だから問題がないということではありません．
- 高血圧患者では重要臓器の血流が減少することがあります．日常生活での血圧の範囲を把握しておくことが，安全な血圧管理につながります．一般的には，術前からの平常時血圧の±10％以内でコントロールできるように管理します．

2 手術室での血圧変動

- 高血圧患者では，ストレスに対する血圧変動が大きい傾向にあります．手術室入室から退室までの間では，入室時の緊張，麻酔導入時の気管内挿管，浅麻酔，麻酔覚醒時，低酸素血症，低体温やシバリング，疼痛などで著しい血圧上昇をみることがあります．また，麻酔薬や鎮痛薬の使用，出血に伴う循環血液量の減少などで血圧が著しく低下することがあります．
- 血圧が上昇すると心筋の酸素消費量が増加します．さらに，頻脈を伴うと酸素消費量はますます増加し，心筋虚血をひき起こしやすくなります．また，平均血圧が脳血流の自動調節の閾値を超えると脳血流の増加が起こり，高血圧性脳症をひき起こします．
- 術前から血圧のコントロールが悪い患者さんでは，ストレスに対する血圧変動も大きく，心筋虚血，脳血管障害，腎不全などの合併症をひき起こしやすくなります．著しい血圧変動は，重要臓器への血流量を変動させる原因になります．

3 血圧変動に対する予防的ケア

- 血圧変動の原因はおおよそ予測できるため，あらかじめ対応できることは準備を整えておきます．
- 入室時は緊張しやすいため声かけを行い，BGMを流すなどリラックスできる雰囲気をつくります．また，器械や無影灯が患者さんの視界に入らないようにしたり，器械の音が聞こえないよう配慮したりします．
- 体温低下やシバリングは，末梢血管を収縮させ心筋の酸素消費量を増加します．術前から部屋と手術台を温め，再分布性低体温を最小限にする．術中は加温装置や保温具，輸液は温めたものを使用するなど体温低下を防ぐケアをします．
- 術中は，麻酔科医が血圧管理をしやすいよう，適宜，出血量や尿量，術野の状況（開創器や腸管牽引に伴う血圧低下や不整脈がないか）を報告したりします．
- 術後の低酸素血症の原因に呼吸抑制があります．自発呼吸が弱い場合は，深呼吸を促したり，状況によっては呼吸しやすい体位に整えたりします．

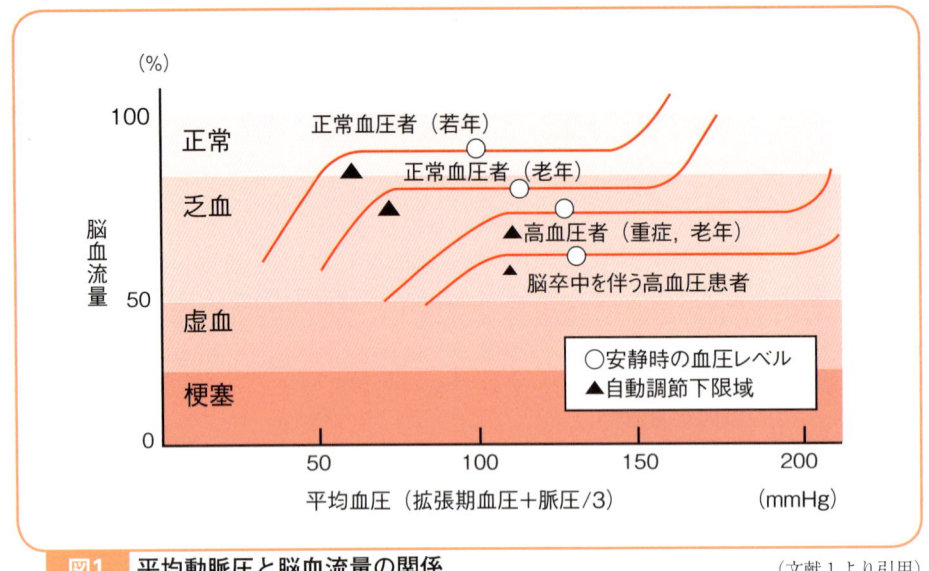

図1 平均動脈圧と脳血流量の関係

（文献1より引用）

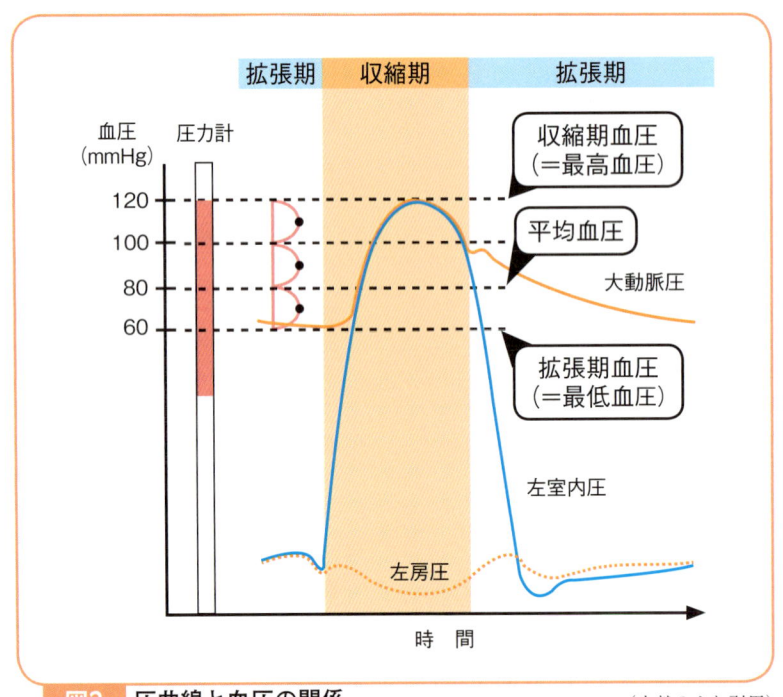

図2 圧曲線と血圧の関係

（文献2より引用）

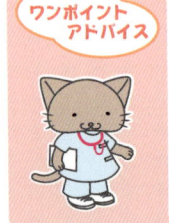

> **ワンポイントアドバイス**
> 血圧が上昇あるいは低下したときの自覚症状（のぼせ感，めまいなど）を感じたことがある場合，そのときの血圧の値を聴取しておくとよいでしょう．少なくとも，自覚症状が出現する値までの血圧変動は避けるようにします．

参考文献

1) 日本麻酔科学会 編："周術期管理チームテキスト2010"．日本麻酔科学会, pp308-310, 2010
2) 医療情報科学研究所 編："病気がみえる Vol.2 循環器疾患"．メディックメディア, p258, 2004

6章 術中看護

Q46 WHOの手術安全チェックリストの具体的な使用方法を教えてください

A 「手術安全チェックリスト」は，コミュニケーションツールです．チェックリストにチェックを入れることが目的ではなく，チェック項目を理解し，手術チーム全員でチェック項目を声に出して確認し情報交換することが目的です．

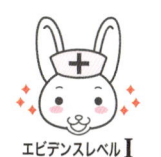

エビデンスレベル I

回答者　三枝典子

1 WHOの「手術安全チェックリスト」とは？

- 世界保健機構（WHO）の患者安全プログラムである，『WHO安全な手術のためのガイドライン2009　安全な手術が命を救う』が全世界に普及しています．そのなかで「安全な手術のための10の必須項目（表1）」「WHO手術安全チェックリスト（図1）」「WHO手術安全チェックリストのための実践マニュアル」が示されています．「WHO手術安全チェックリスト」が世界的に導入されると，年間50万人の命が救われると試算されています．このチェックリストを用いたパイロット試験では，術後合併症の発生率と死亡率が36％減少したと報告されています．
- 「WHO手術安全チェックリスト」はコミュニケーションツールです．チェックリストにチェックを入れるのが目的ではなく，**チーム全体で手を止めて確認し，情報共有をはかることが目的**です．
- 「WHO手術安全チェックリスト」は各施設でカスタマイズして使用することもよいとされていますが，「WHO手術安全チェックリスト」の内容を削減したり，多くの内容を追加することは望ましくありません．**短時間に簡潔に確認し合うことができるようにすることが重要**です．

2 「手術安全チェックリスト」はどのように使うのでしょうか？

- チェックリストは3つのフェーズに分かれています．それぞれのチェックする時期・場面・方法を把握して行うことが大切です．

a）麻酔導入前（サインイン）

- 患者さんが手術台に移りモニター類を装着し，麻酔導入をする前に，麻酔科医・外回り看護師・術者（少なくとも麻酔科医師・外回り看護師で）などで，「手術安全チェックリスト」の麻酔導入前の項目を声に出して確認します．患者さんの氏名・手術部位・同意の確認を行うので，患者さんにも参加してもらいます．

b）皮膚切開前（タイムアウト）

- 執刀直前に，術者・助手・麻酔科医・外回り看護師・器械出し看護師・臨床工学士・学生など，その手術に関わる全員で手を止め，「手術安全チェックリスト」の麻酔導入前の項目を声に出して確認し情報共有します．外回り看護師がリーダーシップをはかって行うとスムーズに行えることが多いようです．自己紹介も省かず行うことで，チームとしての連携が高まり，他職種の連携窓口も明らかとなります．予想される問題点は，術者・麻酔科医師に手術進行や麻酔に影響するものを簡潔・具体的に伝えてもらうことが大切です．

c）患者の手術室退出前（サインアウト）

- 手術室退出前までに，看護師・麻酔科医・術者などですべての項目を確認します．
- 器械・ガーゼ（スポンジ）と針のカウントは，手術終了時に最終確認をします．カウント時，合わない場合はそのことを明確に伝えることが重要です．施設によるX線撮影基準によりX線撮影し，体内遺残がないことを確認します．患者さんの回復と管理についてのおもな問題を確認し明記して，術後ケアにつなげるため，病棟看護師に申し送ります．

表1　安全な手術—WHO指針

1. チームは，正しい患者の正しい部位の手術をします．
2. チームは，患者を疼痛から守りながら，麻酔薬の投与による有害事象を防ぐことがわかっている方法を用います．
3. チームは，命にかかわる気道確保困難もしくは呼吸機能喪失を認識し適切に準備します．
4. チームは，大量出血のリスクを認識し適切に準備します．
5. チームは，患者が重大なリスクをもっているとわかっているアレルギーあるいは薬剤副作用を誘発することを避けます．
6. チームは，手術部位感染のリスクを最小にすることがわかっている方法を一貫して用います．
7. チームは，手術創内に器具やガーゼ(スポンジ)の不注意な遺残を防ぎます．
8. チームは，すべての手術標本を確保し，きちんと確認します．
9. チームは，効果的にコミュニケーションを行い，手術の安全な実施のために極めて重要な情報をやりとりします．
10. 病院と公衆衛生システムは，手術許容量，手術件数と転帰の日常的サーベイランスを確立します．

(文献1より引用)

手術安全チェックリスト (2009年改訂版)

年　月　日　科　患者名：

麻酔導入前 ・・・・・・・・・・→
(少なくとも看護師と麻酔科医で)

患者のID、部位、手術法と同意の確認は？
□ はい

部位のマーキングは？
□ はい
□ 適応ではない

麻酔器と薬剤のチェックはすんでいる？
□ はい

パルスオキシメータは患者に装着され、作動している？
□ はい

患者には：

アレルギーは？
□ ない
□ ある

気道確保が困難／誤嚥のリスクは？
□ ない
□ ある、器材／応援・助手の準備がある

500mL以上の出血のリスクは（小児では7mL/kg）？
□ ない
□ ある、2本以上の静脈路/中心静脈と輸液計画

記載者：

皮膚切開前 ・・・・・・・・・・→
(看護師、麻酔科専門医と外科医で)

□ 全てのチームメンバーが名前と役割を自己紹介したことを確認する

□ 患者の名前、手術法と皮膚切開が何処に加えられるかを確認する。

抗菌薬予防投与は直前の60分以内に行われたか？
□ はい
□ 適応ではない

予想される極めて重要なイベント

術者に：
□ 極めて重要あるいはいつもと違う手順は何ですか？
□ 手術時間は？
□ 予想される出血量？

麻酔専門医に：
□ 患者に特有な問題点？

看護チームに：
□ 滅菌(インジケータ結果を含む)は確認したか？
□ 器材問題あるいはなにか気になっていることはあるか？

必要な画像は展示されているか？
□ はい
□ 適応ではない

患者の手術室退室前
(看護師、麻酔科専門医と外科医で)

看護師が口頭で確認する：

□ 手術式名

□ 器具、ガーゼ(スポンジ)と針のカウントの完了

□ 標本ラベル付け(患者名を含め標本ラベルを声に出して読む)

□ 対処すべき器材問題があるか

術者、麻酔科医と看護師に；
□ この患者の回復と管理についての主な問題はなにか？

ASA-PS：1 2 3 4 5 6　創分類 (SWC)：1 2 3 4

図1　WHO手術安全チェックリスト

(文献1より引用)

ワンポイントアドバイス

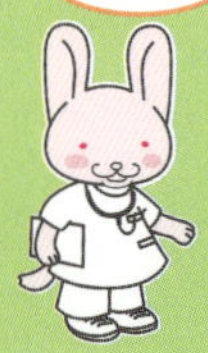

1. 「確認項目を省略しない」…確認項目を省略すると，思いがけない問題が生じます．
2. 「言うべきことをはっきり言う」…患者さんの安全を守るため，自分の言うべきことを明確に伝えましょう．
3. 「コミュニケーションツールとして用いる」…威圧的な言動をする人がいるとチームのパフォーマンスが下がるため，理解してもらえるよう話し合いが必要です．

参考文献

1) 市川高夫 訳：WHO 安全な手術のためのガイドライン2009 安全な手術が命を救う．
http://www.muikamachi-hp.muika.niigata.jp/academic/WHOSSSLGuidline2009JP.pdf
2) 市川高夫：医療安全全国共同行動レポート 行動目標S「安全な手術—WHO指針の実践」安全な手術は円滑なコミュニケーションから．
http://www.otsukakj.jp/med-nutrition/pallette/dlfile.cgi/694/report%20_v82-4.pdf
3) 日本手術看護学会：手術安全チェックリストの使用の推奨．
http://www.jona.gr.jp/list.pdf

6章 術中看護

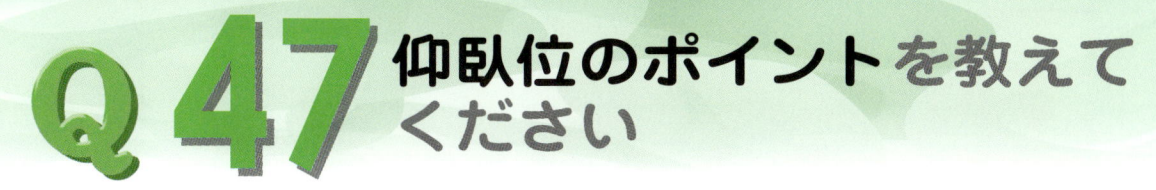

Q47 仰臥位のポイントを教えてください

A 仰臥位はさまざまな診療科で保持される最も基本的な体位です．褥瘡好発部位や神経走行をしっかりと理解し，体位を保持することが大切です．

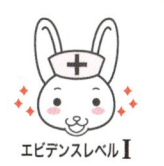

エビデンスレベルⅠ

回答者　山下さおり

1 呼吸，循環への影響

- 仰臥位では腹腔内臓器の影響により横隔膜が頭側に押し上げられ，立位にくらべて肺容量や換気量が減少します．さらに，全身麻酔手術では筋弛緩状態が加わることで，肺容量は減少します．胸郭の動きの制限は少ないですが，肺実質の重量が垂直に加わり，背側の無気肺が生じやすくなります．また，頸部の屈曲度が変わると，気管挿管チューブの深さが変化することがあり注意が必要です．
- 重力の影響を均等に受けるため，循環器系への影響は少ないですが，妊娠子宮や腹腔内の巨大腫瘍によって下大静脈が圧迫され，血圧の低下を起こすことがあります（仰臥位低血圧症候群）．下大静脈は腹腔内のやや右寄りを走行しているため，手を用いて子宮や腫瘍を左側に寄せたり，右腰部に枕を挿入して左半側臥位を保持すると下大静脈の圧迫を解除できます．

2 皮膚への影響

- 褥瘡は皮膚への圧迫，摩擦やずれ，皮膚の湿潤といった外的要因に，骨突出や低栄養，加齢による皮膚の脆弱化，基礎疾患などの内的要因が加わることによって発生します．仰臥位での褥瘡好発部位は後頭部，肘部，肩甲骨部，仙骨部，踵部です（図1）．

3 神経への影響

- 手術体位による末梢神経の圧迫，虚血，過剰な伸展や屈曲は神経障害をひき起こします．仰臥位での神経圧迫の好発部位は腕神経叢，尺骨神経，橈骨神経，総腓骨神経です（表1，図2）．

4 実際の体位保持のポイント

- 全体：長時間同一体位を保持しても褥瘡・神経障害を起こさない体位保持が必要です．マットレスは厚みがあり体圧分散効果の高いウレタンフォーム系のものが適しています．さらに，**褥瘡好発部位が底付きしないよう枕やスポンジなどを用い各部位を減圧することが必要です**（図3-①）．
- 頭頸部：後頭部は荷重のかかる部位であり，他の骨突出部と同様に保護が必要です．長時間手術の場合は麻酔科医と協力し，置き直しを行う必要があります．甲状腺などの頸部の手術では肩枕の使用により頸部の過伸展が起こり，腕神経叢麻痺や頸椎損傷を起こす可能性があります．**術前に関節可動域を把握し，患者さんにとっての良肢位を保持することが重要です**．
- 上肢：外転位で固定する場合は肩関節90°以下とし，腕神経叢麻痺や肘部の圧迫による尺骨神経麻痺を予防します．手術台と上肢台は同じ高さとし，肩関節の伸展を防ぎます（図3-②）．橈骨神経は上腕を螺旋状に走行しています．スクリーンの支柱や上肢固定具の圧迫による，橈骨神経麻痺を予防します（図3-③）．
- 下肢：股関節は10〜30°の屈曲位，膝関節は過伸展を避けた軽度屈曲位とします．股関節の外旋や，下肢固定具の位置，手術中のベッドローテーションなどにより総腓骨神経麻痺を起こす可能性があります．膝下に枕を挿入したり，下肢に固定具を使用する場合は，腓骨小頭の圧迫を避けます．
- 踵部：皮下脂肪が少ない褥瘡好発部位です．**枕やスポンジを挿入し広い面で下腿をとらえ，踵が底付きしないようにします**．

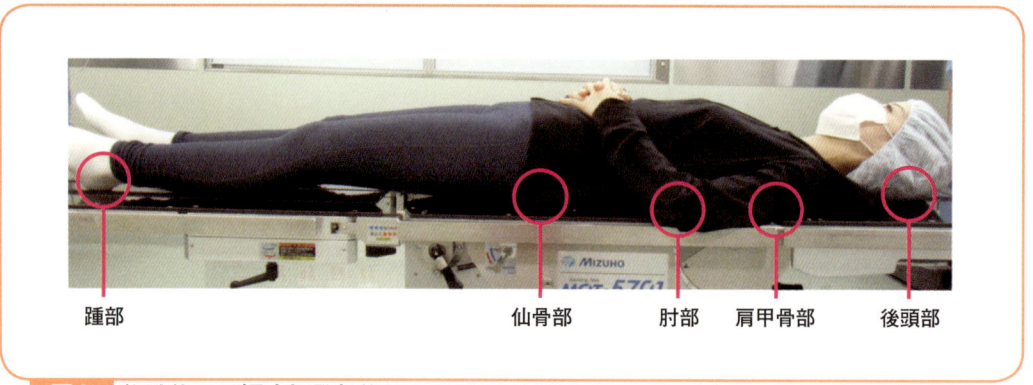

図1 仰臥位での褥瘡好発部位

踵部　仙骨部　肘部　肩甲骨部　後頭部

表1 仰臥位における神経圧迫部位とその症状

神経障害	原因	症状
腕神経叢	上肢の過剰な外挙，過伸展，過剰外転，上腕骨頭・鎖骨の圧迫	上肢の回内・回外運動障害
橈骨神経	上腕の内側，外側の圧迫（上腕骨を螺旋状に走行しておりスクリーンの支柱や上肢固定具の圧迫が関係する）	下垂手
尺骨神経	肘関節の圧迫，上肢過伸展，100°以上の過剰な屈曲	わし手
総腓骨神経	腓骨小頭，膝関節の圧迫（下肢の外旋，下肢除圧具や固定具の位置が関係する）	尖足，または下垂足（足の背屈不能）

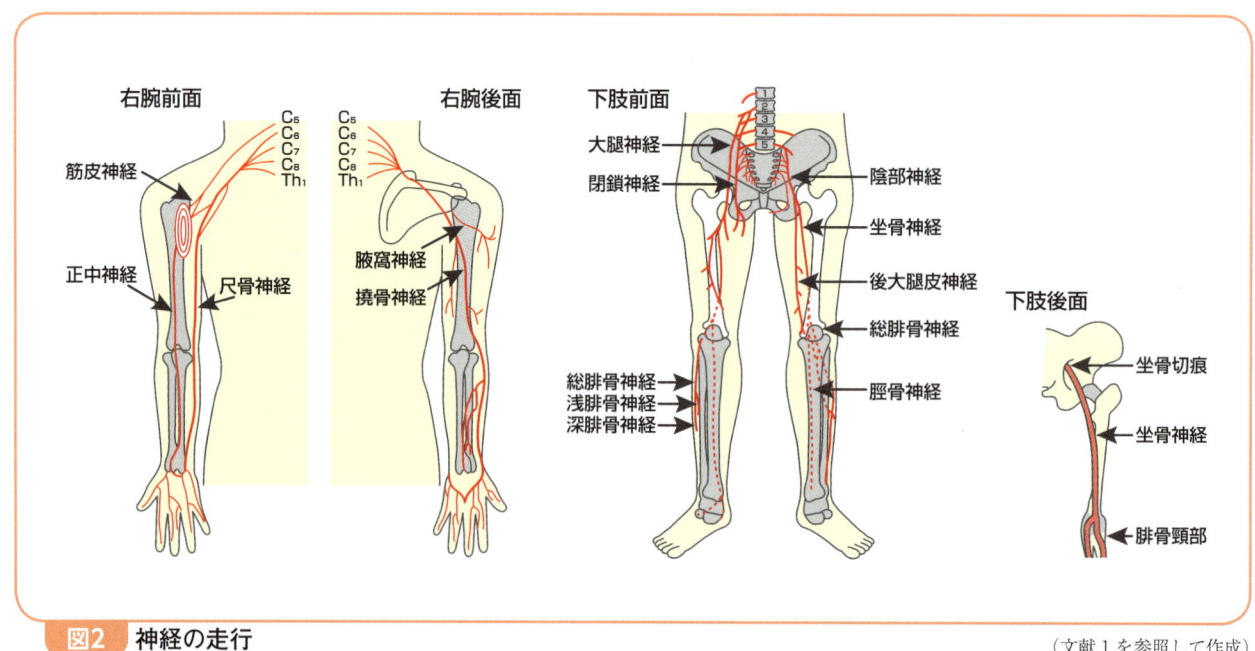

図2 神経の走行

（文献1を参照して作成）

102　時系列で学ぶ手術看護

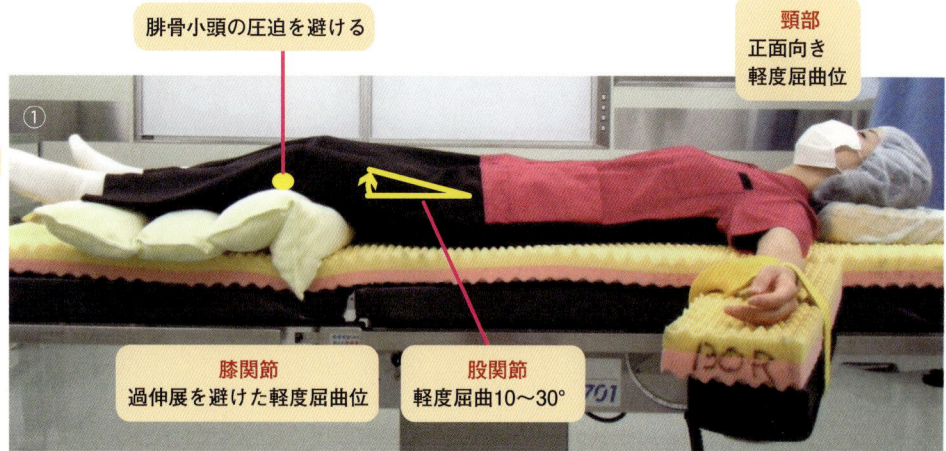

図3 仰臥位のポジショニングのポイント

- 腓骨小頭の圧迫を避ける
- 頸部：正面向き 軽度屈曲位
- 踵の底付きを避ける
  下腿は体位保持クッションミント®を使用
- 膝関節：過伸展を避けた軽度屈曲位
- 股関節：軽度屈曲10〜30°
- 手術台と上肢台は同じ高さにする
- 肩関節：外転角度90°以内
- スクリーンやスポンジが橈骨神経を圧迫！ 設置する場合は上肢との間隔を十分にとる

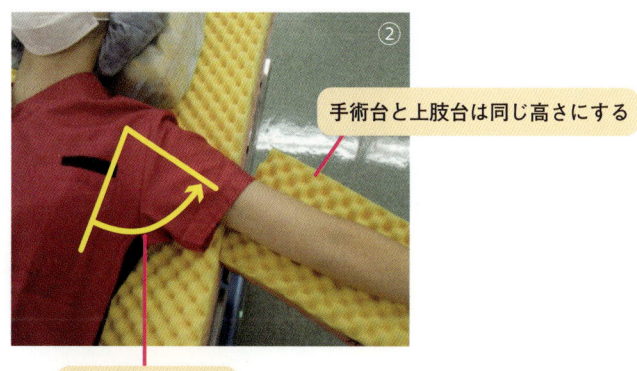

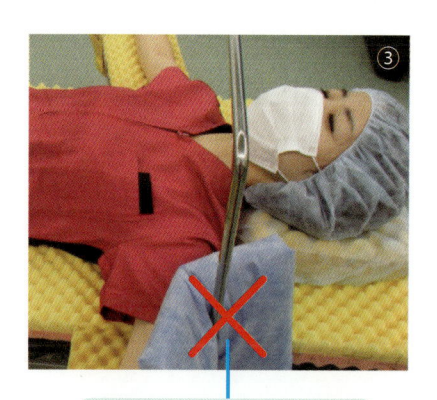

ワンポイントアドバイス

除圧物品は体に直接あてて部分的に除圧するのではなく，全体でとらえることで圧を分散させることが重要です．
患者さん一人ひとりの皮膚状態や関節可動域などをアセスメントし，除圧物品を選択する必要があります．

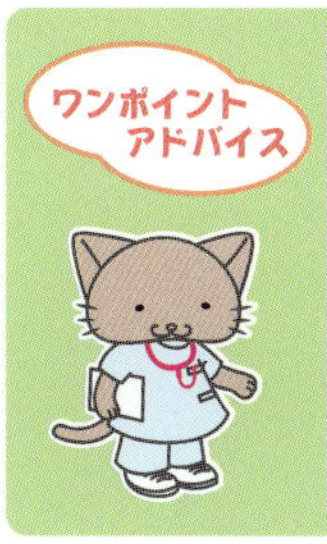

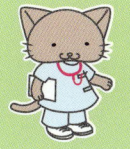

参考文献

1）北海道大学病院手術部ナースセンター："みる看るわかる手術患者の体位アセスメント―術前・術中・術後の観察ポイント"．メディカ出版，pp8-36，2005
2）車 武丸 他：手術患者の超重要ポイントマスターブック．オペナーシング2011臨時増刊：291-294，2011
3）菊地京子："徹底ガイド 手術看護外回りQ&A"．総合医学社，pp107-113，2011
4）田中マキ子 他："動画でわかる手術患者のポジショニング"．中山書店，pp22-40，2007

6章 術中看護

Q48 側臥位のポイントを教えてください

A 受圧面積が狭く体圧分散を行いにくく，褥瘡発生リスクの高い体位です．支持器や除圧物品で支持面積をしっかり確保し，隙間を減らすことで安定性を向上させ受圧面積を広く保ちます．

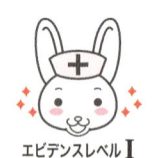

エビデンスレベルⅠ

回答者　山下さおり

1 呼吸，循環への影響

- 下側の肺は，心臓や腹部内臓器によって，また，循環障害・神経損傷予防のための腋窩下の枕などによっても圧迫を受けるため十分に広がることができず，ガス交換が行いにくく無気肺のリスクが高くなります．重力の影響により下側の肺の血流が増加しますが，コンプライアンス（肺の広がりやすさ）が悪くなり，換気が少なくなるため肺全体でのガス交換の効率は低下します．
- 循環への大きな影響はありませんが，右下となる腎摘位では腎部を挙上するため下大静脈が圧迫され，静脈還流が減少することにより血圧低下を招くことがあります．

2 皮膚への影響

- 側臥位では下側になる耳介部，頬部，肩峰突起部，肘部，腸骨部，大転子部，膝・腓骨小頭部，内・外果部が褥瘡好発部位となります（図1）．

3 神経への影響

- 側臥位での神経圧迫好発部位は顔面神経，腕神経叢，橈骨神経，尺骨神経，総腓骨神経です（表1）．

4 実際の体位保持のポイント

- 全体：長時間同一体位を保持しても褥瘡・神経障害を起こさない体位保持が必要です．マットレスは手術台と接触する下側体側の圧が分散する，沈み込みすぎないタイプのものを選択します（図2-①）．体側に支持器を使用する場合は脊椎，仙骨など骨のある部位で固定し，スポンジなどを挿入し身体に直接あたらないようにします（図2-④）．
- 頭頸部：減圧効果の高い枕を使用し，下側耳介の屈曲や，眼球，頬の圧迫を防ぎます．下側耳介から頬の圧迫は，顔面神経麻痺のリスクを高めます（図2-②）．頸部が伸展，屈曲することによる腕神経叢の損傷を予防するため，頭部と頸部は枕の高さを調節し水平を保ちます（図2-③）．
- 上肢：上側の上肢を上肢固定台に固定する場合は，固定台の角で上肢が圧迫されないようにします．肩関節は肩よりも挙上せず90°以上の外転を避け，腕神経叢の過伸展を防ぎます．下側の上肢は伸展位では肘の靭帯に負担がかかるため，除圧具を使用し軽度の屈曲位とします．**下側の腋窩の圧迫は腕神経叢麻痺や，循環障害を起こすため腋窩より少し下の側胸部に枕を挿入し圧迫を避けま**

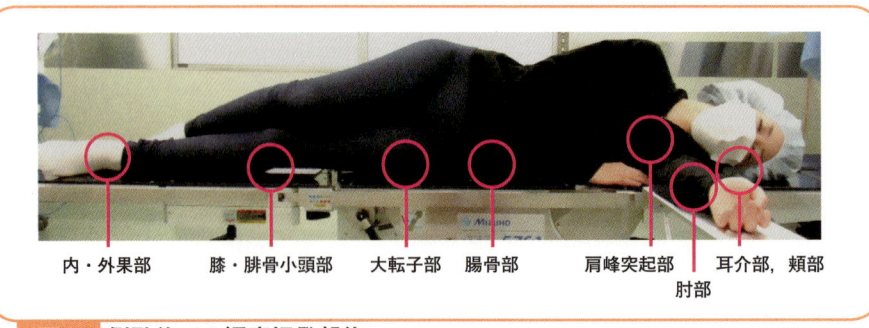

図1 側臥位での褥瘡好発部位

内・外果部　膝・腓骨小頭部　大転子部　腸骨部　肩峰突起部　肘部　耳介部，頬部

す．腋窩下の枕は除圧効果の高いものを使用し，マットレスの下に挿入します．必ず腋窩に手を入れて，圧迫されていないか確認します．
- 下肢：上側の下肢は伸ばし水平位とします．下側の下肢の股関節は70°，膝関節は90°程度の屈曲位とし，上下下肢の間に大きめの枕を入れることで下肢の密着を防ぎ安定性を高めます．下側下肢の総腓骨神経損傷を防ぐため，枕を入れて腓骨小頭部を除圧します．内・外果は被覆筋肉が少ないためレストン®などを入れ保護します．固定帯を使用する場合は総腓骨神経の圧迫を避けます（図2-④）．
- 陰圧式体位固定具を使用する場合は，体圧分散効果の高いマットレスなどと併用し，固い部分が直接体にあたらないようにします．ベッドとの接触面積が広く保持できるよう成形すると，より安定性が増します．

表1　側臥位における神経圧迫部位とその症状

神経障害	原因	症状
顔面神経	下側頬，耳介部の圧迫	表情筋麻痺，口角下垂
腕神経叢	頸部の過伸展，上肢の過剰な外挙，過伸展，過剰外転，腋窩の圧迫	手指感覚異常，運動障害，握力・筋力低下，猿手
橈骨神経	上腕の内側，外側の圧迫	下垂手
尺骨神経	腋窩の過伸展，肘関節の圧迫，上肢過伸展，100°以上の過剰な屈曲	わし手
総腓骨神経	腓骨小頭，膝関節の圧迫	尖足，または下垂足（足の背屈不能）

① 上側股関節 外転・内転中間位，下肢は水平位を保つ
上側上肢 肩関節前方挙上90°以下
下側膝関節 屈曲位 90°程度 腓骨小頭の圧迫を避ける
下側股関節 屈曲位 70°程度
下側上肢 肘関節軽度屈曲位
腋窩枕は腋窩の少し下に挿入し，必ず手を入れて腋窩が圧迫されていないか確認する

② 耳介，眼球，頬部の圧迫を防ぐ

③ 頭部～頸部は水平位を保つ

④ 固定具を使用する場合は骨の部分にあてスポンジなど除圧物品を挿入する
固定帯を使用する場合は総腓骨神経の圧迫を避ける

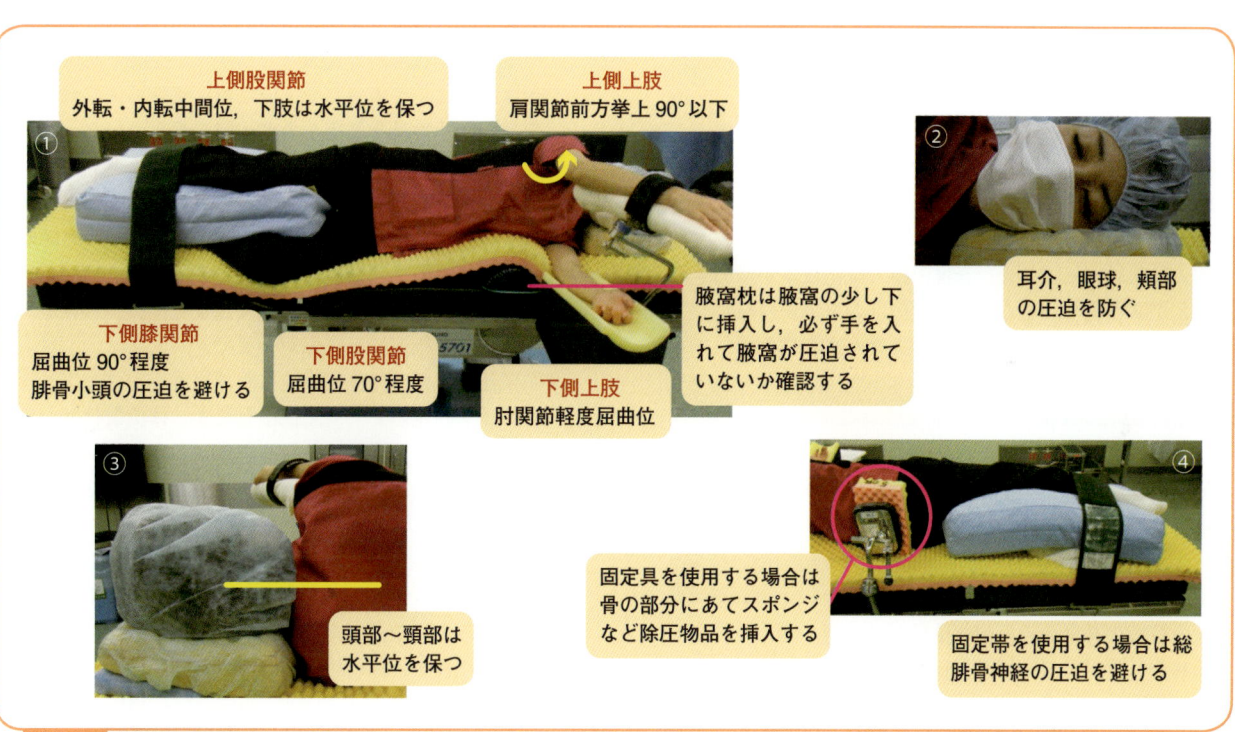

図2　側臥位のポジショニング

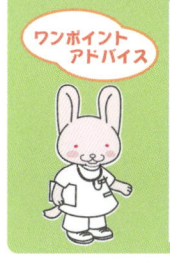

ワンポイントアドバイス

側臥位は仰臥位とくらべ，身体とマットレスとの接触面積が約半分となります．不安定な重心を支える多くの支持器を必要とするため，体側の支持器に接触する部分の除圧とずれ力をできるだけ小さくすることが重要です．

参考文献

1) 北海道大学病院手術部ナースセンター："みる看るわかる　手術患者の体位アセスメント―術前・術中・術後の観察ポイント"．メディカ出版，pp48-62，2005
2) 車　武丸 他：手術患者の超重要ポイントマスターブック．オペナーシング2011 臨時増刊：299-302，2011
3) 菊地京子："徹底ガイド 手術看護外回りQ&A"．総合医学社，pp114-120，2011
4) 田中マキ子 他："動画でわかる手術患者のポジショニング"．中山書店，pp41-54，2007

6章 術中看護

Q49 腹臥位のポイントを教えてください

A 骨突出部位が多く，体幹の支持面積が狭い褥瘡発生リスクの高い体位です．胸腹部の受圧面積が減る支持器の使用では，局所の圧迫に加え腹部の大血管や下大静脈の圧迫にも注意が必要です．

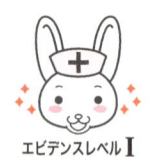

エビデンスレベルⅠ

回答者　山下さおり

1 呼吸，循環への影響

- 支持器や自重による胸腹部の圧迫が横隔膜運動を制限し，ガス換気障害が起こりやすくなります．また，体位変換時に気管挿管チューブの深さや位置が変化しやすく，術中も接続部位などがみえにくいため注意が必要です．
- 均等に重力がかかるので，循環への影響は少ないですが，腹部の圧迫は下大静脈の圧迫を招き，静脈還流の障害から血圧低下をひき起こします．下大静脈の圧迫は硬膜外腔の静脈層を怒張させ，脊椎手術では出血量が増加することがあります．また，下肢や腹部の血流が停滞しやすく，術後の深部静脈血栓症のリスクが高まります．

2 皮膚への影響

- 使用する支持器や枕によって違いがありますが，前額部，頬骨部，前胸部，腸骨部，乳房，陰部，膝関節部，脛骨部，足趾部が褥瘡好発部位です（図1）．

3 神経への影響

- 腹臥位での神経圧迫好発部位は顔面神経，迷走神経，上腕神経，橈骨神経，尺骨神経，大腿神経，総腓骨神経です（表1）．

4 実際の体位保持のポイント

- 全体：長時間同一体位を保持しても褥瘡・神経障害を起こさない体位保持が必要です．4点支持器を使用する場合は局所に圧が集中しやすいため，支持部位に減圧効果の高い除圧物品を使用します．厚く柔らかいタイプだと沈み込みが大きく手術手技に影響するため，ゲル素材のものやウレタンフォーム系のものが適しています．**体幹の支持面積の小さい体位のため，体位変換後の各隙間には除圧効果の高いスポンジなどを使用し，支持面積を広くすると褥瘡のリスクを軽減できます．**女性は乳房，男性は陰部の圧迫にも注意が必要です．
- 頭頸部，顔面：体位変換前に眼球保護テープや気管挿管チューブ固定のテープで保護します．体位変換後，顔を横に向ける場合は頭部が前屈，後屈しないようにします．下側になる眼球，耳介，頬に圧迫がないことを確認します．顔を下に向ける場合の頸椎は水平位とし，プロンビュー®を使用する場合は鏡で眼球，額部，頬部，鼻，下顎部の圧迫がないか確認します．眼球の圧迫は眼圧上昇による失明や，迷走神経反射による徐脈を起こす可能性があります．挿管チューブの圧迫や屈曲の有無の確認も重要です（図2-①）．

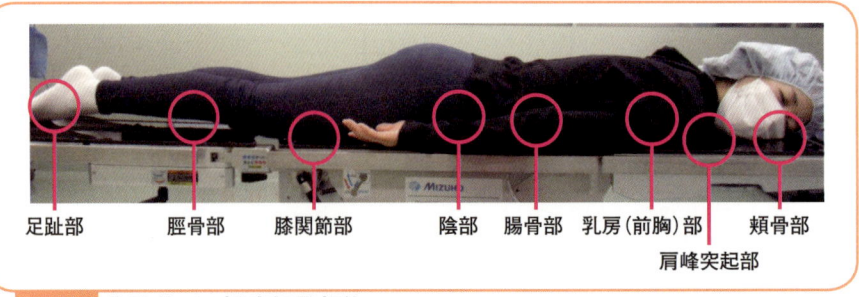

図1 腹臥位での褥瘡好発部位

足趾部　脛骨部　膝関節部　陰部　腸骨部　乳房（前胸）部　頬骨部
肩峰突起部

- 上肢：肩関節の外転・前方挙上角度は90°以下にします．腋窩の圧迫や肩関節の過伸展，過外転は上腕神経麻痺を招きます．肘関節は肘頭部の圧迫を避けるよう除圧します（図2-①）．
- 下肢：鼠径部や上前腸骨棘付近が支持器により圧迫されると，大腿神経や外側大腿皮神経の圧迫を招きます．**大腿の下に隙間があると4点支持部や膝に体圧が集中するため，隙間を埋めるように除圧物品を入れ受圧面積を広くします．**膝関節は10～30°の屈曲位が最も膝に対する体圧が低くなります．固定帯を使用する場合は総腓骨神経の圧迫を避けます．足関節は尖足にならないよう，また，つま先が直接手術台に接触しないように枕を挿入します（図2-②）．

表1 腹臥位における神経圧迫部位とその症状

神経障害	原因	症状
顔面神経	頬，耳介部の圧迫	表情筋麻痺，口角下垂
迷走神経刺激	眼の周囲の圧迫	徐脈（眼球の圧迫は眼圧上昇による失明の危険がある）
上腕神経	頸部の過伸展，上肢の過剰な外挙，過伸展，過外転，腋窩の圧迫	手指感覚異常，運動障害，握力・筋力低下，猿手
橈骨神経	上腕の内側，外側の圧迫	下垂手
尺骨神経	腋窩の過伸展，肘関節の圧迫，上肢過伸展，100°以上の過剰な屈曲	わし手
大腿神経	鼠径部の圧迫，大腿の過度な屈曲，内転，外旋	下肢伸展不可，臀部屈曲不可
総腓骨神経	腓骨小頭，膝関節の圧迫	尖足，または下垂足（足の背屈不能）

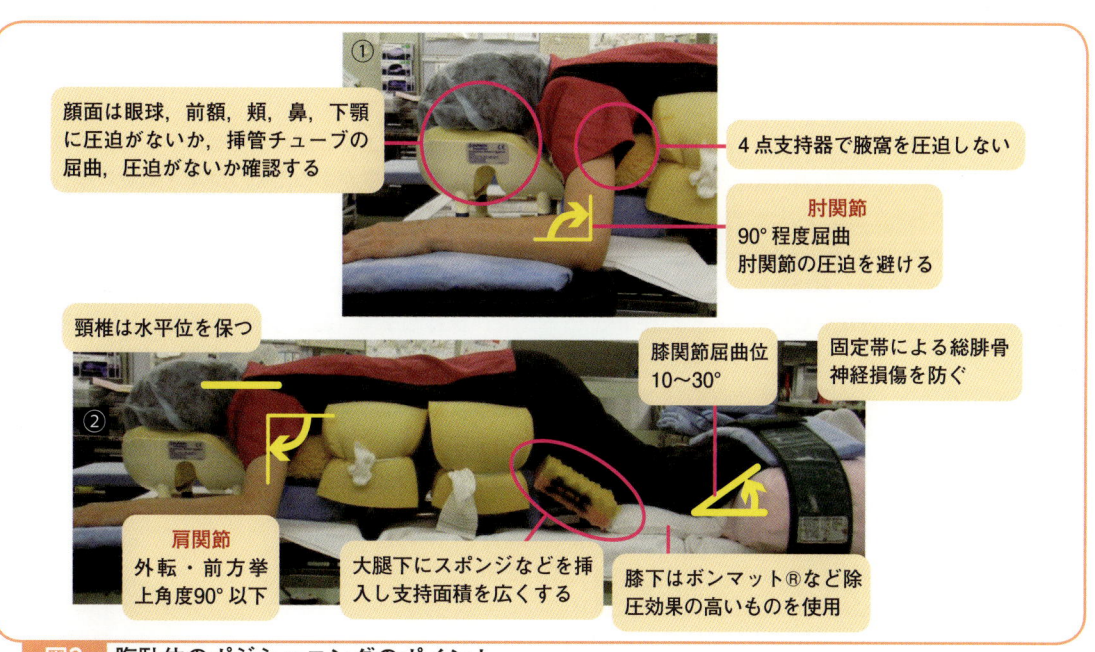

図2 腹臥位のポジショニングのポイント

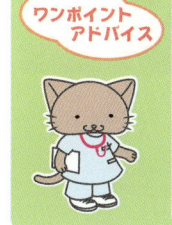

① 顔面は眼球，前額，頬，鼻，下顎に圧迫がないか，挿管チューブの屈曲，圧迫がないか確認する
4点支持器で腋窩を圧迫しない
肘関節 90°程度屈曲 肘関節の圧迫を避ける

② 頸椎は水平位を保つ
膝関節屈曲位 10～30°
固定帯による総腓骨神経損傷を防ぐ
肩関節 外転・前方挙上角度90°以下
大腿下にスポンジなどを挿入し支持面積を広くする
膝下はボンマット®など除圧効果の高いものを使用

ワンポイントアドバイス
隙間を埋め受圧面積を広く保つことが大切な体位ですが，肥満の患者さんでは腹部と手術台の隙間を埋めてしまうと腹圧の上昇を招くため，腹部の隙間は空けておくことが必要です．

参考文献
1) 北海道大学病院手術部ナースセンター：“みる看るわかる 手術患者の体位アセスメント―術前・術中・術後の観察ポイント”．メディカ出版，pp70-85，2005
2) 車 武丸 他：手術患者の超重要ポイントマスターブック．オペナーシング2011 臨時増刊：295-298，2011
3) 菊地京子：“徹底ガイド 手術看護外回りQ&A”．総合医学社，pp126-131，2011
4) 田中マキ子 他：“動画でわかる手術患者のポジショニング”．中山書店，pp55-67，2007

6章 術中看護

Q50 砕石位のポイントを教えてください

A 仙骨部に圧が集中しやすい体位のため，体圧分散効果の高いマットレスを使用し臀部に対する荷重を軽減する必要があります．事前に股関節の可動域を確認し，左右対称に下肢を挙上することが重要です．

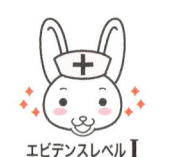

エビデンスレベルI

回答者　山下さおり

1　呼吸，循環への影響

- 下肢の挙上，屈曲により腹部臓器が横隔膜を頭側に押し上げるため，腹腔内圧が上昇，横隔膜運動が抑制され換気量が減少します．腹腔鏡下手術では視野確保のため頭低位となるので，その傾向はさらに強まります．
- 下肢挙上の際は肺血流が増加し血圧上昇の可能性があり，下肢を下げる時は血流が下肢に流れ込み血圧低下を招くことがあります．体位変換時は必ず麻酔科医師と声をかけ合い，循環動態を確認しながらゆっくりと行います．

2　皮膚への影響

- 上半身は仰臥位同様，後頭部，肩甲骨部，肘部，仙骨部が褥瘡好発部位です．下半身はレビテーター®の使用では腓腹部や踵部が褥瘡好発部位になります（**図1**）．

3　神経への影響

- 腕神経叢，橈骨神経，尺骨神経に加え，股関節の屈曲による大腿神経，坐骨神経，下肢固定具による総腓骨神経が神経圧迫好発部位です（**表1**）．

4　実際の体位保持のポイント

- **全体**：長時間同一体位を保持しても褥瘡・神経障害を起こさない体位保持が必要です．下肢を左右対称に保つため，体位固定前に身体をベッドの中央に保持します．**下肢の可動域は個人差があることが多いので，術前に確認しておく必要があります．**股関節の可動域に制限がある場合は，少しずつ力を加え他動関節可動域を把握しておきます．
- **頭頸部**：仰臥位に準じます．手術台の下方へ移動する際は，麻酔科医師に頭部を支えてもらい頸椎の損傷を防ぎます．

- **上肢**：仰臥位に準じます．腹腔鏡下手術などで上肢を閉じて固定する場合は，上肢が手術台から脱落しないよう工夫します（図2-①）．
- **臀部**：仙骨部に最も体圧がかかるため，ソフトナース®やボンマット®など減圧効果の高いマットを使用します．骨突出が顕著な場合はピュアフィックス®などの併用を考慮します．**体位保持後に置き直しを行うと臀部の圧が低下します**（図2-②）．
- **下肢**：**挙上する際は，坐骨神経の牽引や股関節の脱臼を起こす危険があるため，両足を同時にゆっくりと左右対称に行います．**心疾患がある場合などは負荷を考慮し，片足ずつゆっくり行います．股関節は屈曲45°以下，外転45°以下，膝関節は屈曲90°以下の生理的な可動域内で保持します（図2-③）．下肢固定具に固定後は足背動脈の触知，皮膚色，冷感の有無を確認し循環障害がないか確認します．レビテーター®は下腿全体で下肢を固定で

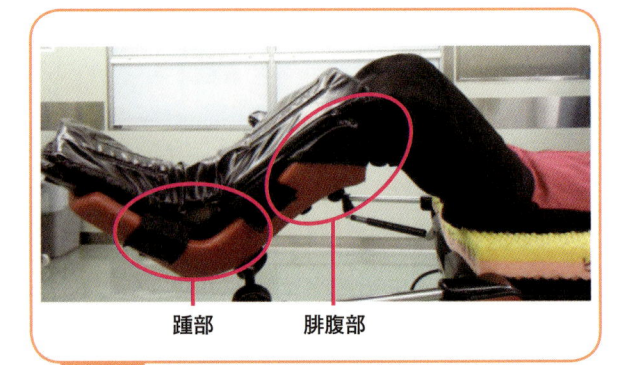

踵部　腓腹部

図1 砕石位での褥瘡好発部位

※上半身は仰臥位に準じる．写真はレビテーター®使用時．

きますが、踵の位置がずれると下肢の他の部位に体圧が集中するため、ブーツに踵がフィットしているか確認します。
- 腹腔鏡下手術では、視野確保のため術中の頭低位や左右のローテーションが必要であり、手術時間も長時間となることが多いため身体のずれが生じる可能性があります。陰圧式体位固定具を使用し支持面積を広く保持し、皮膚、神経障害予防と同時に体位の崩れを最小限にする工夫が必要です。手術開始前に必ずローテーションテストを行い、体位のずれがないか複数の目で確認します。

表1　砕石位における神経圧迫部位とその症状

神経障害	原因	症状
腕神経叢	上肢の過剰な外挙、過伸展、過剰外転、上腕骨頭・鎖骨の圧迫	上肢の回内・回外運動障害
橈骨神経	上腕の内側、外側の圧迫（上腕骨を螺旋状に走行しておりスクリーンの支柱や上肢固定具の圧迫が関係する）	下垂手
尺骨神経	肘関節の圧迫、上肢過伸展、100°以上の過剰な屈曲	わし手
大腿神経	鼠径部の圧迫、大腿の過度な屈曲、内転、外旋	下肢伸展不可、臀部屈曲不可
坐骨神経	腓骨小頭、膝関節の圧迫	大腿の外転運動、下腿の屈曲作用障害により下肢の運動機能が低下
総腓骨神経	腓骨小頭、膝関節の圧迫（下肢の外旋、下肢除圧具や固定具の位置が関係する）	尖足、または下垂足（足の背屈不能）

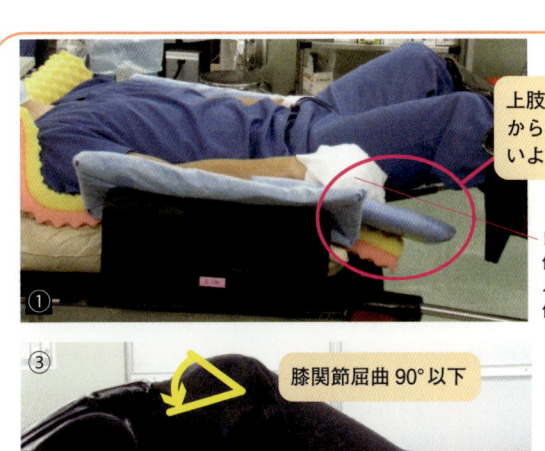

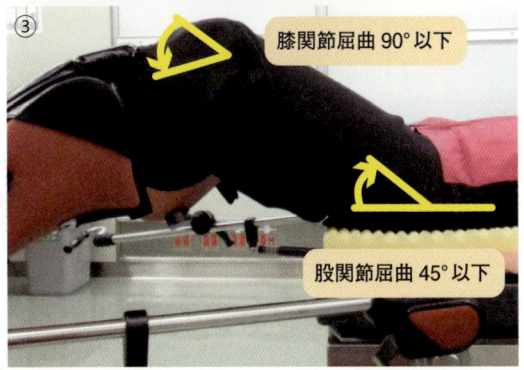

図2　側臥位のポジショニングのポイント

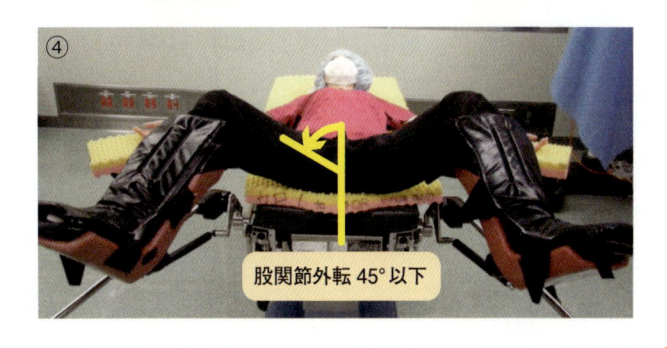

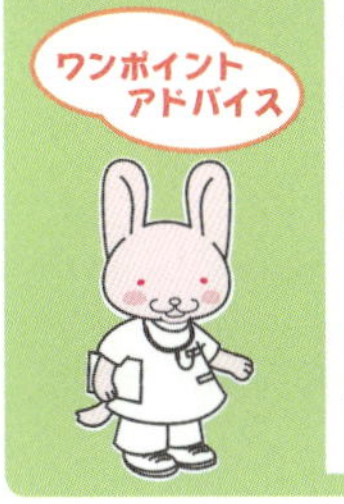

① 上肢が手術台から脱落しないよう工夫／自爪での皮膚損傷を防ぐためオルソラップ®を使用
② 骨突出が顕著な場合、仙骨部に除圧具を追加 体位保持後臀部の置き直しを行う
※置き直し
③ 膝関節屈曲90°以下／股関節屈曲45°以下
④ 股関節外転45°以下

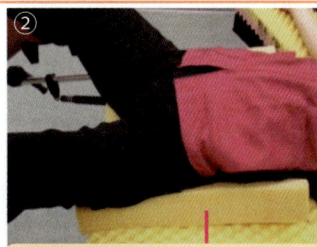

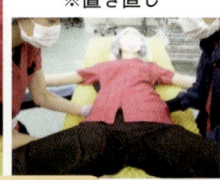

ワンポイントアドバイス
下肢挙上時に発生したずれ力を低下させる目的で行う「置き直し」は、「背抜き」と同様の褥瘡予防効果があります。臀部をゆっくりと丁寧に浮かせ、左右に少し揺さぶります。神経への影響を考慮して愛護的に行います。

参考文献
1) 北海道大学病院手術部ナースセンター："みる看るわかる 手術患者の体位アセスメント―術前・術中・術後の観察ポイント". メディカ出版, pp86-101, 2005
2) 車 武丸 他：手術患者の超重要ポイントマスターブック. オペナーシング2011 臨時増刊：303-306, 2011
3) 菊地京子："徹底ガイド 手術看護外回りQ&A". 総合医学社, pp121-125, 2011
4) 田中マキ子 他："動画でわかる手術患者のポジショニング". 中山書店, pp72-79, 2007

6章 術中看護

Q51 体温管理の注意点について教えてください

A 術中低体温になると，筋弛緩薬の作用遅延，麻酔からの覚醒遅延が起こります．また創傷遅延させ，術後予後にも影響することが明らかで，覚醒後の患者満足度も低下させます．正確な体温管理と積極的な保温・加温をこころがけましょう．

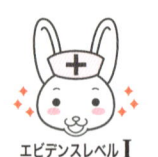

エビデンスレベルI

回答者：佐々木麻美，岡林紀恵

1 体温異常の原因

a) 低体温

- **原因**：熱産生の低下や末梢血管拡張作用のため，全身麻酔導入後約1時間で体内での**熱の再分布**によって中枢温は0.5～1.5℃低下します．全身麻酔は体温調節中枢を抑制します．体温が低下してもふるえ熱産生や末梢血管収縮が起きません．体温管理がされず熱損失が大きい場合，著明な低体温になります．また開胸や開腹術では中枢臓器が手術室大気に曝露されるため熱の放散が増加し，さらに体温は低下します．

b) 高体温

- **原因**：術野が狭い手術（とくに6ヵ月以上の小児の場合）に起こりやすいうつ熱，術前から存在した感染，不適合輸血，アレルギーなどが原因による発熱があります．また，麻酔中に急激な体温上昇（15分に0.5℃以上または1時間に2℃以上）を認めた場合は**悪性高熱症**を疑います．骨格筋のカルシウム代謝異常により起こる遺伝子疾患で，家族歴や過去の麻酔で悪性高熱を疑う症状のあった場合は注意が必要です．

2 術中体温の低下を防ぐためには？

- 体温は手術体位の影響を受けやすく，仰臥位以外の体位は加温装置に接触する面積が小さいため低体温に陥りやすいといわれています．
- 腹臥位は背部からの熱放散量が多く，砕石位は上半身からの体温が喪失しやすいです．側臥位は身体側面のみ加温装置が接触する状況では，低体温に陥りやすいといわれています．
- 露出部位が大きい手術や保温場所が限局される手術の場合，室温は高めに設定しましょう．

3 患者加温装置（表1）と合併症について

- 加温効果を決める要素として，加温面積，加温部位の状態，密着性，温度設定，加温装置の物理的性質，血流量などが挙げられます．1つの方法で体温管理するのではなく，種々の方法を組み合わせるほうがより効果的です．
- 加温装置と接触部位が阻血状態になっていないか，温風加温装置のエアホースが直接皮膚に接触していないか術中確認しましょう．また虚血部位を加温しないようにし，合併症（**低温熱傷**）に気を付けましょう．

4 体温の測定部位と特徴について

- 体温には，中枢温（核心温）と末梢温（外殻温）があります．中枢温は体温調整中枢が存在する視床下部の温度を指しますが，実際には測定困難なので表2で示すような測定部位で代用します．

ワンポイントアドバイス
術中はモニター表示の値を過信せず，患者さんに直接触れて実際の温度を確認しながら設定温度を調整しましょう．

参考文献

1) 半田麻理栄：体温管理のポイント．オペナーシング 25：81-86，2010
2) 矢野武志：術中体温管理の要点について教えてください．"ナーシングケアQ&A 10 これだけは知っておきたい手術室ナーシングQ&A" 天羽敬祐，川村隆枝 編．総合医学社，pp168-169，2006
3) 槇田浩史：体温変化．"駆け出し研修医のための麻酔サバイバルノート"．メディカル・サイエンス・インターナショナル，pp107-108，2002

表1 患者加温装置

患者加温装置	特徴および注意点
温風式加温装置(ベアーハガー™など)	最も効率的な加温装置で，両上肢の加温でも十分な効果が得られる．風と騒音が発生する．術式によってアンダータイプかアッパータイプを選択する．
循環式温冷水マット(メディサーム®など)	患者の下に設置した場合，接触面の末梢血管は患者の重力によって圧迫されて血流が乏しく，低温熱傷が生じる危険性がある．
放射熱加温装置(インファウォーマi®など)	局所的な環境温度を上昇させる．新生児・小児手術に適している．
患者被覆材	アルミシート，ビニールカバー，バスタオルなど熱放散をおよそ30％軽減し，保温効果があるが加温効果はない．

(文献2より引用)

表2 測定部位と特徴

測定部位	温度	特徴
直腸温	中枢温よりやや高値を示す	下腹部の手術には適さない．低体温からの復温時は全身諸臓器の復温の指標となる．深めに挿入すると粘膜損傷・裂孔の危険がある．
食道温	大動脈血液温を反映する(中枢温に近い)	食道下位1/3にプローブを挿入して測定すると中枢温に近い値が測定できる．上腹部・開胸手術では環境温や洗浄の影響を受けやすい．粘膜損傷・穿孔の危険性があり，食道静脈瘤のある時は禁忌である．
鼓膜温	内頸動脈の血液温を反映する	外気温や，耳周囲皮膚温の影響を受ける．再現性が悪くプローブ挿入角度で変動する．
膀胱温	腎臓温と腎動脈血液温を反映する	膀胱内にバルーンを留置して測定する．下腹部開腹手術や腹腔内大量洗浄時に値が変化する．尿量低下時に値が不正確である．
肺動脈血温	大動脈血液温，中枢温に近い	肺動脈カテーテルを挿入して測定する．侵襲が大きく，人工心肺を使用する心臓手術や脳低体温療法時などに使用する．
深部温	前額部測定で，中枢温に近い	深部温センサー(熱流保障型プローブ)を装着し使用する．深部組織温と平衡するまで15～20分を要する．外気が深部組織温より高い場合には測定できない．

(文献1，2より引用)

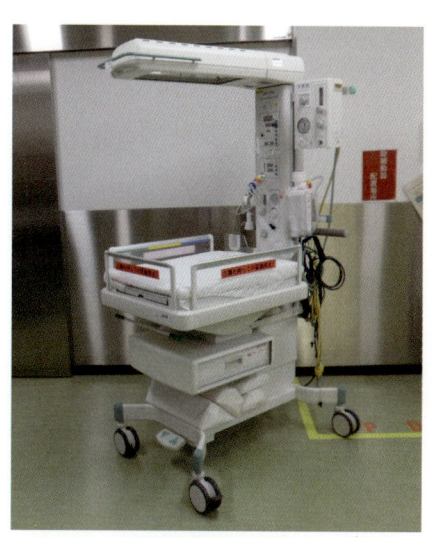

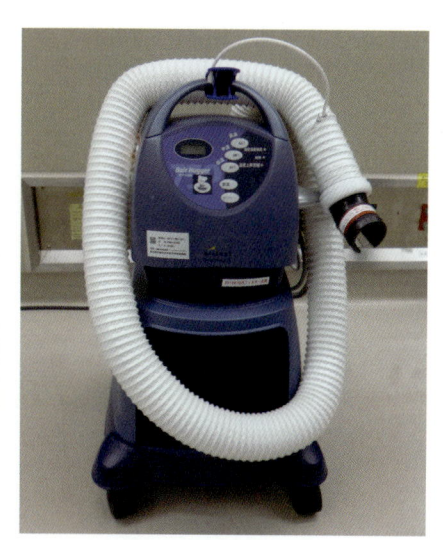

図1 患者加温装置

インファウォーマ®　　　ベアーハガー™

6章 術中看護

Q52 麻薬使用時の注意点を教えてください

A 医療用麻薬は術中・術後など強い痛みをコントロールし，手術合併症を減少します．しかし呼吸抑制や，筋硬直，血圧低下などの副作用があるため，かならず気道確保・呼吸管理などの蘇生設備が完備された場所で使用し，術後鎮痛に使用する際は，定期的な呼吸状態の確認が必要です．

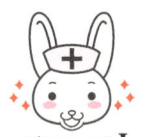

エビデンスレベルⅠ

回答者：佐々木麻美，岡林紀恵

1 医療用麻薬とは

- 医療用麻薬（オピオイド）には，いろいろな種類があります．アヘンに由来する薬物で天然オピオイド・半合成オピオイド・合成オピオイドに分類されています．
- オピオイドはオピオイド受容体に作用して，強力な鎮痛作用を発揮します．

2 医療用麻薬を使う場面

- 医療用麻薬が使用されるのは，いずれも強い痛みを伴う場合です．
- 医療用麻薬を適宜使わないと，手術ストレスで血圧の上昇がみられたり，術後痛から身動きがとれず肺炎や肺塞栓をひき起こす可能性があります．「痛み」は心と身体の大きなストレスであり，我慢することでかえって体にストレスを与え，交感神経の興奮から末梢の血流低下をきたし痛み物質が蓄積，その情報が脳に伝わり新たな痛みをひき起こします．このように，痛みは悪循環を形成してさまざまな合併症や副作用をひき起こします．強い痛みには麻薬を上手に使い，痛みをしっかりと緩和することが重要なのです．

3 医療用麻薬の作用

- 一般的な痛み止めは，実際に炎症が起こっている部位に作用して，痛み物質の産生を抑えることで痛みを和らげます．一方，医療用麻薬は，痛みの伝達を指令する脳や脊髄神経に作用して痛みを抑えます（図1）．

4 医療用麻薬（オピオイド）の取扱い

- オピオイドのうち，**レミフェンタニル，フェンタニル，塩酸モルヒネ，ペチジン**は**医療麻薬**として扱われ厳密に規定されています．必ず鍵のかかる保管庫に保存し，その使用に際しては麻薬取扱い者が行い，麻薬処方箋の記入が必要です（表1）．

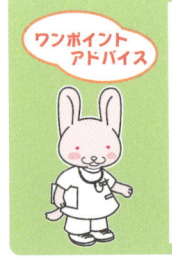

ワンポイントアドバイス
手術中使用した医療麻薬の残液が入ったシリンジは捨てずに，空アンプルと一緒に必ず麻薬取扱い者に返却しましょう．

参考文献

1) 富永喜代：癌手術慢性疼痛に使う医療麻薬の効果と副作用［痛み・疼痛］．AllAbout．http://allabout.co.jp/gm/gc_print/374456/
2) 森本康裕：オピオイドと類似薬．"麻酔科薬剤ノート"讃岐美智善 編．羊土社，pp12-26，2010
3) がんの痛みネット：オピオイド鎮痛薬とは．http://www.itaminai.net/cure/c5.html
4) 恒吉勇男，上村裕一：術後鎮痛法．"麻酔科必修マニュアル"槇田浩史 編．羊土社，pp165-168，2008

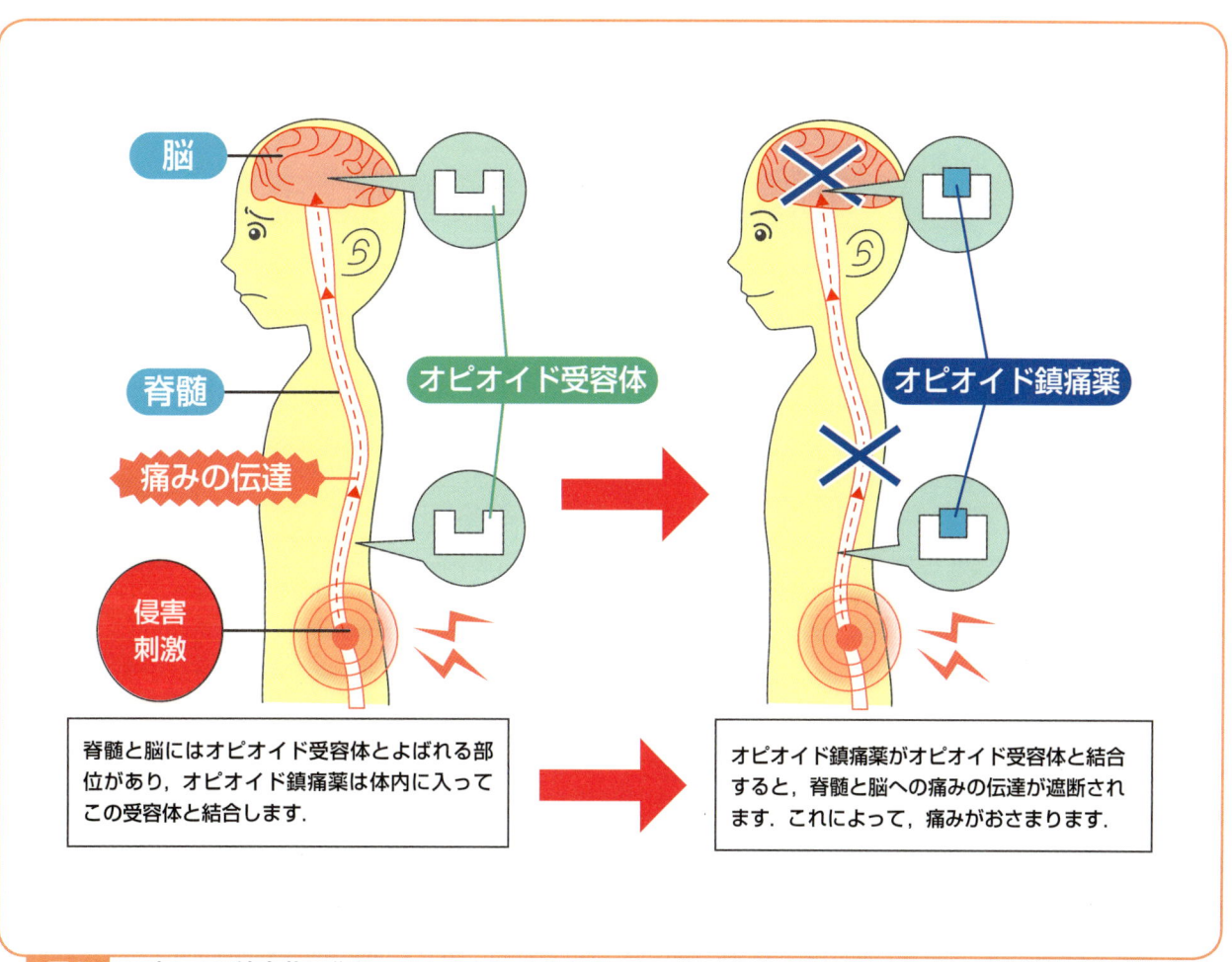

図1 オピオイド鎮痛薬の作用

脊髄と脳にはオピオイド受容体とよばれる部位があり，オピオイド鎮痛薬は体内に入ってこの受容体と結合します．

オピオイド鎮痛薬がオピオイド受容体と結合すると，脊髄と脳への痛みの伝達が遮断されます．これによって，痛みがおさまります．

（文献3を参照して作成）

表1 オピオイド鎮痛薬

薬剤名（商品名）	適応	副作用	ワンポイントアドバイス
レミフェンタニル（アルチバ®）	・全身麻酔導入および維持の鎮痛	・血圧低下・徐脈 ・筋硬直	レミフェンタニル麻酔の欠点として，術後のシバリングがある．オピオイドや麻酔薬の作用が急速に消失することが一因と考えられる．対策として，術中の体温管理を厳密に行うことが挙げられる．
フェンタニル	・全身麻酔における鎮痛 ・局所麻酔における鎮痛の補助 ・激しい疼痛（術後疼痛，がん性疼痛など）に対する鎮痛	・呼吸抑制 ・筋硬直	強力な鎮痛作用（モルヒネの50～100倍）があるにもかかわらず心筋抑制作用がない．術後疼痛管理用には，皮下PCA*，硬膜外麻酔による持続投与がある．
モルヒネ	・術後鎮痛 ・麻酔前投薬 ・麻酔の補助	・呼吸抑制 ・悪心・嘔吐 ・気管支けいれん，痒み	腎不全の患者では，呼吸抑制の危険性が高くなるため，持続投与は避けるべきである．
ペチジン（オピスタン®）	・シバリング抑制 ・術後鎮痛	・せん妄・けいれんなど中枢神経興奮症状を誘発することがある．	

＊PCA：patient controlled analgesia（患者自己管理鎮痛法）

（文献2より引用）

6章 術中看護

Q53 心疾患や高血圧の患者さんの注意点を教えてください

A 術前の血圧値・心電図を把握しておくことが大切です．術中高血圧や心電図に異常が生じたときの治療に関与します．麻酔・手術については，挿管操作など外的刺激をできる限り抑え，術後は十分な鎮痛と，またシバリングによる心筋酸素消費量の増加を避けるために術中の体温維持に努めます．

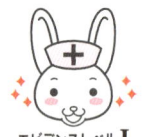

エビデンスレベルⅠ

回答者：佐々木麻美，岡林紀恵

1 虚血性心疾患と高血圧のメカニズム

- 心筋における酸素消費量が酸素供給量を超えてしまうと，心筋は虚血状態になります．
- このバランスが崩れる原因に，心筋収縮増大や心拍数の増加があります．これらは心筋への酸素消費量の増加につながります．逆に冠血流量の低下や血液に含まれる酸素の量の低下は心筋酸素供給量の低下につながります．冠血流量はおもに血圧に依存しているため，血圧を維持することが重要です．
- 血圧は**心拍出量×末梢血管抵抗**で表されます．高コレステロール血症や糖尿病を合併する患者では，血管内の性状が悪くなっており末梢血管抵抗は上昇します．このような状況でも，心臓の抵抗の高い血管に血液を送らなければならず，心臓には大きな負担がかかってしまいます．どちらの場合でも血圧は上昇しますが，心臓に負荷がかかっていることに変わりはなく，ほとんどの高血圧患者は血管の弾力が低下しており，周術期に血圧が著明に変動することが多くみられます．

2 術前確認のポイント

- 高血圧の既往．
- 虚血部分の把握．
- 虚血部位によっては不整脈を起こすこともあるので，徐脈や房室ブロックなどの不整脈の有無も確認します．
- 術前常用内服薬の確認．
- 術前までに虚血性心疾患を指摘されていない場合でも，糖尿病や高血圧，脂質異常症の合併，喫煙歴などがある場合は，心血管リスクが高くなります．

3 術中管理の注意・ポイント

a) 血圧は上がりやすく，下がりにくい

- 術中の血圧変動は±20%以内に保ちます．血圧低下が大きいのは，動脈硬化を合併している場合や，輸液が不十分，術前の降圧薬の影響が強く出る場合などがあるため，輸液負荷や昇圧薬を必要とします．血圧「値」だけに気をとられず，血圧変動の原因を考えて対処しましょう．

b) 平均血圧を下げすぎない

- 高血圧患者では重要臓器の自己調節が高く設定されているので，平均血圧を下げすぎず，最低でも80mmHgを下回らないようにします．

c) 麻酔覚醒後の高血圧と虚血性心疾患

- 術後不十分な鎮痛による強い疼痛や低体温によるシバリングを起こすと，心筋酸素消費量が増加し，血管収縮，頻脈を伴い高血圧になります．
- 手術中の狭心症発作は，突然の血圧低下とST上昇で表されます．より詳細な心電図情報を得るために，5極誘導の心電図を準備します．また，虚血性心疾患合併症例では心筋への酸素供給量を十分に維持し，かつ心筋酸素消費量を増加させないことがきわめて重要となります．とくにシバリングでは酸素消費量増大，血管収縮，頻脈を伴い高血圧になるので，低体温を避けるため術中の体温維持に努めることは大変重要といえます．高血圧から心筋虚血をきたす場合があるため注意が必要です．

高血圧患者は，低血圧になる可能性も高い！

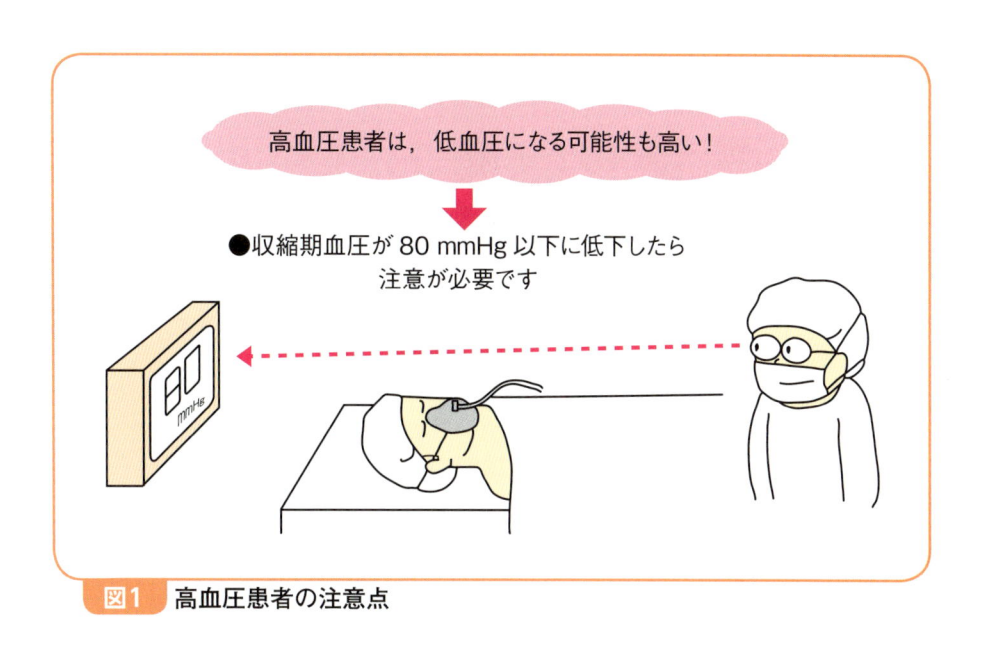

●収縮期血圧が 80 mmHg 以下に低下したら注意が必要です

図1 高血圧患者の注意点

表1 手術中によく使われる降圧薬・冠血管拡張薬の作用と特徴

	一般名（商品名）	作用・作用機序	特徴・適応
Ca拮抗薬	ニカルジピン（ペルジピン®）	・血管平滑筋・心筋細胞内へのCa取込み抑制	・血管拡張強く，心抑制弱い（頻脈↑）
	ジルチアゼム（ヘルベッサー®）	・心筋・血管平滑筋細胞内へのCa取込み抑制 ・冠血管拡張	・ニカルジピンと比べて，血管拡張弱く心抑制強い（頻脈↓，心収縮力↓） ・不安定狭心症
プロスタグランジン	アルプロスタジル（プロスタンディン®500）	・細胞内cAMPを増加させ，血管平滑筋を弛緩	・血流増加作用があるが，高濃度ではその限りではない
硝酸薬	ニトログリセリン（ミリスロール®）	・冠血管拡張	・不安定狭心症 ・急性心不全
K_ATP チャネル開口薬	ニコランジル（シグマート®）	・冠血管拡張 ・直接心筋保護	・不安定狭心症 ・急性心不全

（文献4より引用）

ワンポイントアドバイス

血圧異常値はマンシェットのエラーでも起こりうるため，サイズや位置は適切でなければなりません．観血的動脈圧を測定している場合，手術台を上下させた際はトランスデューサーの位置を確認しましょう．

参考文献

1）多田恵一：術中管理Q63．"ナーシングケアQ&A 10　これだけは知っておきたい手術室ナーシングQ&A" 天羽敬祐 他編．総合医学社，pp138-139，2006
2）渡辺省吾：術中管理Q64．"ナーシングケアQ&A 10　これだけは知っておきたい手術室ナーシングQ&A" 天羽敬祐 他編．総合医学社，pp140-141，2006
3）小林真之：循環器系疾患患者．オペナーシング 29：19-25，2014
4）讃岐美智善 編：合併症を持つ患者の術中管理．"麻酔科研修チェックノート"．羊土社，pp180-182，2006

6章 術中看護

Q54 気管支喘息の既往のある患者さんの注意点を教えてください

A 喘息の既往や治療状況，重症度，喘息発作のタイプ，最終発作日などから麻酔方法と麻酔薬を決定するので，術前の情報収集は大切になります．また，麻酔導入前後の呼吸音の聴取もポイントになります．

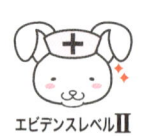

エビデンスレベルⅡ

回答者：諏訪辺久子，岡林紀恵

1 喘息とは（図1）

- 気管支喘息の基本的な病態は，好酸球を中心としたアレルギー性の気管支炎症と考えられています．気管支炎症の結果，さまざまな刺激に反応して広範な**気道収縮**が起こり，このために生じる症状（喘息発作）によって特徴づけられる疾患です．症状は可逆的であり，自然または治療によりその症状が変化します．しかし，長期罹患した患者では，気道壁の器質的な肥厚などのリモデリング（再構築，器質的変化）がみられ，気道閉塞の可逆性は低下します．

2 聴診所見（図2）

- 呼気の延長，両肺野でびまん性に**連続性ラ音**が聴取されます．

3 術前の情報収集ポイント

☐ 喘息の既往　☐ 重症度　☐ 喘息発作のタイプ
☐ 治療の有無と治療薬　☐ 最終発作日
☐ 肺機能検査（一秒率，一秒量，フローボリューム曲線）
☐ 低酸素血症の有無　☐ 血液ガスデータ
☐ 最終アタック（発作）
☐ 理学的所見
　（胸部X線，呼吸状態，呼吸音，バイタルサイン）
☐ 喘鳴の有無　☐ 禁煙状況　☐ Hugh-Jones分類
☐ 術前の不安の程度

4 早期発見と早期対処

- 術中・術後は喘息発作の早期発見に努めることと，発作時には薬剤の準備など早期に対処できるようにすることが大切です．
- 喘息患者では，**気管挿管による気道の刺激は気管支攣縮**の一大原因になります．
- 挿管時，抜管時ともに呼吸状態，発作の有無の観察が必要になります．
- 術中の喘鳴の原因には気道分泌物，肺水腫，気管チューブの閉塞，気管チューブの先端が気管分岐部や主気管支に位置した場合などがあります．そのため，喘鳴がみられた場合は，麻酔科医とともに挿管チューブの位置，屈曲の有無，カフの異常などを点検します．また，**回路内ネブライザー投与の薬剤**を準備しておきましょう．
- 術中および抜管前には頻回に喀痰を吸引する必要がありますが，バッキングさせないことが重要です．

5 実際の特徴

- 全身麻酔の場合，気管支喘息や喫煙者など，閉塞性障害のある患者はカプノグラムが右肩上がりのグラフになります．分泌亢進，気道上皮の剥離，気管支収縮により気道は狭窄し，呼気時間が延長します．そのため，吐き出される二酸化炭素がゆっくりとなり，徐々に呼気中の二酸化炭素濃度が上昇します．呼気が終了する前に吸気が開始されるため，Auto-PEEPが発生し，吸気の気道抵抗が上昇した場合は気道内圧が上昇し，バッグ換気のときはバッグが急に硬くなったと感じることもあります．また，気道内圧や換気量低下のアラームが鳴ります．

6 観察・看護ケアのポイント

☐ 環境整備（室温の調整，保温，加温）
☐ 呼吸状態（呼吸音，呼吸回数）
☐ 喘鳴の有無　☐ 酸素化状態（SpO₂値）
☐ 気道分泌物の性状，量
☐ カプノメータの呼気時間の有無　☐ 人工鼻の装着
☐ 心理的支援（不安の緩和）
☐ 体温管理　☐ 疼痛の有無，程度の観察と疼痛管理

図1　気管支喘息のメカニズム

コントロール良好時の気管支
発作なし
アレルゲン
①

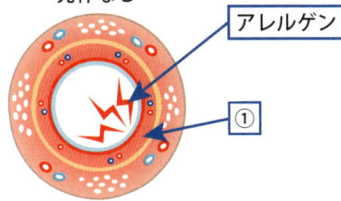

喘息発作時の気管支
重い発作時　軽い発作時
②
③

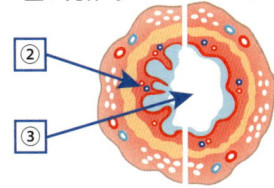

・炎症増強：アレルゲンなどの感作を受けて好酸球やTリンパ球を介し炎症が惹起される（①）．
・気管分泌物亢進：炎症が起こった結果，気道に粘液が分泌される（②）．
・気道狭窄：分泌亢進，気道上皮の剥離，気管支収縮により気道が狭窄する（③）．

（文献1を参照して作成）

図2　術前診察

●問診（現病歴，既往歴，麻酔歴）
●理学所見
↓
術前状態を把握する
↓
必要な場合のみスクリーニング検査

（文献4より転載）

ワンポイントアドバイス

喘息発作を誘発する因子に，痛み，恐怖心などの精神的因子と，寒冷，乾燥などの環境因子があります．これらの因子をできるだけ少なくするよう配慮することが，手術室看護師の重要な役目です．とくに小児の啼泣には注意しましょう．

参考文献

1) 柏木邦友：呼吸器系疾患患者．オペナーシング 29：31-39, 2014
2) 貝沼　純：基礎疾患・身体的特徴をもつ手術患者の術後チェックポイント．オペナーシング 28：77, 2013
3) 奥津芳人：気管支喘息患者の手術中には，どんな点に注意したらよいのでしょうか？ "ナーシングケアQ&A 10　これだけは知っておきたい手術室ナーシングQ&A" 天羽敬祐, 川村隆枝 編．総合医学社, pp134-135, 2006
4) 小日向浩行 他：術前に必ず行っておくべき最低限の検査は何ですか？ "ナーシングケアQ&A 33　これだけは知っておきたい手術室ナーシングQ&A 第2版" 天羽敬祐, 川村隆枝 編．総合医学社, p8, 2010

6章 術中看護

Q55 麻痺のある患者さんの注意点を教えてください

A 運動・感覚神経麻痺などのある患者さんが手術を受ける際は，転倒・転落のリスクや手術に適する体位がとれるのか，術前のアセスメントと対策が大変重要になってきます．また，褥瘡や脱臼・麻痺の悪化などのハイリスクにあることを念頭におく必要があります．

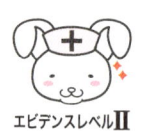

エビデンスレベルⅡ

回答者：諏訪辺久子，岡林紀恵

1 麻痺の種類（表1）

① 単麻痺：身体の一側の上肢，あるいは下肢のみの麻痺で，とくに片側の大脳皮質運動野の限局した障害で起こります．
② 片麻痺：身体の一側に限局する麻痺で，片側の大脳皮質運動野の広範囲な障害や運動線維が束になった内包や脳幹の障害，脊髄の障害で起こります．
③ 対麻痺：両側下肢の麻痺で，多くは脊髄の障害でみられます．
④ 四肢麻痺：両側上下肢の麻痺で，両側大脳の障害や脳幹，脊髄，末梢神経の重度の障害で起こりますが，多くは脳幹の重度障害でみられます．
⑤ 一部の筋の運動麻痺：特定の末梢神経の支配領域のみの麻痺で，感覚も同時に障害されます．多くは外傷や物理的圧迫による障害です．

2 麻痺の評価

● MMT（徒手筋力テスト）
5（正常）　強い力を加えても運動ができる．
4（良好）　若干の抵抗を加えても運動ができる．
3（やや良好）重力に抵抗して運動できる．
2（不良）　重力を除外すれば運動ができる．
1（痕跡）　筋の収縮はみられるが，関節は動かない．
0　　　　 筋の収縮がみられない．

3 術中の体位（図1）

a) 外科医

● できるだけ広い術野が得られ，**より手術がやりやすい体位をとる傾向にあります**．その体位は手術時間が短時間で終わる可能性はありますが，患者さんにより多くの負担がかかる危険性をはらんでいます．→麻痺の悪化や脱臼の可能性が大きくなります．

b) 麻酔科医

● より安全で，患者さんに負担がかからない体位をとります．とくに**呼吸器系・循環器系に負担がかからない**ように留意し，患者さんのバイタルサインが常にチェックできるように，またトラブルが生じた時にすぐに対応できるように心がけています（麻酔管理ができるように）．

c) 看護師

● 麻酔科同様，患者さんに負担がかからず，できるだけ楽な体位をとれるよう配慮をするとともに，**神経麻痺の予防や血流障害（褥瘡）に注意を払います**．

表1 麻痺の種類と症状から考えられる病気

			気になる症状	疑われる病気名
麻痺がある	片麻痺	急に起こる	意識障害，感覚障害，言語障害	脳梗塞，脳出血
			突然の頭痛，嘔吐，意識消失	くも膜下出血
			24時間以内，多くは数分で治まる麻痺	一過性脳虚血発作
			6歳前の小児，発熱，おもに半身のけいれん	急性小児片麻痺
			発熱，意識障害，頭痛	日本脳炎
		急～やや急	視力低下，しびれ感，歩行障害	多発性硬化症
		やや急～徐々	頭痛，不眠，神経質，無力感	神経ベーチェット病
		徐々に起こる	頭痛，嘔吐，てんかん発作，言語障害	脳腫瘍
			頭部外傷後，頭痛，認知症	慢性硬膜下血腫
			全身の筋肉がやせて力がなくなる	筋萎縮性側索硬化症
			手や腕の麻痺，温痛覚がなくなる	脊髄空洞症
	対麻痺	急に起こる	感覚障害，排尿・排便障害	急性脊髄炎
			温痛覚がなくなる，背部痛	脊髄の血管障害
			かぜ症状や下痢のあと	ギラン・バレー症候群
		徐々に起こる	背中・手足の痛み，運動障害，便秘	脊髄の腫瘍
		その他	多発性硬化症，筋萎縮性側索硬化症など	
	四肢麻痺	急に起こる	年1回～週数回起こる手足の脱力	周期性四肢麻痺
		徐々に起こる	遺伝性・進行性の筋力低下	筋ジストロフィー
			疲れやすい，複視，上まぶたが垂れる	重症筋無力症
			発熱，関節炎，筋肉痛，まぶたの皮疹	多発性筋炎
		その他	日本脳炎，多発性硬化症，神経ベーチェット病，急性脊髄炎，ギラン・バレー症候群など	
	単麻痺	手指	手指・手首が伸ばしにくい→垂れ手	橈骨神経麻痺
			手の内転・屈曲ができない→猿手	正中神経麻痺
			薬指と小指が伸びにくくなる→鉤爪（鷲手）	尺骨神経麻痺
		足	足首や足指を上げられない→垂れ足	腓骨神経麻痺
		その他	脳梗塞，脳出血，一過性脳虚血発作，多発性硬化症，脳腫瘍，脊髄空洞症，脊髄の腫瘍など	

（文献4を参照して作成）

ワンポイントアドバイス
適切な安楽・体圧分散物品などを使用して体位がとれるか，判断と工夫が必要となります．また，疾病・術式・体位・麻酔時間・既往歴・体格・栄養状態などの個別性を熟知し，関節可動域内の動きの確認も重要です．

参考文献

1) 佐々木重嘉：手足の麻痺は，どのように評価するのでしょうか？"ナーシングケアQ&A 47 脳卒中看護とリハビリテーション" 塩川芳昭 監. pp46-48, 2013
2) 貝沼 純：基礎疾患・身体的特徴をもつ手術患者の術後チェックポイント．オペナーシング 28：80-81, 2013
3) 吉村ユミ 他：障害者の手術．新・麻酔看護マニュアル．オペナーシング '97春季増刊：237-246, 1997
4) gooヘルスケア. http://health.goo.ne.jp/medical/chart/012.html

図1 術中の体位の関係

手術がやりやすい（外科医師）　⇔　患者への負担が少ない（麻酔科医師・看護師）
↓　　　　　　　　　　　　　　　　　↓
患者への負担が多い　⇔　手術がやりにくい

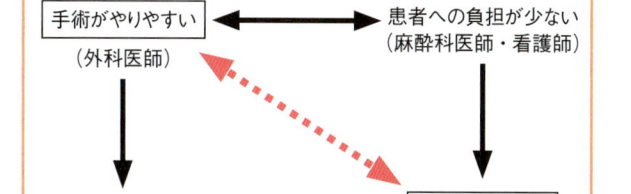

時系列で学ぶ手術看護

6章 術中看護

Q56 シャントがある患者さんの注意点を教えてください

A シャント側での血圧測定ならびに静脈ラインの確保を禁止します．また，体位によるシャントの圧迫・閉塞に注意し，シャントのスリルやシャント音を術中にも適宜確認しやすいように，筒状のもので保護をします（図1）．

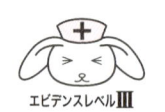

エビデンスレベルIII

回答者　諏訪辺久子，岡林紀恵

1　術前

- 透析は原則，手術前日に行います（透析直後は循環動態が不安定なため）．
- 透析が安定しているかの評価を行います．
  ①最近，透析条件の変更がない．
  ②透析直前に精神症状，呼吸困難，筋力低下がなく，血清カリウム値が6.0 mEq/L未満．
  ③毎回の除水量が2 kg以内で透析中に著しい血圧低下が起こらない
- 二次性副甲状腺機能亢進症の有無（高カルシウム血症，骨粗鬆症を生じる）の確認を行います．
- 凝固異常の評価を行います（PT，APTT，血小板が正常でも血小板機能障害による出血傾向がみられることがあります）．
- 冠動脈疾患の評価を行います（CAG上透析患者の36％に有意な冠静脈狭窄が認められます）．
- 自尿の有無を確認し，膀胱留置カテーテル挿入の判断を行います．

2　術中

a）麻酔薬の選択

- 腎毒性がなく腎排泄依存が少ない薬剤の選択を行います．

〈抗コリン薬〉
- アトロピン硫酸塩注射液：通常使用量なら問題なし，50％尿排泄なので繰り返し投与するときは蓄積に注意が必要です．

〈静脈麻酔薬〉
①プロポフォール注：ほとんど影響を受けないので推奨されています．
②ミダゾラム注：作用増強があるので投与量を減量します．

〈麻薬〉
①モルヒネ塩酸塩注射液：代謝産物の蓄積があり，作用が遷延するので投与量を減量します．
②フェンタニル：ほとんど影響を受けないので推奨されますが，大量投与や持続投与は避けます．
③アルチバ®：血液中および組織内の非特異的エステラーゼによって速やかに代謝されるため，蓄積性がなく安全に使用できます．

〈吸入麻酔薬〉
- 腎排泄されず腎血流量に変化をきたさないため，腎機能障害患者の麻酔に適正です．

〈筋弛緩薬〉
①レラキシン：麻酔導入時のカリウム濃度が5 mEq/mL以下であれば使用は安全です．
②マスキュラックス®：腎排泄は10～20％なので，作用時間は正常時と比べてせいぜい20％延長する程度であり著しく作用時間が延長することはありませんが，筋弛緩モニターを使用したほうが安全です．

b）代用血漿剤について

- 日本のものは欧米でおもに使用されているものよりも平均分子量がかなり小さく，腎機能に与える影響は少ないです．ヘスパンダー®・サリンヘス®については，バイタルサインを適正に維持している限り，問題ありません．

c）血圧の維持

- 血圧の変動に伴い，内シャントの血流低下・閉塞の危険性があるために血圧の維持は大切です．そのために，術中は頻回にスリルの確認と内シャント音の観察を行います．

d）骨粗鬆症による骨折

- 高カルシウム血症による骨粗鬆症状態にある場合，移動などに注意をして骨折予防に努めます．

e) バランス

- 輸液量は可能な限り**少量**に抑えます．自尿がある場合，輸液量がその分プラスされるために尿量の確認を事前にしておきます．

f) 抑　制

- シャント肢の抑制は，シャント部位より末梢側での抑制が望ましいために**手掌**に限定されることが多いですが，安全のために**保護用のカバーの上**からも抑制を行います．

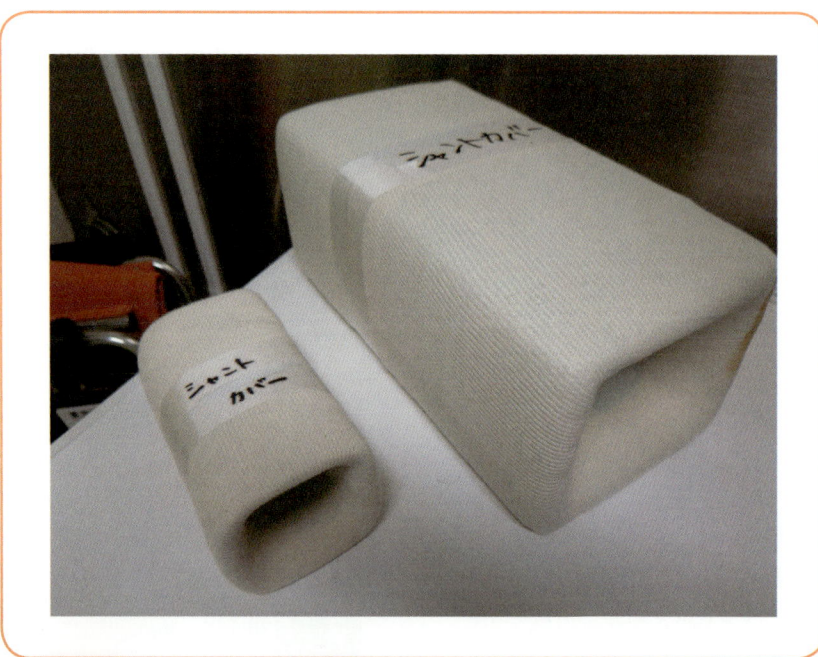

図1 手・シャント肢保護用カバー

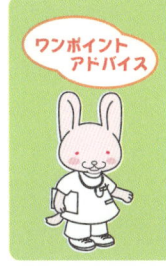

ワンポイントアドバイス
シャント音・スリルの術中の定期的な観察が重要となります．

参考文献

1) 日本医科大学千葉北病院麻酔科：腎機能障害を有する患者．
   http://www.nms.ac.jp/hokuane/protocol_10.html
2) 京都府立医科大学大学院移植・一般外科：腎不全．
   http://www.f.kpu-m.ac.jp/k/orgtx/transplant/jinzou/
3) 貝沼　純：基礎疾患・身体的特徴をもつ手術患者の術後チェックポイント．オペナーシング 28：77，2013

6章 術中看護

Q57 高齢患者の手術時の留意点を教えてください

A 加齢に伴う生理学的変化を理解していること，個々の患者さんが有する合併症の把握とその術前コントロール，術式・合併症を考慮した麻酔方法の適切な選択が重要となります．

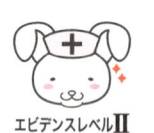

エビデンスレベルⅡ

回答者：諏訪辺久子，岡林紀恵

- 高齢化社会に伴いお年寄りの手術が増加してきていますが，外科学の進歩に伴い，現在では高齢の方でも比較的安全に手術が可能となりました．
- 老化の特徴として，①ストレスに対する**反応の遅鈍**，②異常状態からの**回復遅延**，③**創傷修復能の低下**，④精神活動からの**鈍化**，などが挙げられます．
- いずれも外界から加わった外力に対する反応の劣化，または**予備力の減少**を示しますが，高齢の方の手術リスクを考える場合は，生存率や合併症といった短期の成績とともに，患者さんに術後のライフスタイルや生活の質（QOL）についても満足してもらえるよう，「病気は治癒したが，寝たきりになった」というようなことが起こらないように，生活機能（ADL）やQOLの手術後変化についての長期成績も考慮していくべきと考えます．

1 高齢者手術の留意点

- 高齢の方の手術が若い人の手術に比べて危険といわれる一番の理由は，もともともっている疾患が多いことです．それらを術前に十分に評価し，術前ケアをしっかり行える待機手術（予定して行う手術）は比較的安全となりました．ただ，術前ケアを十分に行えない緊急手術においては，手術リスクが待機手術の数倍となります．
- また，もともと予備能力が低下している高齢の方では，いったん合併症を起こした場合，非常に危険な状態となりその治療は困難を極めます．したがって，高齢の方では**合併症の発症**を予防することがより大切となるわけです．
- さらに，術後のADLやQOLについても満足できるものとするためには，術前の評価とそれに従った計画的な術前・術後ケアおよびリハビリテーションを，医療スタッフと患者さんおよびその家族との良好な協力関係で行っていく必要があります．

2 麻酔管理

- 加齢に伴い呼吸，循環，代謝などの各種生理機能は低下します．このことは，麻酔に関連した薬物投与の安全性が狭小化することを意味します．呼吸および循環の十分なモニタリング下に，慎重に薬物投与を行います．

3 呼吸機能

- 老化に伴う呼吸器系の変化は，①胸郭が硬くなる，②肺胞・気道壁の弾力性が消失する，③呼吸筋の力が弱くなる，④肺胞でのガス拡散が悪くなる，などが挙げられます．この結果，高齢者では残気量が増加して一回換気量が少なくなって呼吸は浅くなります．

4 心機能

- 心筋予備力が小さく，一回拍出量が減少し，心拍数の増加に制限があることに特徴があります．また，刺激伝導系障害により不整脈が起こりやすく，動脈硬化の進行により虚血性心疾患の併存頻度が高く，ストレスに対し心機能は不安定です．

5 腎機能

- 糸球体濾過率の低下，水・電解質代謝障害，腎濃縮能低下が起こってきます．

現在では高齢者の手術も比較的安全に行うことが可能となりました

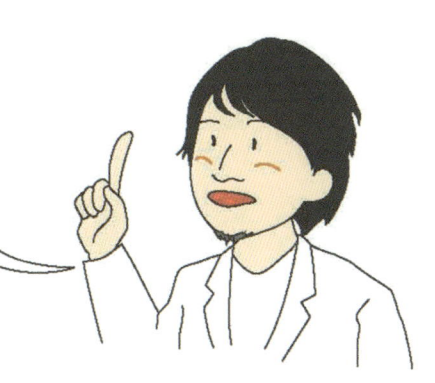

ワンポイントアドバイス

高齢患者は，若い人に比べもっている疾患が多く，予備能力が低下しているために異常の早期発見・治療に努める必要があります．

参考文献

1) 岡村　篤 他：高齢者の麻酔および術後疼痛管理．オペナーシング 15：42-47，2000
2) 木下　修 他：高齢者の手術．新・麻酔看護マニュアル．オペナーシング 97年春季増刊：228-236，1997
3) 渡邉千之 他：高齢者の機能的・器質的特徴．高齢者手術マニュアル．オペナーシング92年春季増刊号：13-22, 1992
4) 日野原重明：高齢者の麻酔について．
http://www.yomidr.yomiuri.co.jp/page.jsp?id=50491
5) 健康長寿ネット：手術リスク．
http://www.tyojyu.or.jp/hp/page000000800/hpg000000774.htm

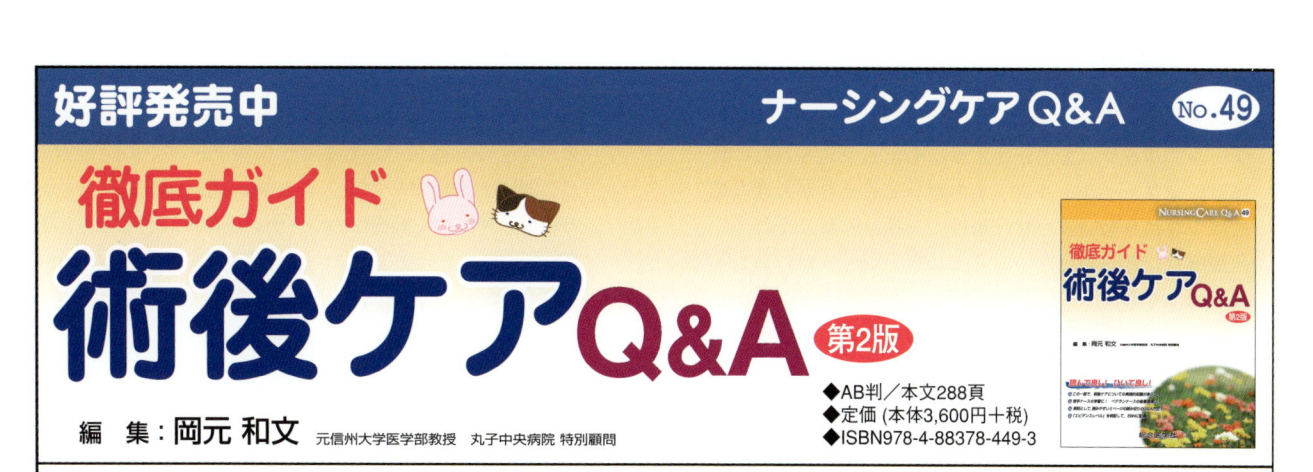

好評発売中　　ナーシングケアQ&A　No.49

徹底ガイド 術後ケアQ&A 第2版

編　集：岡元 和文　元信州大学医学部教授　丸子中央病院 特別顧問

◆AB判／本文288頁
◆定価 (本体3,600円+税)
◆ISBN978-4-88378-449-3

総合医学社　〒101-0061　東京都千代田区三崎町1-1-4
TEL 03(3219)2920　FAX 03(3219)0410　http://www.sogo-igaku.co.jp

6章 術中看護

Q58 体内遺残予防の注意点を教えてください

A どのような状況のときに，何が体内に取り残されかねないかを常に考えながら行動します．手術に携わる者一人ひとりが声を出しあい確認しながら，互いの役割に責任をもち確実に業務を行います．

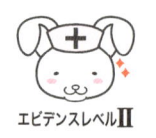

エビデンスレベルⅡ

回答者 佐藤淳子

1 なぜ取り残してしまうのか（表1）

●体内遺残が起こりやすい手術
　①長時間手術
　②同時に2ヵ所以上の手術創が発生する手術
　③体位変換のある手術
　④複数の執刀医がいる手術
　⑤緊急手術
　⑥器械出し看護師や外回り看護師が何度も交代する手術
　⑦術中に急変事態が起こった手術
　⑧出血量の多い手術
（日本手術看護学会推奨：[手術看護手順] 体内異物遺残防止の項より）

2 どうしたら防げるのか

①自・他施設でのヒヤリ・ハット事例を周知し，手術介助を担当する前に自分はどのように行動するか考える習慣をつける．
②業務マニュアルを見直し，現行の方法での問題点を検討・改善する．
③フールプルーフ（まちがえようにもまちがえられない仕掛け）やフェイルセルフ（まちがってもそれが大きな事故につながらないような仕掛け）を採り入れる．
④組織序列にとらわれないコミュニケーションが行われる風土をつくる．

● たとえ自分が新人でもベテランでも，**体内遺残を起こす当事者になり得ます**．人は誰でもまちがえる，医師も看護師も同じです．互いに声をかけあって，チームとして患者さんに接することができるような風土をつくりましょう．医師から「今○○にガーゼ1枚入れたよ」など報告を受け，それを器械出しが外回りに伝え，記録に残すなどして，**記憶に頼らない方法**をとることも必要です．

● 大量出血時には，何百枚もガーゼを使用することがあります．器械出しも外回りも手術後半には何枚術野に展開したか，記憶が曖昧かもしれません．枚数が記載してある**包装紙**などは手術が終了するまで廃棄しないようにしましょう．

● 体内遺残事故を経験した当事者へのフォローも忘れずに．**患者さんや医師からの信頼を裏切る結果になったことで自分を責めている**かもしれません．次へつなげられるように，導いてあげてください．二度と同じ失敗を起こさないようにするにはどうしたらよいか，皆で考え事故事例から学習していかなければなりません．

● 手術室看護師は体内遺残を起こしてはならないと，**強いストレスを感じながら業務を行っています**．そのストレスが少しでも緩和できるよう，医療チームでの対策実施が必要です．ICチップ入りのX線不透過鋼線入りガーゼの使用や術後のX線撮影のルーチン化を検討してみましょう．

表1 体内遺残が発生する原因

環境	・業務マニュアルの不備 ・ダブルチェックのルールがない ・定数確認ルールがない物品の使用 ・タイムアウト未実施 ・担当者交代時のカウント未実施 ・カウント用紙未使用 ・X線撮影未実施 ・マンパワー不足 ・看護師が医師に注意できない ・医師が看護師の意見に耳を貸さない
物	・セット器材以外の器械追加 ・医療器具の大量使用 ・部品の破損，脱落，劣化 ・外観が類似している器械の使用 ・X線感応でない医療器具の使用 ・X線不透過鋼線入りガーゼ，X線不透過鋼線の入っていないガーゼなど，複数の種類のガーゼの使用
人	・セット組時の員数まちがい ・員数確認まちがい，見落とし，思い込み ・他の処置との同時進行でのカウント実施 ・劣化の見落とし ・定数確認マニュアルを遵守しない ・手術手技および使用器械取扱いの学習不足 ・担当者交代時の情報伝達まちがい ・担当者の心理的要因（あせり，過度の緊張，慣れによる気のゆるみ） ・他医療従事者とのコミュニケーション不足 ・記録の不備 ・医師の器具取扱い方法が適正でない

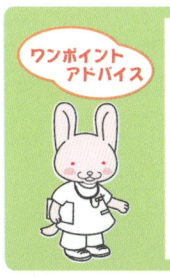

ワンポイントアドバイス

手術室看護師にとって手術は日常になってしまっているかもしれませんが，患者さんにとっては一生に1回あるかないかの一大事．患者さんの信頼に応えるべく常に新しい気持ちで，気を引き締めて看護業務を行いましょう．

参考文献

1) 太城力良 他：事例で徹底理解！手術室の安全ガイドブック．オペナーシング2003年春季増刊，2003
2) 公益財団法人日本医療機能評価機構：医療事故情報収集等事業ホームページ　http://www.med-safe.jp/
3) 日本手術看護学会推奨：手術看護手順・体内異物遺残防止ホームページ　http://www.jona.gr.jp/member/02.pdf

6章 術中看護

Q59 検体取扱い時に注意すべき点について教えてください

A 手術における検体の取扱い不備は患者さんの治療方針に重大な影響を及ぼします．そのことを念頭におき，検査の目的に合った保存・提出方法を熟知し取り扱うことが大切です．

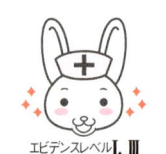

エビデンスレベルⅠ，Ⅲ

回答者　山崎　桂

1 検体取扱いにおけるピットフォール（エビデンスレベルⅢ）

- 検体の取扱いミスは患者さんの予後に重大な影響を与えます．**表1**のピットフォールに注意し，正しい取扱いを熟知することが大切です．

2 検体取扱い時の注意点

a）組織診（エビデンスレベルⅠ）

- 長時間放置することにより組織は変性します．器械板などに長時間放置することがないように，速やかにホルマリンなど防腐剤で固定することが必要です[1]（固定液は組織量の10倍必要といわれています）．
- 検査の目的によってはホルマリン処理とは違う固定剤が必要な場合があるため，目的と処理方法を必ず確認しなくてはいけません[2]．
- 医師が検体を切り出すための目印として，検体のマーキングを行う場合があります．マーキングは施設によって材料が異なりますが，プレート，糸などで部位・方向などを特定する場合がありますので，物品の準備が必要です（**図1**）．
- 糸を結ぶ場所や結び目の数で部位・方向の特定を行う場合は医師とのコミュニケーションエラーに注意し，記録を間違えないように注意します．

b）細胞診（エビデンスレベルⅠ）

- 時間が経つと細胞が変性するため，速やかに検査室に提出することが必要です．
- 腹水，胸水などは含まれるフィブリンが析出してしまうと検査結果に影響が出る場合があります．抗凝固薬を添加することが必要です．

●迅速組織・細胞診断

- 迅速診断は術前診断の補助，病変の拡がりを判断し手術方針を決めるために行います．診断の結果により手術術式が変更になる場合があるため，結果を予測した準備が必要です（追加切除，追加郭清への移行）．
- 迅速診断には時間を要します．事前に依頼を確認し，速やかに検体が提出できる準備が必要です．

c）微生物検査（エビデンスレベルⅠ）

- 常在菌の混入がないよう専用の滅菌容器を使用することが必要です．
- 術野から採取した検体を容器に移す際，常在菌混入などがないように注意することが必要です．
- 乾燥すると病原菌は死滅するため注意が必要です．
- 嫌気性菌などは専用容器に保存します．保存の際に空気が混入しないように注意します（シリンジなどから移す際は空気が混入しないように注意します）[3]．

d）その他（エビデンスレベルⅢ）

- 器械出し看護師と外回り看護師間の検体受け渡しの際，器械出し看護師自身，器械板が汚染されないようにトレー，バットなどを使用し受け渡しを行いましょう．
- 手術終了前に採取した検体名，個数，処理方法などを医師，看護師間で確認することでエラーの早期発見につながります．

表1 検体取扱い時のピットフォール

- 検体名まちがい・マーキング部位の記載まちがい
- 迅速組織診断への提出忘れ
- 迅速組織診断の報告ミス
- 検体の不適切処理（固定剤のまちがい，長時間の放置による組織変性など）
- 微生物検査検体の汚染
- 検体の紛失，誤廃棄（医師と看護師の検体認識まちがいも含む）

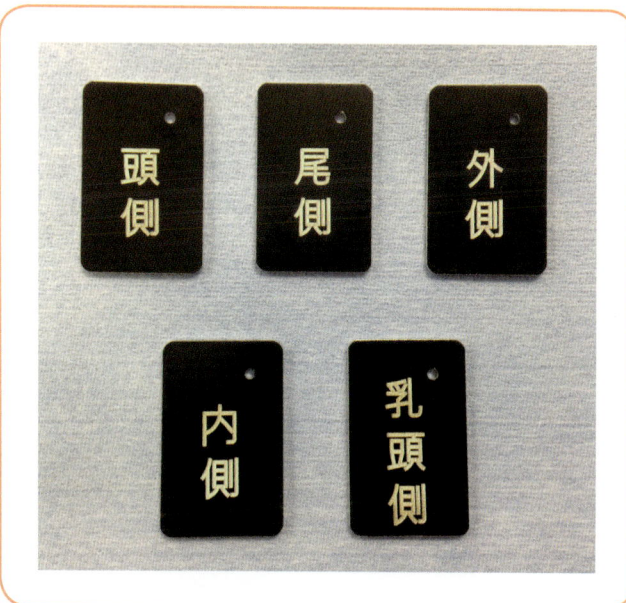

図1 当院（聖マリアンナ医科大学病院）使用の乳腺のマーキング用プレート
穴に糸を通し，乳腺に針糸で固定する．

ワンポイントアドバイス

検体の取扱いにおいて必要なのは術者，器械出し看護師，外回り看護師のコミュニケーションです．採取された検体をどのように処理するかをお互いに認識することにより，検体の紛失，組織変性などのエラーをなくすことができます．また器械出し，外回り看護師は，疾患，術式から採取されるであろう検体とその目的を予測し，準備，処理することで，手術時間の短縮，正確な診断に寄与できます．そしてそのことが患者さんの術後のQOL向上につながることを認識しましょう．

参考文献

1) 高木 康 編："クリニカルナースBOOK 看護に生かす検査マニュアル 改訂版"．医学芸術社, p65, 2007
2) 小倉加奈子 他："研修医のための臨床検査・病理超マニュアル"．羊土社, pp262-265, 2013
3) 小倉加奈子 他："研修医のための臨床検査・病理超マニュアル"．羊土社, pp120-123, 2013

6章 術中看護

Q60 大量出血時の対応について教えてください

A 大量出血が起こった場合，麻酔科医師，外科医師，看護師，臨床工学技士や，輸血管理部門が密接に連携し，迅速に対応することが重要です．外回り看護師は，おもに出血量の測定と記録，輸液・輸血療法の介助を行います．コマンダーへ情報が集約できるようにすることや，コマンダーから出された指示が，正確かつ迅速に全てのスタッフに周知できるようにします．また，外科医師と麻酔科医師の両者への対応に速やかに反応するなど，状況を把握して調整する役割も求められます．

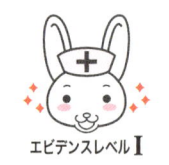

エビデンスレベルI

回答者 鈴木眞理子

1 基本的知識

- 大量出血とは「循環血液量よりも24時間以内における出血量が多い場合」，急速出血は「数時間という短時間の間に循環血液量を超える出血あるいは急速に循環血液量の1/3～1/2を超えるような出血」と定義されています（表1）．

2 危機的出血

- 危機的出血と判断された場合は，総括指揮者（コマンダー）が決定され，非常事態宣言が行われます．
- 麻酔科医師，外科医師，看護師，臨床工学技士や，輸血管理部門とのより密接な連携が重要となり，『危機的出血への対応ガイドライン』（図1）や『産科危機的出血への対応ガイドライン』に沿った対応が求められます．

3 応援の要請

- 何よりも優先して，マンパワーを確保します．
- 看護師が複数いる場合は，役割分担をして術野の支援と麻酔管理が円滑に行われるようにします．

4 輸液・輸血療法の介助

- 輸液・輸血ルート確保に必要な物品を準備し，介助を行います．
- 細胞外液系輸液製剤・人工膠質液・アルブミン製剤など，必要な輸液や輸血をスムーズに準備できるよう麻酔科医師とコミュニケーションをはかります．
- 臨床工学技士と連携し，自己血回収装置や急速輸血装置の準備を行います．
- 追加輸血のオーダーの介助を行います．
- どんなに緊急な場合でも，準備された血液製剤と交差試験報告書の内容の照合を行います．
- 使用した輸血バッグは保存しておきます．
- 混乱をきたさぬよう，ライン類の整理や環境整備を心がけます．
- 血液検査の介助を行います．
- 急速大量輸血では，クエン酸中毒，カリウム値の上昇，アシドーシスが起こることがあります．

5 超緊急時の輸血の対応

- 輸血管理部門に緊急事態であることを伝達し，速やかに必要な輸血が確保できるようにします（図1）．

6 出血量の測定

- 随時出血量を測定し，麻酔科医師に報告します．
- ガーゼや吸引で回収不能かつ測定できない出血がある場合，その旨麻酔科医へ報告します．

7 記録と観察

- 記録は，急変が起こった時点から，経時記録に切り替えます．
- バイタルサインや止血状況を観察します．

8 体温管理

- 大量の急速な輸液や輸血の投与により，低体温になりやすい状況下にあります．
- 低体温は，凝固障害をひき起こす原因となります．
- 低体温を予防するため，温風式加温装置などを用いて可能な限り加温します．

表1 出血量とバイタルサイン

	Class I 軽症	Class II 中等症	Class III 重症	Class IV 最重症
出血量(％循環血液量)	＜15%	15〜30%	30〜40%	＞40%
心拍数(bpm)	＜100	＞100	＞120	＞140　最終的に徐脈
収縮期圧	正常	正常	低下	低下
拡張期圧	正常または上昇	上昇	上昇から低下へ	低下
脈圧	正常または減少	減少	減少	減少
毛細血管再充満	正常	遅延	遅延	遅延
呼吸数(/分)	15〜20	20〜30	＞30	＞35
尿量(mL/kg/時)	＞0.5	0.25〜0.5	＜0.25	＜0.1
意識レベル	やや不安	不安	不安, 錯乱	錯乱, 嗜眠

(文献3より引用)

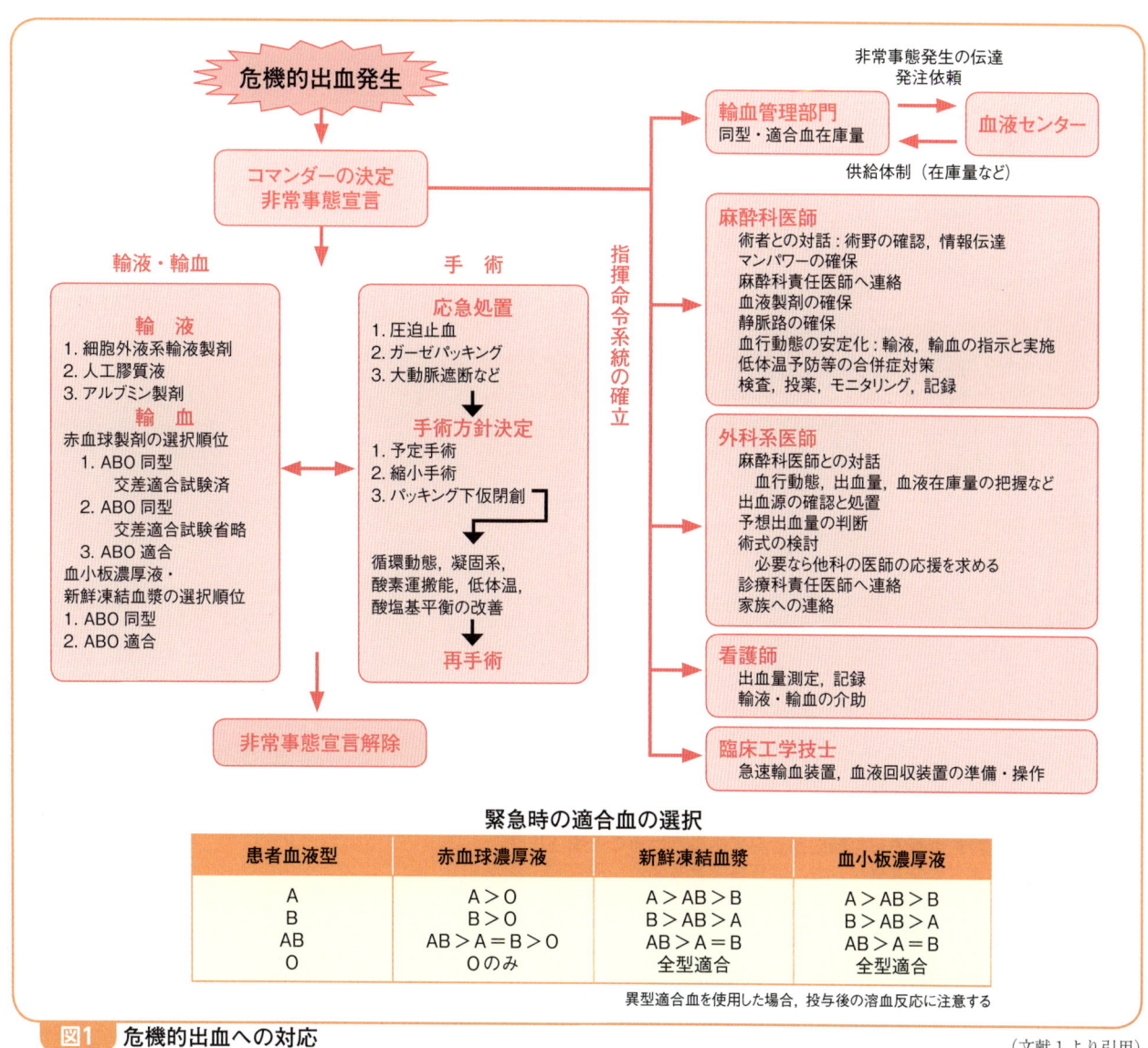

図1 危機的出血への対応

危機的出血発生
↓
コマンダーの決定
非常事態宣言

指揮命令系統の確立

非常事態発生の伝達・発注依頼

輸血管理部門
同型・適合血在庫量 ⇔ **血液センター**
供給体制（在庫量など）

麻酔科医師
- 術者との対話：術野の確認, 情報伝達
- マンパワーの確保
- 麻酔科責任医師へ連絡
- 血液製剤の確保
- 静脈路の確保
- 血行動態の安定化：輸液, 輸血の指示と実施
- 低体温予防等の合併症対策
- 検査, 投薬, モニタリング, 記録

外科系医師
- 麻酔科医師との対話
  血行動態, 出血量, 血液在庫量の把握など
- 出血源の確認と処置
- 予想出血量の判断
- 術式の検討
  必要なら他科の医師の応援を求める
- 診療科責任医師へ連絡
- 家族への連絡

看護師
- 出血量測定, 記録
- 輸液・輸血の介助

臨床工学技士
- 急速輸血装置, 血液回収装置の準備・操作

輸液・輸血

輸液
1. 細胞外液系輸液製剤
2. 人工膠質液
3. アルブミン製剤

輸血
赤血球製剤の選択順位
1. ABO同型　交差適合試験済
2. ABO同型　交差適合試験省略
3. ABO適合

血小板濃厚液・新鮮凍結血漿の選択順位
1. ABO同型
2. ABO適合

手術

応急処置
1. 圧迫止血
2. ガーゼパッキング
3. 大動脈遮断など
↓
手術方針決定
1. 予定手術
2. 縮小手術
3. パッキング下仮閉創
↓
循環動態, 凝固系, 酸素運搬能, 低体温, 酸塩基平衡の改善
↓
再手術

↓
非常事態宣言解除

緊急時の適合血の選択

患者血液型	赤血球濃厚液	新鮮凍結血漿	血小板濃厚液
A	A＞O	A＞AB＞B	A＞AB＞B
B	B＞O	B＞AB＞A	B＞AB＞A
AB	AB＞A＝B＞O	AB＞A＝B	AB＞A＝B
O	Oのみ	全型適合	全型適合

異型適合血を使用した場合, 投与後の溶血反応に注意する

(文献1より引用)

9 ダメージコントロール手術

- 止血困難症例では，予定された手術をやり遂げようとすると，外傷死の三徴（図2）により悪循環が生じます．
- このような状況では，必要最小限の止血処置が行われ，ガーゼ留置（ガーゼパッキング）や仮被覆した状態で手術を終了させることがあります．
- 器械出し看護師と外回り看護師が連携し，必要な物品を速やかに提供できるようにします．

10 継続看護

- ICUへの入室が検討されるため，関連部署との連携をはかります．

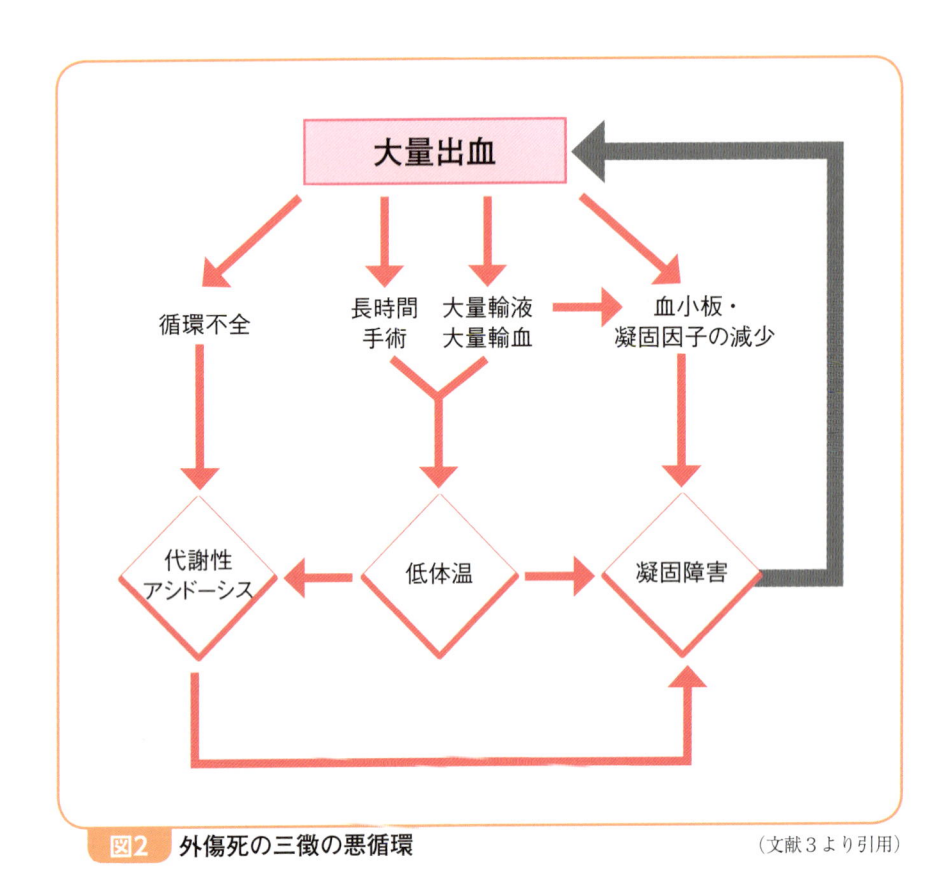

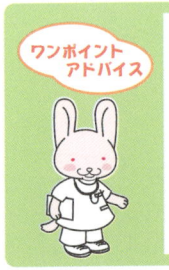

図2 外傷死の三徴の悪循環

（文献3より引用）

ワンポイントアドバイス

救命を優先した輸血が必要であるということをすべてのスタッフが共通認識できるよう，日ごろから連携を緊密にし，マニュアルの整備やシステムを構築しておくことが重要です．

参考文献

1) 日本麻酔科学会：危機的出血への対応ガイドライン 改訂版．
http://www.jstmct.or.jp/jstmct/Document/Guideline/Ref4-1.pdf
2) 厚生労働省医薬食品局血液対策課：輸血療法の実施に関する指針（改定版）．平成17年9月
http://www.mhlw.go.jp/new-info/kobetu/iyaku/kenketsugo/5tekisei3a.html
3) 日本麻酔科学会・周術期管理チームプロジェクト 編："周術期管理チームテキスト 第2版"．日本麻酔科学会, pp509-515, 2011

6章 術中看護

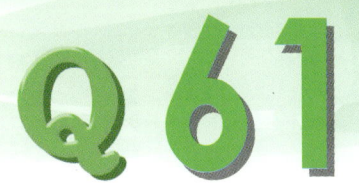

Q61 不整脈・血圧低下時の対応について教えてください

A 全身麻酔中は，さまざまな原因で血圧の低下が起こります．原因を診断し，それに応じた対処を素早く行うことが重要です．また，不整脈は，麻酔導入時・抜管時や手術侵襲が大きいときに起こりやすくなります．麻酔中の不整脈は，時に心停止につながるため，適切に対応することが必要です．

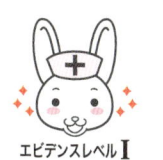

エビデンスレベルⅠ

回答者　鈴木眞理子

1 血圧低下の原因とその対処

- **血圧に影響する因子は，循環血液量，末梢血管抵抗，心臓の収縮力**の3つでこれらのバランスによって規定されています．
- 出血性ショックはQ60を，アナフィラキシーショックはQ62を参照してください．
- 迷走神経反射は，挿管時の喉頭鏡による刺激や腹部手術の操作の際にみられます．
  - ただちに操作を中止します．
  - アトロピン硫酸塩の投与が行われる場合があるため，準備します．
- 硬膜外麻酔や脊髄くも膜下麻酔は，知覚神経と交感神経がブロックされるため血管抵抗の低下により血圧が低下します．
  - 通常，輸液負荷や昇圧薬の投与が行われます．
- 肺塞栓症は，血栓や脂肪，腫瘍などが大静脈から肺に流れ，肺動脈を塞ぐことで起こります．
  - この場合，心肺蘇生に準じた対応が求められます．右段「致死性不整脈や不整脈や心停止の場合に看護師に求められる対処」を参照してください．
- 体位変換では，反射的な血管拡張や循環血液量が減少している患者さん，坐位・ジャックナイフ位で起こりやすいとされています．
  - 体位変換は，十分にマンパワーを確保して行い，バイタルサインの観察も行います．
- ほかにも，心原性ショック，気道内圧上昇，不適合輸血，骨セメント使用時，手術操作（心臓や血管，眼球の圧迫），駆血帯解除時などでも血圧低下が起こる場合があります．
- 循環機能のチェックには，モニターの観察とともに**五感を使って確認**します．
  - 心音の聴取，顔面や口唇の色，末梢循環や尿量の観察をします．
- 末梢血管の触知では，頸動脈が触れると40 mmHg，大腿動脈は60 mmHg，橈骨動脈では80 mmHgと血圧を予測することができます．

2 不整脈の原因とその対応

a）リスクアセスメント

- 手術前の患者情報や術中の心電図から，**心室細動に移行**する可能性の**リスクをアセスメント**しておきます．図1に加えてトルサード・ド・ポアンツやブルガタ症候群などもリスクとなります．
- 心疾患を合併している患者さんは要注意です．
- 高カリウム血症などの電解質異常や腎不全患者の場合も注意が必要となります．
- 緊急手術の場合，正確な情報が得にくい場合があります．限られた情報のなかからリスクをアセスメントしておくことが重要となります．
- リスクのある患者さんの手術では，必要に応じて電気的除細動器を準備しておきます．

b）手術中に不整脈が起こったら

- 長時間持続させないように**早期発見・早期治療**が必要．
- 手術中に起こりやすい不整脈と対応については**表1**のとおりです．

c）致死性不整脈や不整脈や心停止の場合に看護師に求められる対処

- 何よりも優先して，**マンパワーを確保**します．
- 救急カートの準備を依頼します．
- **ALSのアルゴリズム**に準じて速やかに対応します（図2）．
- **経時記録**に変更して，記録します．
- 術中の急変に誘発された合併症が発症することが予測されるため，病棟看護師へ申し送りを行い，**継続した観察**を依頼します．

表1　おもな不整脈と対応

不整脈	説明・特徴	対応
心静止（Asystole）	【心停止】心臓のポンプ機能が低下し，心拍出量がほとんどなくなった状態．心臓の収縮も電気的活動もみられない． 特徴：フラットな波形	アドレナリン1回1 mgを3〜5分ごと静注 アトロピン1回1 mg（最大3 mgまで）静注
心室細動（VF）	心室がけいれんしている状態． 特徴：P・QRSの区別がつかない細動波．	対応 除細動（VF）アドレナリン1回1 mgを3〜5分ごと静注 リドカイン1回1〜1.5 mg/kg（最大3 mg/kg）静注
無脈性心室頻拍（Pulseless VT）	モニター上は心室頻拍だが，脈が触れない状態．	
無脈性電気活動（PEA）	モニター上は波形が出ているが（特徴的な波形はない）脈が触れない状態．	アドレナリン1回1 mgを3〜5分ごと静注 徐脈ならばアトロピン1回1 mg（最大3 mg）静注
I度房室ブロック	【房室ブロック】心房－心室間の伝導障害．P波の後にQRS波がない時は房室ブロック．薬剤および一時ペーシングなどで対応する． 特徴：規則正しいP波，QRS波が脱落またはPQ間隔が延長（0.2秒以上）	対応 アトロピン0.5 mg静注 ドパミン5〜20 μg/kg/分 持続静注 アドレナリン2〜10 μg/分 持続静注 経皮的ペーシング
ウェンケバッハ型II度房室ブロック	房室結節－心室間の伝導障害． 特徴：PQ間隔が次第に延長しQRS波が1拍脱落．	
モビッツ型II度房室ブロック	ヒス束以下－心室間の伝導障害． 特徴：PP, PQ間隔は一定，QRS波が脱落．	
完全（III度）房室ブロック	心房－心室間の完全な伝導障害． 特徴：P波とQRS波が完全に独立．別々のリズム．	対応 一時ペーシングまたは永久ペーシング
心房細動（Af）	心房が無秩序に興奮，心室への伝導は不規則． P波のかわりに細動波 RR間隔は不整	対応 ジギタリス：ジゴキシン0.25 mgを5分で静注 β遮断薬：ランジオロール0.04 mg/kg/分 静注 Ca拮抗薬：ベラパミル5 mgを5分で静注 ジルチアゼム10 mgを5分で静注
心房粗動（AF）	電気刺激が右房の三尖弁周囲を施回している状態． 特徴：P波が見られずのこぎり状の粗動波が出現．QRS波は洞調律（正常波形）と同じ	対応 同上またはカルディオバージョン50Jから
発作性上室頻拍（PSVT）	房室結節より上部からの興奮に伴う頻拍． 特徴：150〜250回/分の頻拍，P波は見えない．洞調律と同じ形の規則正しく頻回なQRS波．	対応 DCカルディオバージョン ATP, β遮断薬, Caチャネル拮抗薬, ジギタリス, アミオダロン
心室頻拍（VT）	心室内から規則正しく速い興奮が起こっている状態． 特徴：120〜200回/分の頻拍，幅の広いQRS波．	対応 除細動 プロカインアミド, アミオダロン, ニフェカラント
心室期外収縮（VPC）	心室内より異所性興奮が起こっている状態．洞結節からの興奮より早く心室が興奮する． 特徴：P波がなく，変形のQRS波が早期に出る．	対応 症状なければ経過観察． 抗不安薬，β遮断薬で効果がなければリドカイン50〜100 mgを1〜2分で静注 ジソピラミド50 mgを5分で静注
心室期外収縮 R on T型	特徴：T波に心室期外収縮のR波が重なるように出現．VF, VTなど致死性不整脈に移行しやすい．	
ショートラン型心室期外収縮	特徴：同型の心室期外収縮が3拍以上連続で出現．	

（文献4を参照して作成）

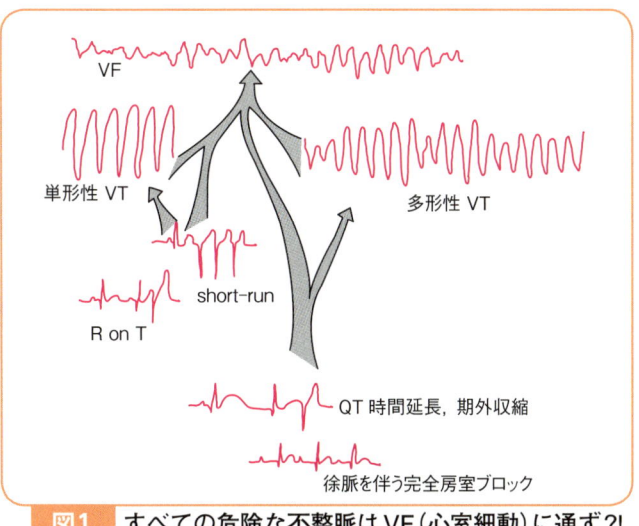

図1 すべての危険な不整脈はVF（心室細動）に通ず?!

(文献2より引用)

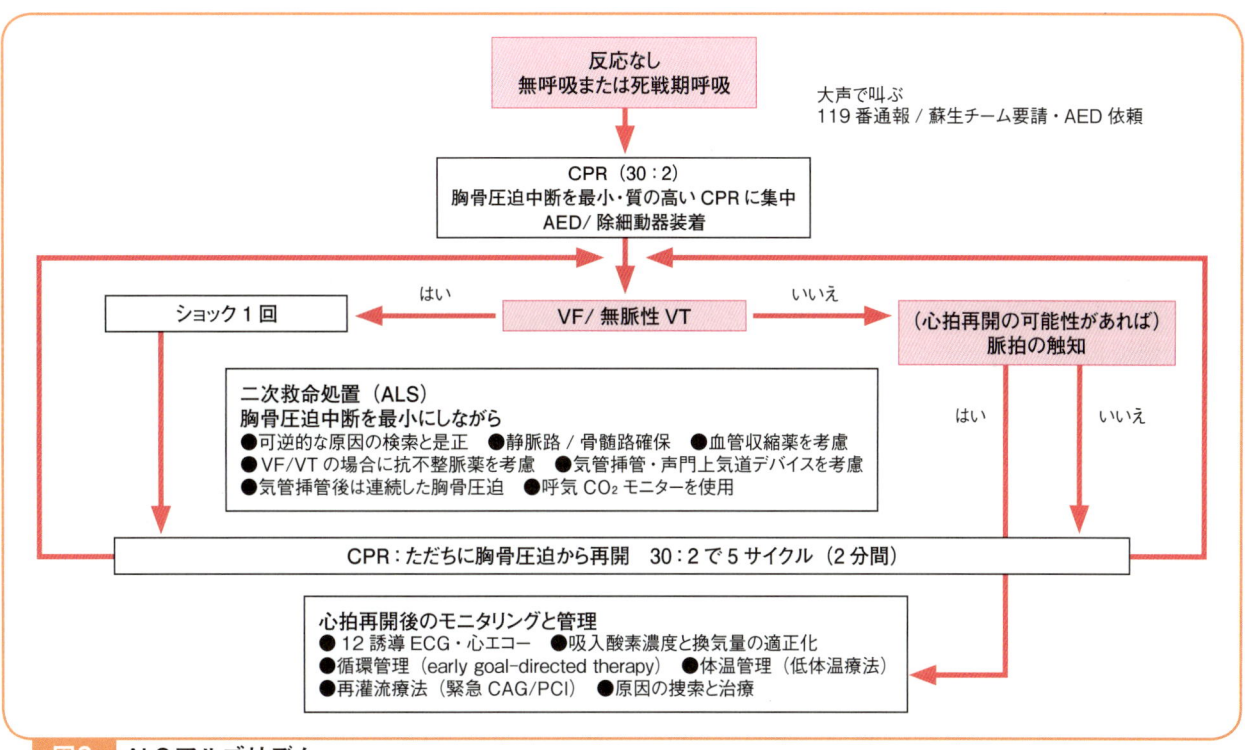

図2 ALSアルゴリズム

(文献1より引用)

ワンポイントアドバイス

緊急時に備えて，平時より電気的除細動器や救急カートの点検や整備を行っておくことが大切です．

参考文献

1) 平出 教 監："改訂版ALS：写真と動画でわかる二次救命処置"．学研メディカル秀潤社，p144，2012
2) 中村夏樹：危険な不整脈を教えて？"全科に必要なクリティカルケアQ&A"総合医学社，pp176-177，2005
3) 弓削孟文："麻酔看護とバイタルサイン"．メディカ出版，pp161-217，2011
4) 落合亮一："麻酔看護早わかりポケットマニュアル"．メディカ出版，pp206-207，2010

6章 術中看護

Q62 アナフィラキシーショック時の対応について教えてください

A 手術室で突然の血圧低下・皮膚症状・喘鳴などの症状が認められた場合,手術チームが連携し,手術を中断し,マンパワーを確保します.原因を特定して対処することが重要です.

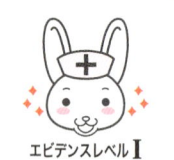

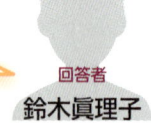

エビデンスレベルⅠ

回答者 鈴木眞理子

1 アナフィラキシーショックとリスクアセスメント

- アナフィラキシーショックは,薬物などに対する交差抗原反応により発症します.また,喉頭浮腫や気管支けいれんによって急激な気道内圧の上昇がみられることもあり,高度であれば換気不能に陥るため早急な対応が必要となります.
- アナフィラキシーショックの原因とリスクが高い代表的な薬剤は,抗菌薬と造影剤です.
- 麻酔中にアナフィラキシー反応を起こす可能性のある薬物などは表1のとおりです.
- 事前にアナフィラキシーショックが起こるかを予知することは難しいですが,**既往歴やアレルギー歴などの問診をしっかり行うこと**が重要です.
- ラテックスアレルギーでは,誘発されうる反応の危険性から分類したリスク集団(表2)に該当する場合,より注意が必要になります.

2 ショック状態の確認

- 突然の血圧低下がみられた場合,マンシェットのエラーによる場合もあるので,自動血圧計が正しく作動しているか,マンシェットの位置は正しいかなど測定値の信頼性を確認します.
- 安全に手術を継続できる状況になるまでは,手術を中断するよう外科医に要請します.
- 皮膚や粘膜の発赤など**全身状態の観察が大切**です.可能なかぎり覆布をめくり観察をします.

3 血圧低下の原因特定と原因物質の除去

- 麻酔中の血圧低下の原因は,アナフィラキシーショックのほかに,深麻酔,気道内圧上昇,開腹手術では腸間膜の牽引による腸管膜牽引症候群,体位変換時,肺塞栓症,出血性ショックなどです.
- 麻酔科医師は鑑別を行い,原因を特定します.
- 薬物アレルギーが疑われる場合は,ただちに**当該薬物の投与を中止**します.指示があれば輸液ラインの交換を行うので,準備をします.
- ラテックスアレルギーが疑われた場合には,ただちにラテックス製品を除去し,シリコン製品などの**代替品に変更**します.

4 ショックへの対応

- 麻酔科医師や看護師に応援を要請し,循環管理に必要な**マンパワーを確保**します.
- アナフィラキシーショックの第一選択薬である**アドレナリンの投与**が行われるため,医師の指示に従って準備をします.場合により持続投与を行うことがあるため,シリンジポンプなどの必要物品を準備します.
- モニターの準備をします.血液ガス分析が必要となるため動脈ラインの挿入が行われるので,必要物品を準備し,挿入の介助をします.
- 区域麻酔や局所麻酔の場合,気道浮腫による気道狭窄を生じる可能性が高いため気管挿管や上気道の浮腫が高度の場合は気管切開により気道確保が行われるため,必要物品を準備し介助をします.
- 症状により,薬物療法が行われるので医師の指示に従って,必要な薬剤を準備します.
- バイタルサインは,適宜口頭で報告し,麻酔科医師と協力して観察をします.
- 実施された処置を正確に記録し,病棟や集中治療室へ申し送ります.

表1　麻酔中のアナフィラキシーを起こす薬物の頻度

筋弛緩薬	61.6%
ラテックス	16.6%
抗生物質	8.3%
鎮痛薬	5.1%
コロイド	3.1%
麻薬	2.7%
その他	2.6%

（文献3より引用）

表2　誘発されうる反応の危険性から分類したリスク集団

1. 全身的な反応を起こす危険性が高いグループ
   - 繰り返し手術を受けてきた者．とくに二分脊椎症などの骨髄異形成や泌尿生殖器の先天性異常のため，生後まもなくから繰り返し手術を受けてきた者．または，医療用具・機器による処置を，繰り返し長期にわたって受けてきた小児の患者．
   - 原因が不明確なアレルギー反応や喘息様の発作など，ラテックスアレルギーに相当するような症状を，手術中に経験したことがある者．
   - ラテックス抗原特異的IgE抗体が陽性の者．または，ラテックスアレルゲンを用いたプリックテストが陽性の者．
   - 天然ゴム製品と接触した際に，蕁麻疹やアレルギー性結膜炎，気管支喘息，気管支喘息様症状などの即時型アレルギー反応を経験したことがある者．

2. ラテックスアレルギーを起こす可能性が高いグループ
   - パウダーが塗布された天然ゴム製の手袋を使用している者．空中に飛散したラテックスアレルゲンに曝露される可能性がある職業に就いている者．
   - 天然ゴムとの交差反応性が知られているバナナやキウイフルーツ，アボカド，ポテト，トマト，パパイア，クリなどの植物性食品に対するアレルギー反応を経験したことがある者．
   - 天然ゴム製の手袋に対する接触皮膚炎を経験したことがある者．

3. ラテックスアレルギーの可能性があり診断を受けるべきグループ
   - 原因不明のアナフィラキシーショックを経験したことがある者．とくに，医療処置や歯科治療中にショック症状が起こった場合．
   - 歯科治療や婦人科的な診療，あるいは風船・コンドーム・天然ゴム製手袋への接触など，天然ゴム製品への偶発的な曝露の後，蕁麻疹や痒みを経験したことがある者．
   - 何度も手術を受けたことがある者．

（文献2より引用）

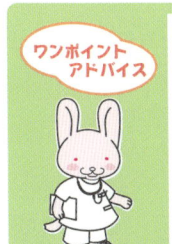

ワンポイントアドバイス

二相性アナフィラキシーといわれ，アナフィラキシーショック早期の治療に成功後，抗原が投与されていないのに，数十分後〜数時間後に血圧低下，咽頭浮腫，気管支けいれん，皮膚症状（紅斑，蕁麻疹）が発現することがあるので注意が必要です．

参考文献

1) 駒沢伸泰 他：アナフィラキシーショックとは．"周術期管理チームテキスト 第2版"日本麻酔科学会・周術期管理チームプロジェクト 編．日本麻酔科学会，pp386-389，2011
2) 日本ラテックスアレルギー研究会："ラテックスアレルギー安全対策ガイドライン2013"．協和企画，pp4-21，2013
3) 光畑裕正：アナフィラキシーショックの臨床診断．"アナフィラキシーショック"光畑裕正 編．克誠堂出版，pp62-66，71-72，2008

6章 術中看護

Q63 術中訪問の目的と方法を教えてください

A 家族の不安を軽減するために，術者・麻酔科医師に説明内容を確認したうえで，看護師が待機中の家族へ情報提供をします[1]．施設によってルールがさまざまですが，予定時間を延長した場合に実施するのが一般的です．

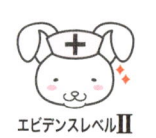

エビデンスレベルⅡ

回答者 田村浩子

1 手術終了を待つ家族の不安

- 手術終了を待つ家族は，手術室の中の様子はまったくわからないために，「予定どおりに手術は終了するか」「手術は円滑に行われているか」などの思いを抱きながら手術が終わるのを待っています．小中ら[2]は手術を受ける患者さんと家族について「治療による回復を期待するとともに，手術や麻酔による身体的苦痛や術後の経過など，未知の体験にさまざまな不安を抱えている」と述べています．家族の不安を軽減することは手術室看護師の大切な役割です．

2 説明内容

- 家族の不安を緩和するための説明であることを念頭に，手術の進行状況についてどのように説明するのか，必ず術者や担当麻酔科医師に伝えて承諾を得ましょう．医師は看護師が説明することで，自分が説明したいこととの食い違いはないか，かえって家族を不安にさせないか，と気にすることもあります[3]．説明内容を復唱し医師に最終確認をとるようにしましょう．
- また，看護師の説明では家族が納得できないと判断した場合は，医師に説明をお願いしましょう．すぐに手術から手を離せない場合もあるので，不安を増強させないように，医師の説明までどのくらいお待たせするかを家族に伝えます．

3 訪問する看護師

- 前述のとおり，手術の状況を知っている外回り看護師が適切ですが，手術を離れ家族のいる場所へ向かうには交代要員が必要です．手術の進行に支障をきたさないように，あらかじめリーダー看護師や師長と打ち合わせるなどして，訪問できる体制をとることが必要です．
- また，手術の状況によっては執刀医自らが説明に行く場合もあります．そのときにも同行し，患者家族の思いを聴くなどして不安の緩和に努める必要があります．
- 外回り看護師がどうしても手術を離れることができない場合は，リーダー看護師や手術室師長が代行することになりますが，外回り看護師とよく情報共有をする必要があります．夜間などの緊急手術の場合は夜勤師長に介入してもらうのもよいでしょう．

4 術中訪問のタイミング

- 手術終了を待つ患者家族への援助に関する先行研究はたくさんなされていますが，その多くに「予定時間を過ぎたら，その理由や手術の状況，患者の状態を知らせて欲しい」という家族の意見が出ています．鉄谷らは手術予定時間を30分から1時間超過すると不安が急激に増強すると述べています[4]．予定時間を超えたら30分以内に訪問することが適切といえましょう．

5 環境への配慮

- 手術中の家族の待機場所は手術室内の待合室であったり，病棟であったりと施設によってさまざまですが，いずれの場合にも，プライバシーが保たれているか環境に注意して説明をすることが大切です．

術中訪問

1. **目的**
   手術が終わるのを待つ家族の不安・緊張の緩和をはかる

2. **症例の選択**
   1）手術の終了予定時間を超えた場合（できるだけ30分以内）
   2）術者より依頼があった場合
   3）術前より家族から依頼があった場合

3. **実施内容**
   1）原則として，外回り看護師が執刀医および麻酔科医と術中訪問の実施についてコンタクトをとり，家族に説明する内容を確認する
   2）外回り看護師が不在になるため，師長またはリーダーに代行を依頼し，訪問へ行く
   3）説明に自信のない症例は，師長またはリーダーに依頼し，助言を求める
   4）「私は○○さんの手術を担当させていただいている看護師の○○です」と自己紹介をし，相手に緊張を与えないよう笑顔で挨拶する
   5）医師よりの説明を伝える
   6）不明なことや自分で判断できない内容の場合，曖昧な返答をせず，あくまでも術中訪問の前提をふまえる
      前提条件：
      ①術式変更や重要事態が発生した場合は，医師が直接家族と面談して説明する（電話の場合も家族を電話口に呼ぶ）
      ②医師からの伝言であるという形式で統一する
      ③手術についての詳しい内容は，手術後医師より説明があることを伝える
   7）訪問終了後は手指を消毒する
   8）退室時間の目安がわかる場合は，「○時頃手術室より退室されますので，もうしばらくの間待合室でお待ちください」と伝える
   9）退室時間の目安がわからない場合は，「また手術が終わる頃になりましたら，お知らせいたしますので，ご心配などありましたら手術室受付へいつでも声をおかけください」と伝える
   10）困ったときは，師長・リーダーに報告し，助言を求める
   11）訪問終了後，内容・家族の様子を医師に伝える
   12）術中訪問後，訪問内容を電子カルテに記録する

図1　術中訪問マニュアルの例

（JCHO東京新宿メディカルセンター手術室看護手順より抜粋）

ワンポイントアドバイス

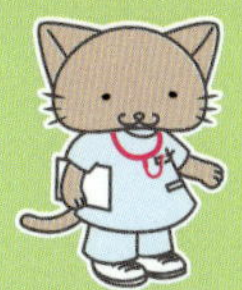

訪問する手術室看護師の知識や経験，パーソナリティに影響されることなく一定レベルでの術中訪問が行われるよう[3]に，マニュアルを作成しましょう（図1）．

参考文献

1）伊東徹治 他：手術終了を待つ患者家族への援助－術中訪問のタイミングについての検討－. 日本看護学会論文集：成人看護Ⅰ（41）：123-125, 2011
2）小中美奈 他：日本における過去10年間の術中訪問における研究の概要と今後の課題. オペナーシング 29：92-98, 2014
3）三枝典子 他：手術終了を待つ患者家族への援助の実際　術中訪問の導入過程と評価. オペナーシング 18：49-64, 2003
4）鉄谷祥子 他：手術を待つ家族への援助－術前・術中訪問を行って－. 日本看護学会論文集：看護総合37：56-58, 2006

時系列で学ぶ手術看護

6章　術中看護

Q64 手術看護師に必要なフィジカルアセスメントのポイントを教えてください

A 手術侵襲度や麻酔による循環動態の影響を理解して、術前情報から循環動態の変化を予測しながら、視診・聴診・触診・打診に加えて嗅覚など五感を用いたフィジカルアセスメントやモニタリングを行うことが重要です．

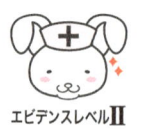

エビデンスレベルⅡ

回答者　小澤聡貴

- モニタリングと五感を用いたフィジカルアセスメントには、それぞれに利点があり、組み合わせることで、手術中の合併症や循環動態の変化を早期発見できます（表1）．

1 浅麻酔

- 手術侵襲に対して鎮痛・鎮静が不十分である場合に浅麻酔となり、表情の強ばり・筋緊張・体動・顔面の紅潮・小刻みな震え・発汗・発熱・浅呼吸、しいてはバッキングを認めます．意識下手術では不穏になる患者さんがいます．
- モニター上では血圧上昇・頻脈・不整脈・体温上昇・SpO_2の低下やE_TCO_2の上昇、全身麻酔下ではBIS値の上昇を認めます．
- **手術進行を理解して、手術侵襲に対して麻酔深度を調整**する必要があります．

2 アナフィラキシーショック

- 麻酔中におけるアナフィラキシーショックの発生原因は、**筋弛緩薬・ラテックス・抗生物質・コロイド・鎮痛薬・麻薬**であり（表2）、周術期発生頻度は1/2,700症例とされます．なお筋弛緩薬・麻薬では、免疫を介さない肥満細胞の活性化によって発生します．
- アナフィラキシー発生時には、発赤・紅斑・蕁麻疹・喘鳴・チアノーゼ・気道抵抗の上昇・血管浮腫・喉頭浮腫・下痢がみられます．意識下手術では、皮膚の掻痒感・呼吸困難・悪心・嘔吐・腹痛・嗄声・失神がみられます．
- モニター上では血圧低下・頻脈・不整脈を認めます．さらに換気ができない状態が続けばSpO_2の低下を認めます．

3 多量出血（循環血液量減少性ショック）

- 多量出血により循環血液量減少性ショックを生じると、顔色や皮膚の蒼白・尿量の減少・四肢冷感・脈拍の微弱・増加などの末梢循環不全や、チアノーゼ・頸静脈の平坦化・瞳孔拡大を認めます．また意識下手術の場合は、嘔気・嘔吐・意識レベルの低下・口渇・不安・興奮・落ち着きのなさを認めることがあります．
- モニター上では、循環血液量の15％以上の出血（750 mL程度）で、頻脈・血圧低下が出現します．さらに循環血液量の25％以上の出血（1,250 mL程度）で、中心静脈圧や酸素飽和度の低下・体温低下が出現し、パルスオキシメーターなど脈波の呼吸性移動増加がみられます．さらに血液ガス分析からヘモグロビン・ヘマトクリットの低下や、代謝性アシドーシスの進行を知ることができます．
- ドレーンやガーゼ出血の色調、術野や吸引血液の音・量・性状（色調・粘度・量）を観察して**総合的に出血状況をアセスメント**する必要があります．

4 悪性高熱症

- 揮発性吸入麻酔薬およびサクシニルコリンが誘発となって発症する、骨格筋の異常代謝亢進です．浅麻酔・発熱・褐色細胞腫などとの鑑別が難しいですが、診断基準は、表3のようになります．術前の家族歴聴取をはじめ、手術中の**フィジカルアセスメントによる早期発見**が重要です．

5 腸間膜牽引症候群

- 手術操作で腸間膜を牽引した際に、腸管の内皮細胞からプロスタサイクロン（PGI_2）が放出されて血管が拡張されるため、顔面の紅潮、モニター上で頻脈・血圧低下が出現します．牽引後10分で最大となり約30分続きます．

表1 モニターと五感を用いたフィジカルアセスメントの特性

正確性
　モニター＞五感を用いたフィジカルアセスメント
簡便性
　五感を用いたフィジカルアセスメント＞モニター
侵襲の強さ
　モニター＞五感を用いたフィジカルアセスメント

表2 麻酔中におけるアナフィラキシーショックの発生要因

発生要因	割合（％）
筋弛緩薬	58.2
ラテックス	16.7
抗生物質	15.1
コロイド	4.0
鎮痛薬	3.4
麻薬	1.3
その他	1.3

表3 悪性高熱症の臨床判断基準

体温基準	A. 麻酔中の最高体温が40℃以上 B. 麻酔中に0.5℃/15分間以上の体温上昇で最高体温が38℃以上
その他の臨床症状	1. 原因不明の頻脈，不整脈，血圧変動 2. 異常な呼吸（過呼吸）：呼吸性および代謝性アシドーシス 3. 筋強直（顎筋強直） 4. 赤褐色尿（ミオグロビン尿） 5. 血液の暗赤色化：PaO_2低下 6. 高カリウム血症，血清CPK・GOT・GPT・LDHの上昇 7. 異常な発汗 8. 今までみられなかった異常な出血傾向

悪性高熱症劇症：AかBを満たし，その他の臨床症状を伴うもの
悪性高熱症亜型：体温基準は満たさないが，その他の臨床症状のいくつかがみられるもの

（文献7より引用）

ワンポイントアドバイス

モニターの正常と異常を知り，視診・聴診・触診・打診を用いて，患者さんの全身状態を日常的にフィジカルアセスメントする習慣をつけることで，異常の早期発見が可能となります。

参考文献

1) 讃岐美智義：手術室のモニタ機器."ナースのための手術室モニタリング攻略ガイド"．メディカ出版，pp13-84, 2010
2) Mertes PM et al：Anaphylactic and anaphylactoid reactions occurring during anesthesia in 1999-2000. Anesthesiology 99：536-545, 2003
3) 西山美鈴 他：吸入麻酔."麻酔科レジデントマニュアル 第3版"．ライフリサーチプレス, p163, 2008
4) 志賀由美：循環器系合併症と看護."周手術期看護2 術中/術後の生体反応と急性期看護" 竹内登美子 編．医歯薬出版, pp101-116, 2010
5) 西山美鈴 他：合併症患者の麻酔."麻酔科レジデントマニュアル 第3版"．ライフリサーチプレス, pp756-762, 2008
6) 西山美鈴 他：各科手術の麻酔."麻酔科レジデントマニュアル 第3版"．ライフリサーチプレス, p334, 2008
7) 盛生倫夫：悪性高熱症診断基準の見直し．麻酔と蘇生 24 別冊：104-110, 1988

6章 術中看護

Q65 輸血実施時の注意点を教えてください

A 手術による出血量が血液量の20％以上となった場合は輸血の適応となります．輸血は適正に行われた場合はきわめて有効性が高い治療法ですが，不適合輸血の危険性，輸血による副作用・合併症などがあり，安全対策に基づき実施する必要があります．

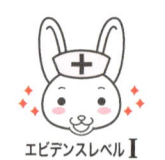

エビデンスレベルⅠ

回答者 竹内佐和子

1 輸血の説明と同意，血液型検査の確認

- 輸血を実施する際には医師から患者さん，家族に説明し，同意を得る必要があります．
- 不適合輸血を防ぐため，術前に血液型検査と不規則抗体スクリーニング検査を行います．
- 輸血の可能性がある手術では，**患者入室時に輸血同意書の確認，検査結果の確認**を行います．また，T＆S（Type & Screen）の提出，輸血準備の有無も確認します．

2 輸血管理の実際（図1）

- 輸血実施時は施設の輸血マニュアルに沿い，**患者間違い，不適合輸血に注意**します．
- 血液バッグの確認を輸血部門より受け取り時，輸血実施前に行います．医療従事者2名で声を出して照合し，所定欄にサインします．
  ①血液型の確認
  - 血液バッグと交差適合試験適合票，カルテの三者で照合します．
  - 血液バッグと交差適合試験適合票の患者氏名，製造番号が一致し，有効期限内であることを確認します．
  ②放射線照射の確認
  - 医師の指示により照射が行われていることを確認します．
  ③血液バッグの確認
  - 外観に破損，変色，凝集塊など異常がないか確認します．
- 患者さんの確認を行います．
  ①患者さんに氏名と血液型を言ってもらい確認します．**麻酔中で意識のない場合，鎮静中の場合は，リストバンド，カルテを用いて医療従事者2名で患者確認を声に出して行います．**
  ②患者さんのリストバンドの氏名と血液型が，血液バッグの血液型および交差適合試験適合票の氏名，血液型と一致していることを声に出して確認します．
- 血液バッグの搬送や手術室で**一時保管を行うときは温度管理や落下による破損に注意**します．一時保管する場合は，患者間違いによる事故防止のため，患者さんが手術している部屋の保冷庫で管理することが望ましいです（表1）．
- 急速輸血を行うことで低体温に陥る可能性があります．低体温は心筋虚血，凝固機能の低下，感染のリスク，薬物代謝の遅延などを起こします．手術室では加温装置を準備し，輸血を温めて投与します．

3 輸血の副作用・合併症と観察について（表2）

- 輸血による副作用には，**不適合輸血，アレルギー反応**などの即時性と輸血後GVHD，肝炎，HIV感染など遅延性があります．手術室においては，とくに即時性副作用の早期発見が重要です．
- 大量輸血時の合併症には，低体温，クエン酸中毒，高カリウム血症，アシドーシス，出血傾向，肺合併症，急性循環不全があります．
- 輸血開始直後は急性反応による状態変化に注意し，麻酔中は呼吸，循環動態の観察，尿色調など観察を行い早期発見に努めます．
- 発熱，蕁麻疹などアレルギー反応が出現する可能性があるため，輸血開始後15分で，再度患者さんの状態を観察します．その後も適宜観察を続け早期発見に努めていきます．手術中は被覆されているため身体の観察制限がありますが，副作用の出現がないかを注意深く観察します．異常発見時は速やかに医師に報告します．
- 実施した輸血の種類，製造番号，量，開始・終了時間，副作用の有無についてカルテに記録します．

- 輸血の準備および実施は1回1患者ごとに行い，輸血用血液製剤と患者の適合性を確認する．確認は各チェック項目を2人で声を出して照合し，記録する．
  照合タイミング：製剤の受け渡し時，輸血準備時，輸血開始時
  照合する項目　：ID，患者氏名（同姓同名に注意），血液型，製剤名，製造番号，有効期限，交差試験適合の検査結果，放射線照射の有無など
- 輸血用血液製剤の外観に異常を認めた場合は使用しない．
- 他の薬剤との混注は避ける．
- 輸血時にはフィルターがついている輸血セットを使用する．
- 通常，最初の10〜15分間は1分間に1mL程度，その後は1分間に5mL程度の速さで輸血する（成人の場合）．
- 輸血開始後5分程度は患者の状態を観察し，急性反応の有無を確認する．また，15分程度経過した時点で再度，患者の様子を観察する．その後も適宜観察を続ける．
- 輸血副作用発生時には直ちに輸血を中止する．医師に報告を行い，適切な処置を行う．

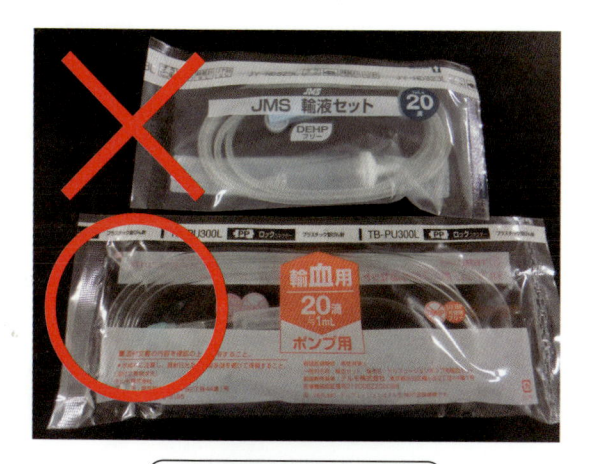

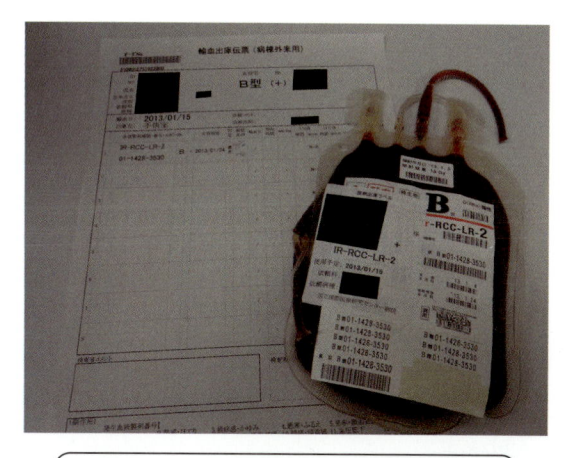

専用輸血セット　　　　　輸血バッグと交差適合試験適合票

図1 輸血の取扱いについて―全体的注意事項―

（文献3を参照して作成）

表1 血液製剤の保管と保存方法

血液製剤	貯法		注意事項
赤血球濃厚液	2〜6℃	自記温度記録計と警報装置が付いた輸血用血液専用の保冷庫で保存	保存中の過冷（凍結）や加温時の過熱による溶血に注意する
新鮮凍結血漿	−20℃以下		凍った状態では破損しやすいため，取扱いには十分注意する ビニール袋に入れた状態で30〜37℃の恒温槽などにて融解し，3時間以内に輸血する ＊恒温槽の水を清潔に保つこと（汚れたらその都度取り替える）
血小板濃厚液	20〜24℃（要振とう）		できるだけ速やかに使用する やむをえず保存する場合は，20〜24℃で穏やかに振とうする（冷所保存はしない）

（文献3を参照して作成）

表2 輸血による副作用

即時性	輸血開始後数分から数時間内に発症 ① アレルギー反応（全身発疹，蕁麻疹，動悸など） ② 輸血関連急性肺障害（TRALI） ③ 細菌汚染血によるエンドトキシンショック，敗血症
遅延性	輸血後24時間以降，数日～数ヵ月に発症 ① 輸血後肝炎 ② GVHD（graft versus host disease） ③ ヒト免疫不全ウイルス感染，ヒトTリンパ球向性ウイルス
不適合輸血	輸血開始後数分から数十分の間に，血管痛，不快感，胸痛，腹痛，悪寒，発熱，悪心・嘔吐，不穏，褐色尿などが発症し，呼吸不全，循環不全，腎不全，DICなどが続発

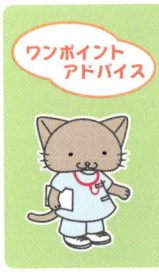

ワンポイントアドバイス

手術室は緊急手術や大量出血で輸血が必要となります．複数の患者さんが輸血を行うことが多く，準備が煩雑となりやすい部署です．患者間違い，不適合輸血防止のため，必ず2人で声に出して各チェック項目の確認をしましょう．

参考文献

1) 日本赤十字社　血液事業本部　医薬情報課：「輸血療法の実施に関する指針（改訂版）」及び「血液製剤の使用指針（改訂版）」平成24年3月一部改正．pp8-47, 150-151, 2012
2) 帖地憲太郎 他：輸血の知識―外科手術に関連して．Expert Nurse 21, 11月臨時増刊：48-51, 2005
3) 日本赤十字社 血液事業本部 医薬情報課：輸血用血液製剤の取り扱いについて．
http://www.jrc.or.jp/vcms_lf/iyakuhin_yuketuj1205-132_120606.pdf

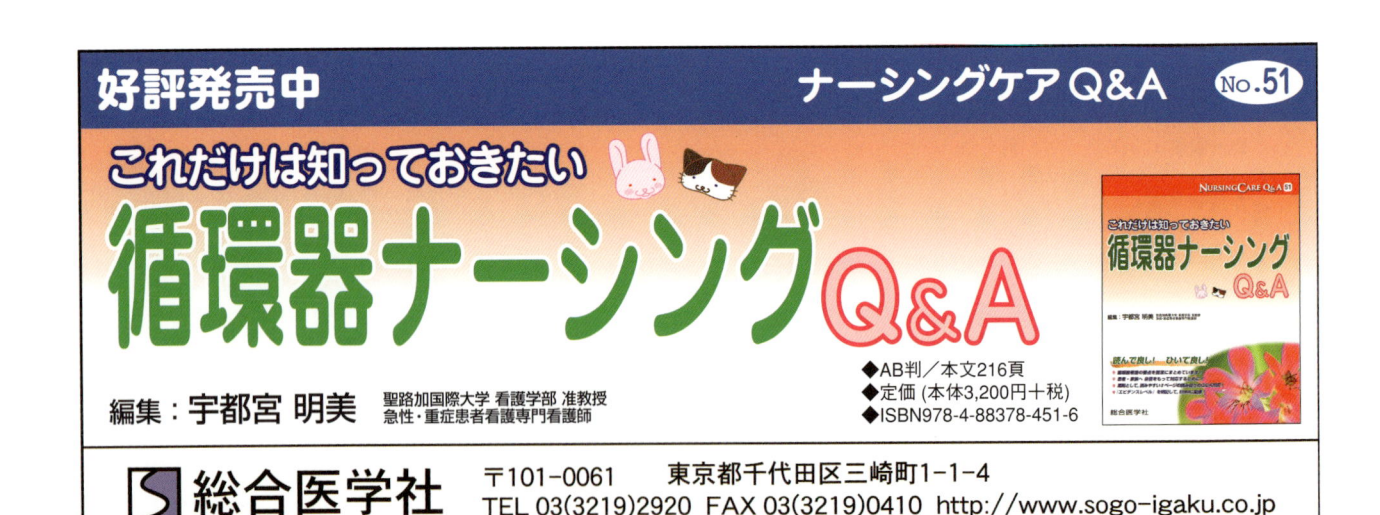

好評発売中　　　ナーシングケア Q&A　No.51

これだけは知っておきたい
循環器ナーシング Q&A

編集：宇都宮 明美　聖路加国際大学 看護学部 准教授　急性・重症患者看護専門看護師

◆AB判／本文216頁
◆定価（本体3,200円＋税）
◆ISBN978-4-88378-451-6

総合医学社　〒101-0061　東京都千代田区三崎町1-1-4
TEL 03(3219)2920　FAX 03(3219)0410　http://www.sogo-igaku.co.jp

6章 術中看護

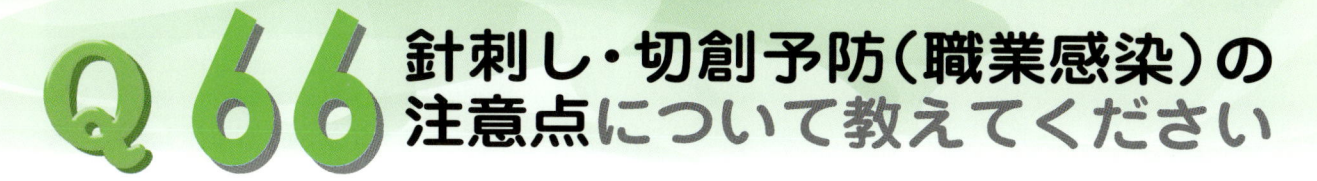

Q66 針刺し・切創予防（職業感染）の注意点について教えてください

A 標準予防策（standard precautions）の実施，施設ごとに決められた針刺し切創用予防のマニュアルを遵守することが重要です．手術室ではさらに，患者さんの血液などの湿性体液に曝露される機会が多いこと，注射針ではない特殊な鋭利物の取扱いの機会が多いことに対して注意が必要です．

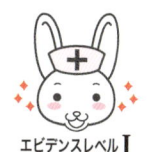

回答者　横沢京子
エビデンスレベルI

1 針刺し・切創とは？

- 以前は「誤刺」「針刺し事故」ともよばれていましたが，その個人の過失によるものというイメージや，本来針刺しは起きないはずのものであるという前提のあるような言葉の意味を払拭するために，「針刺し・切創」という事象そのものの言葉として使用されるようになってきました．誰にでも起こりうることであるという認識のもとでの対策が重要です．
- また，職業感染予防として，湿性体液の飛沫による皮膚・粘膜への曝露についての対策も重要です．

2 手術室での針刺し・切創で多い場面は？

- 職業感染制御研究会から，血液・体液曝露報告書式として発行されている「エピネット日本版」に，2013年9月から手術部版が新しく活用開始となりました．そのなかで，エイズ拠点病院88施設の調査内容報告があります．手術室における針刺し・切創原因器材割合のなかで，40％以上は縫合針，次いで注射針，メスであり，受け渡し時が多いとの報告が挙がっています．また，ハンズフリーテクニックを全症例で取り入れている施設が20％あることも報告されています．

3 手術室での針刺し・切創予防（職業感染）の注意点

- 手術室では，外来・病棟と同じように注射針を扱います．また，処置時適正な個人防護具（personal protective equipment：PPE）を使用することも同じです．マニュアルに沿った標準予防策の実施が重要です．また，マニュアルに不足を感じたら順次見直し，改定することも検討しましょう．
- さらに，器械出し看護師は，メスや剪刀，縫合針，その

ほか鋭利器械が耐貫通性容器に即時処分できず，器械台に存在すること，医師と受け渡しすることに対して注意が必要です．

4 PPEはどんな場面で使用する？

- 手術室では，帽子やマスクは常に装着していますが，そのほかに，以下のようなものがあります．

- **手袋**
  すべての処置時にサイズの合ったものを．1つの部屋のなかで1人の患者さんの担当でも，処置ごとに交換が必要．外科医や器械出し看護師は，ピンホールによる患者さん自身の感染防御および針刺し時の血液曝露量の低減を兼ねてダブルグローブ（手袋を2枚装着）にするとよい．

- **エプロン・ガウン**
  サージカルガウンは外科医，器械出し看護師が着用しますが，そのほかに，ビニールエプロン・ガウンを挿管・抜管など麻酔介助時，出血量のカウント，ガーゼ・器械カウント時，患者さんの清拭時など処置時には外回りも着用しましょう．

- **ゴーグル・フェイスシールド**
  手術中常時着用（外回り看護師も，予期せぬ飛沫の可能性がある）．

5 器械出し看護師の職業感染予防

- 鋭利物の取扱いには施設ごとのルールがあると思います．メスなどを決められた容器に入れる，器械台の中でどの場所に置くなど，施設ごとのルールを検討し遵守することが大切です．
- 最近では安全機構付の静脈留置針のように，刃が収納できるメスや，先端が鋭利でない縫合針なども流通しており，人による対策のみでなく，容器や器材そのものの安

全機構付の物品使用などの対策の検討も重要です．
- また，セーフティーゾーン，ニュートラルゾーンなどとよぶ場所を介す，ハンズフリーテクニックとよばれる医師と器械出し看護師が鋭利物を直接手渡ししないで器械を渡す方法も検討されてきています．

6 針刺しや粘膜への飛沫，接触などの感染成立時

- 施設ごとの感染対策マニュアルなどに沿った報告と対応をします．即座に流水で洗い，感染源の評価をし，必要に応じた検査，投薬を含めた治療の検討をします．手術中で言い出しづらいこともあるかもしれませんが，時間をおかずに即時同室の看護師などへ伝えることが大切です．

ワンポイントアドバイス

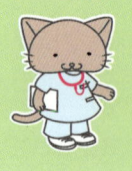

ラダー1の皆さんにとっては，手術中緊張しながらいくつもの鋭利物を扱う必要に迫られると思います．どんな手順で行うと安全か，教育を受けたうえでの実践ではありますが，不明点は解決し，自分たちからも意見を発信し，手術室全体で，鋭利物の扱いをどうしたらより安全か，どんなものを使用したらよいか検討を重ね，環境を整えていきましょう．

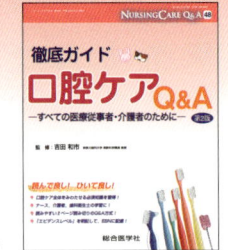

参考文献

1) 木村　哲 監："セーフティマネジメントのための針刺し対策 A TO Z．インフェクションコントロール 2002年増刊"．メディカ出版，2002
2) 地方公務員災害補償基金："病院等における災害防止対策研修ハンドブック—針刺し切創防止版"．地方公務員災害補償基金，2010
3) 職業感染制御研究会エピネット日本版サーベイランスワーキンググループ：エピネット日本版を用いた針刺し切創・血液体液曝露サーベイランス2011(JES2011)結果概要報告．
4) 労働科学研究所　http://www.isl.or.jp
5) 職業感染制御研究会　http://jrgoicp.umin.ac.jp/
6) 日本環境感染学会　http://www.kankyokansen.org/
7) 木戸内清：医療災害．感染症誌 76(10)：851-856，2002
8) 日本手術医学会：手術医療の実践ガイドライン（改訂版）．手術医学 34(Suppl)，2013

6章 術中看護

Q67 放射線曝露についての注意点を教えてください

A 放射線曝露は，患者さんを守るため・自分を守るために最小限にする必要があります．放射線を理解することで対策を立案できます．

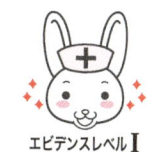

エビデンスレベルⅠ

回答者 阿部晋大

- 放射線は**目に見えず**，装置から発せられる**音**として認識できることもあります．放射線は臨床の場で，さまざまな診断・治療に使用され，その発展は目覚ましい．その反面，程度によって人体に悪影響を及ぼします．その程度はいまだ解明されていません．**目に見えないもの，人体に悪影響を与える**という認識から，**恐怖・不安**を植え込む原因となっています．放射線を正しく理解することで，放射線曝露を最小限にするための方法を考えるきっかけになります．

1 放射線防護の基礎知識

- 循環器診療における放射線被曝に関するガイドラインより以下のことが述べられています[1]．
- **肥満患者は線量が多くなる．**
  ※体厚20 cmと25 cmの患者の入射面における線量比は，体厚が5 cm厚くなるだけで，入射線量は約2倍になる．
- **絞りを活用する**ことで医療従事者の被曝線量が減少する．
- アンダーテーブル方式とオーバーテーブル方式では，後者がX線照射野における術者の手指の被曝線量が**数十倍多くなる**．
- 防護の原則は，**距離・時間・遮蔽**である．
  ※20 cm離れるだけで患者の入射線量の0.3％程度になる．さらに防護衣を着用すれば，その線量の15％程度に低減させることができる．
- **患者の生殖腺や甲状腺への防護具の着用は意味がない．**
  ※患者本人の体内で散乱したX線が多いため．
- 防護衣の0.25mmと0.35mmでは**遮蔽能力に有意差はない．**
  ※エプロン型，コート型，セパレート型は，手術に応じて選択する．防護衣は，すべての重量を肩で受けるため**作業性が低下する**．透視中に背を向けて作業することがない場合は，エプロン型を選択し，背側からの防護を考える場合は，セパレート型を選択する．

- 防護衣には**使用期限**がある．また，保管は折りたたまずハンガーにかけて保管する．
  ※物理的疲労を最小限にし，**遮蔽材の断裂を防止**する．
- 防護眼鏡は装着しない時と比べ，約60％防護効果があり，ネックガードは90％の防護効果がある．
- これらをふまえ，外回り看護師，器械出し看護師は放射線防護に対する計画を立案することが可能です．
- 手術を受ける患者さんは，**距離遮蔽**は不可能です．可能な限り手術**時間**を短くすることが，最大の防護となります．

2 放射線の理解

- 私たちは，普通に生活しているだけで自然放射線を浴びています．一度に大量の放射線を全身に浴びると，人体は害を受けることがわかっていますが，**200 mSvより低い放射線量では臨床症状が確認されていません**．図1に放射線量を示します[2]．
- よく耳にする値『ベクレル（B）』『グレイ（Gy）』『シーベルト（Sv）：等価線量』『シーベルト（Sv）：実効線量』は，難しいので雨に例えるとわかりやすいです（図2）[3]．

ワンポイントアドバイス
放射線は近年さまざまな診断・治療に使用され，正しく理解することが重要です．患者さんを守るためには，まずは自分を守れることです．距離・時間遮蔽を念頭におき，放射線防護計画を立案し，手術に臨みましょう．

参考文献
1) 永井良三 他：循環器診療における放射線被ばくに関するガイドライン（2011年改訂版）．2010年合同研究班，pp1-57, 2012
2) 酒井一夫，米原英典：医療における放射線防護．INNERVISION 26：42-61, 2010
3) 資源エネルギー庁：放射線とくらし～考えよう，放射線のこと～．資源エネルギー庁，pp1-8, 2008

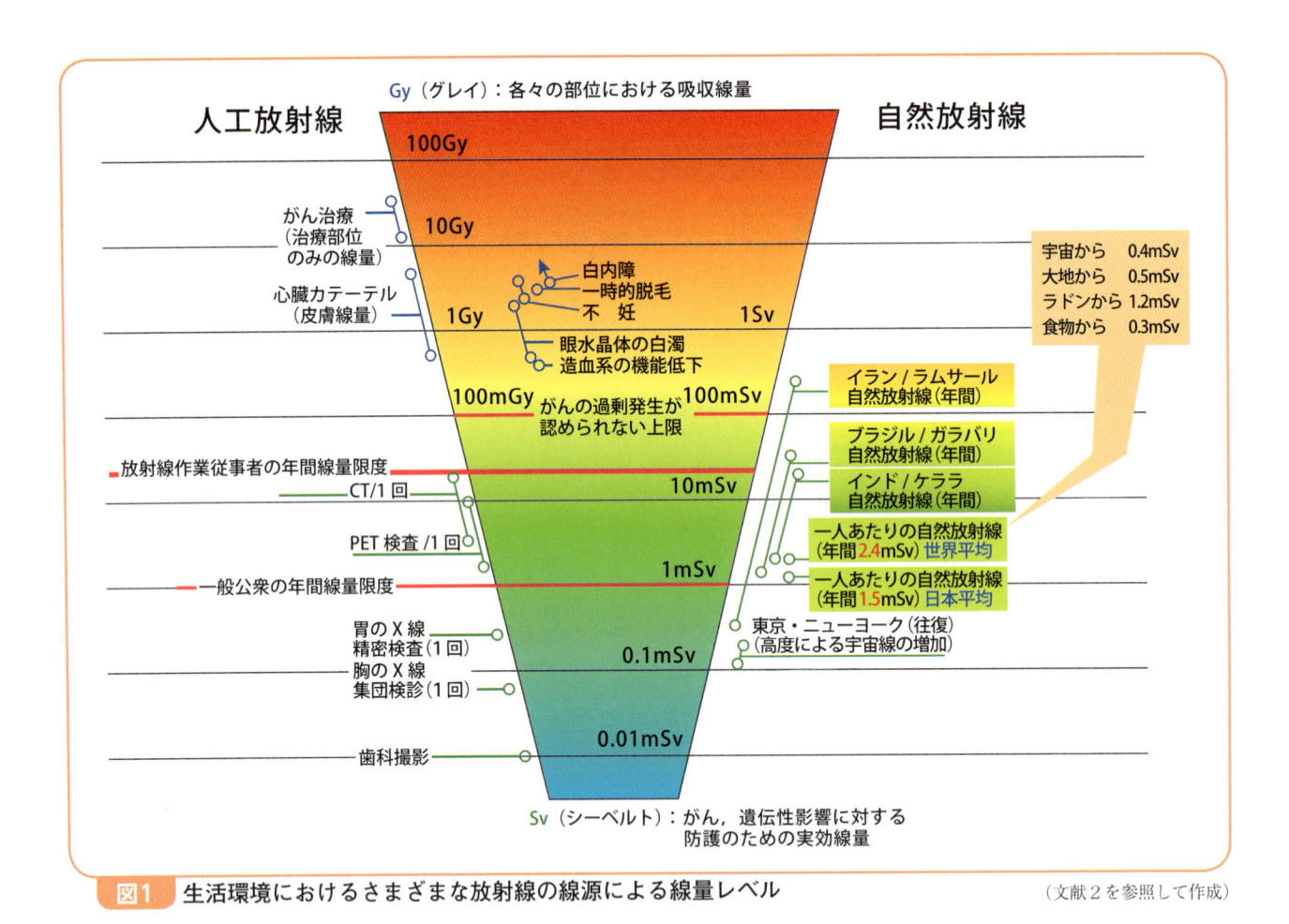

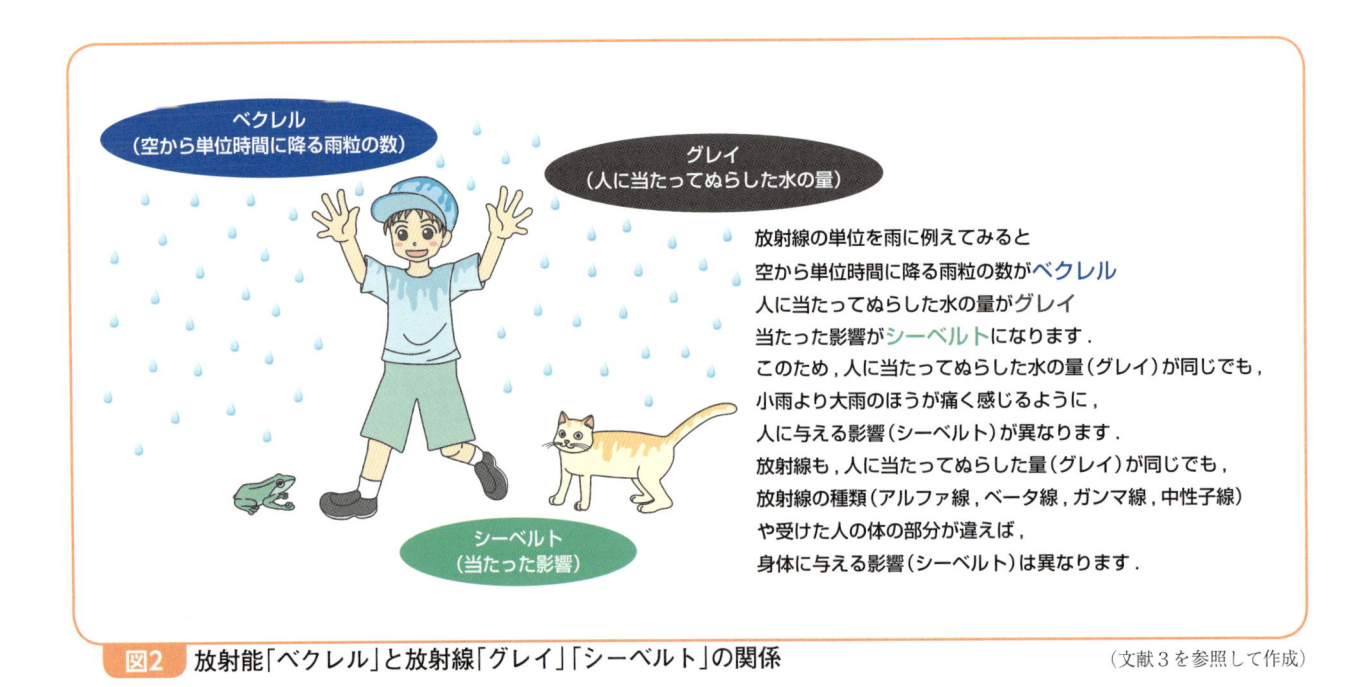

図1 生活環境におけるさまざまな放射線の線源による線量レベル

Gy（グレイ）：各々の部位における吸収線量

人工放射線／自然放射線

- 100Gy
- 10Gy — がん治療（治療部位のみの線量）
- 1Gy — 心臓カテーテル（皮膚線量） ／ 1Sv
  - 白内障
  - 一時的脱毛
  - 不妊
  - 眼水晶体の白濁
  - 造血系の機能低下
- 100mGy — がんの過剰発生が認められない上限 ／ 100mSv — イラン/ラムサール 自然放射線（年間）
- 放射線作業従事者の年間線量限度
- CT/1回 ／ 10mSv — ブラジル/ガラバリ 自然放射線（年間）／ インド/ケララ 自然放射線（年間）
- PET検査/1回 ／ 一人あたりの自然放射線（年間2.4mSv）世界平均
- 一般公衆の年間線量限度 ／ 1mSv — 一人あたりの自然放射線（年間1.5mSv）日本平均
- 胃のX線精密検査（1回）／ 0.1mSv — 東京・ニューヨーク（往復）（高度による宇宙線の増加）
- 胸のX線集団検診（1回）
- 0.01mSv — 歯科撮影

宇宙から　0.4mSv
大地から　0.5mSv
ラドンから　1.2mSv
食物から　0.3mSv

Sv（シーベルト）：がん，遺伝性影響に対する防護のための実効線量

（文献2を参照して作成）

図2 放射能「ベクレル」と放射線「グレイ」「シーベルト」の関係

- ベクレル（空から単位時間に降る雨粒の数）
- グレイ（人に当たってぬらした水の量）
- シーベルト（当たった影響）

放射線の単位を雨に例えてみると
空から単位時間に降る雨粒の数が**ベクレル**
人に当たってぬらした水の量がグレイ
当たった影響が**シーベルト**になります．
このため，人に当たってぬらした水の量（グレイ）が同じでも，
小雨より大雨のほうが痛く感じるように，
人に与える影響（シーベルト）が異なります．
放射線も，人に当たってぬらした量（グレイ）が同じでも，
放射線の種類（アルファ線，ベータ線，ガンマ線，中性子線）
や受けた人の体の部分が違えば，
身体に与える影響（シーベルト）は異なります．

（文献3を参照して作成）

7章 手術終了時

Q68 手術直後に必要なバイタルサインと評価について教えてください

A バイタルサインは患者さんの生命現象を示しています．手術室看護師は，手術直後の患者さんが手術侵襲，麻酔侵襲が加わった健康状態にあるということを念頭におき，体温・脈拍（心拍数）・血圧・呼吸・意識状態を観察し評価します．

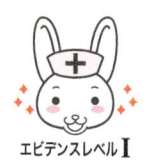

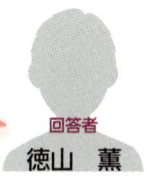

エビデンスレベルⅠ

回答者 徳山 薫

1 体温

- 手術を受ける患者さんは，麻酔薬による体温調節中枢の働きが抑制されることによって，患者さん自らによる熱産生が不十分となります．また，手術室という環境（放射，対流，伝導，蒸発）そのものも，熱を喪失方向に進めます．
- 体温低下による患者生体への弊害（覚醒遅延，筋弛緩薬作用遷延，出血量増大，創傷治癒遷延，虚血性心疾患など心合併症の増加）を防ぐためにも，手術前から保温はもちろん，積極的な加温が必要です．
- 手術直後は患者さんの体温数値が**患者さん本来の体温であるか**（出棟時の体温を目安にするとよい）を評価します．

2 脈拍（心拍数）

- 脈拍とは，心臓の拍動に基づいて，体表から触れることができる動脈の拍動です．心拍動が規則的であれば，心拍数＝脈拍数となります．数，リズム，性状を観察しますが，これらに異常を認めた場合，他のバイタルサインが示すデータと絡めて総合的に患者さんの状態を判断する必要があります（表1参照）．
- 現場でよく用いられているパルスオキシメーターは，血液中に含まれている酸素濃度を長時間連続測定できると同時に，拍動をとらえているため，脈拍数を測定することができます．

3 血圧

- 血圧は，心臓や血管の機能を示すバイタルサインの一つです．その血圧を規定する因子に心拍出量と末梢血管抵抗があります．また，交感神経と副交感神経の2つの神経のバランスによって，至適な状態に調節されています．
- 血圧が高い，血圧が低いという状況は，規定因子に何らかの事態が生じていることを意味します．術直後であれば，痛みというストレスに対して交感神経活動が活発化され，心臓の収縮力が増加し血圧は上昇します．循環血液量が逸脱している状態（出血などによる強度の脱水）では血圧は低下します．
- 体温も血圧と密接に関係があります．体温が上昇しようとする悪寒・戦慄は末梢血管収縮によって血圧を上昇させますし，発熱は血管拡張によって血圧を低下させます．

4 呼吸

- 呼吸は，橋の呼吸調節中枢や延髄に存在する呼吸中枢によってコントロールされていますが，全身麻酔の場合，手術中は麻酔薬によって呼吸中枢の働きが抑制されています．そのため，手術直後（とくに抜管直後）においては，**気道が確保（開通）されているか**をまず確認したうえで呼吸状態を観察する必要があります．患者さん自ら呼吸をする能力をもっていても，分泌物貯留などによって気道が開通していない場合と，気道は開通しているが呼吸する能力が失われている場合とでは対処方法が異なってくるからです．

5 意識状態

- 意識は，覚醒状態（外界に注意を向け，刺激を受容し反応できる状態）と意識内容（自己のおかれた状況を理解し，自己の行動を正しく認識している）から成ります．
- 手術終了後，麻酔薬の投与が中止されて，薬物の脳内濃度が意識を失う濃度以下になると，通常意識が回復します．**麻酔から意識が覚醒しているかどうかを評価したのち，認識内容の程度**（聴覚や触覚の刺激に対する反応や行動）を評価します．
- 麻酔覚醒遅延を起こす要因として，患者要因，麻酔要因，手術要因があります（表2）．

表1 脈拍異常時のアセスメント

観察ポイント		
	主訴	動悸，めまい，胸痛，呼吸困難感，失神，倦怠感，冷感
	皮膚の状態	チアノーゼ，四肢冷感，皮膚湿潤
	脈拍	脈拍数，調律（リズム），脈拍の性状
	心電図モニター	心拍数，調律（リズム） P波はあるかどうか，R-R間隔は整かどうか PQ間隔はどうか，QRSの幅はどうか，P波に続くQRS波があるか
	血圧	
	精神状態	不安，混乱（その原因は何か）
	心不全の徴候	息切れ，起坐呼吸，呼吸困難感，咳嗽，血痰（ピンクの泡沫状か），尿量減少，浮腫（とくに下腿，足首），倦怠感
	発熱	
既往歴・現病歴	水分出納（水分バランス）	水分摂取量と排泄量のバランス（脱水状態かどうか） 体重
	・アダムス-ストークス発作の既往 ・虚血性心疾患（急性心筋梗塞，不安定狭心症）の既往 ・薬物の使用状況（とくに，心拍数に影響を与えるジギタリス製剤，β遮断薬，抗不整脈薬服用の有無）	
チェックすべき検査データ	・電解質バランス（K，Ca，Mgなど） ・動脈血ガス（低酸素状態の程度）→酸素飽和度モニターのチェック	

（文献1，p50より引用）

表2 麻酔覚醒遅延の要因

患者要因	高齢，全身状態，基礎疾患，薬剤治療，代謝機能低下，排泄機能低下
麻酔要因	薬理学的要素（種類・量・相互作用） 生理学的要素（ガス・酸塩基・電解質・体温・循環）
手術要因	高度侵襲，長時間，大量出血，輸血，脳神経手術

（文献2より引用）

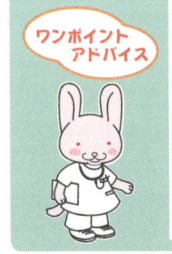

ワンポイントアドバイス

モニタリングが示す数値だけで患者さんの全身状態を評価するのではなく，実際に患者さんを「看て」，患者さんに「触れ」，患者さんが示す生命徴候が何を意味しているのかを考え，ケアにつなげます．

参考文献

1）田中裕二 編："根拠に基づくバイタルサイン"．学習研究社，2006
2）久野健二郎：中枢神経系の問題．"周術期管理チームテキスト 第2版" 日本麻酔科学会・周術期管理チームプロジェクト 編．日本麻酔科学会，pp485-492，2011

7章 手術終了時

Q69 手術終了時の皮膚の観察ポイントを教えてください

A 患者さんが術中にとる手術体位で褥瘡好発部位といわれている箇所，術野となる部位で消毒薬を使用した範囲，術中に貼付したテープやモニタリング用シール部位を重点的に観察します．

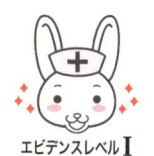

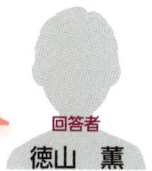

エビデンスレベルⅠ

回答者　徳山　薫

1 手術体位によるもの

- 手術体位には，おもに仰臥位，側臥位，腹臥位，砕石位といったものがあります．術後の皮膚障害の一つに褥瘡がありますが，褥瘡の発生要因として，①**長時間同一部位への圧迫**，②**摩擦とずれ**，③**皮膚の湿潤環境**，④**長時間の低血圧**，などがあります．
- それぞれの手術体位固定にあたっては，摩擦とずれが生じます．また手術中，患者さんは長時間の同一体位を強いられるわけですから，**体位による受圧部位（表1）がいわゆる褥瘡好発部位となります**．
- 術直後においては，それぞれの受圧部位の皮膚の観察だけでなく，体位固定や除圧に用いていた物品を除去するその過程において，物品の固定状況，除圧部位の状況も併せて確認しておきます．体位固定物品の固定状況は確実であったか，除圧物品がどういった状況で患者さんの皮膚に当たっていたかを確認することは，自分が実践した看護が患者さんにとって適切だったかを評価することにつながります．万が一，患者さんに皮膚障害が生じた場合，体圧分散が足りなかったのか，もしくはずれが原因だったのか，湿潤環境が原因だったのか，原因検索することが可能となります．

2 消毒薬の使用

- 手術室においては，術式によってさまざまな消毒薬を使い分けています．事前に消毒薬に対するパッチテストを施行している施設もあれば，そうでない施設もあります．
- 消毒薬に対してアレルギーをもっていない患者さんでも，消毒薬の不適切な使用方法で皮膚障害をきたす場合があります．例えば，多くの手術で用いられる10％ポビドンヨード（イソジン®液）は，非常に消毒効果の高いものですが，大量の10％ポビドンヨードに長時間接触していることは皮膚にとっては良くありません．アレルギーをもっていない人でも，接触性皮膚炎をきたすおそれがあり，だれもが起こす可能性があります．
- **重症の場合は化学熱傷をきたします**．ただし，この薬液による化学熱傷は，術直後に発見されることは少なく，時間の経過とともに，**皮膚障害の範囲が徐々に拡がっていく**という特徴をもっています．そのため，術直後に皮膚障害が生じてしまった場合，それが褥瘡なのか消毒薬による化学熱傷なのかを判定するためにも，術直後からの皮膚の観察が重要なポイントとなってきます．

表1 手術体位による受圧部位

手術体位	受圧部位
仰臥位	後頭部，肩甲骨部，肘関節部，仙骨部，踵骨部
側臥位	耳介部，肩峰部，胸部側面，大転子部，膝内側顆，膝外側顆，外顆部
腹臥位	頬骨部，耳介部，肩峰部，胸部（女性），陰部（男性），膝正面，足指
砕石位	（仰臥位に準じる）

時系列で学ぶ手術看護

3 テープ類，モニタリング用シールの使用

- また，手術室内では多くのテープ類やモニタリング用シールを患者に貼付します．それらテープ類に使用されている粘着基材が患者さんによっては過敏反応をきたす場合もあります．
- それら貼付部位の皮膚の観察も重要であり，手術室内で過敏反応をきたしたテープ類については，退室時の申し送りで，病棟での使用を避けることを病棟看護師へ提案します．

4 その他

- ほかに，手術室内で患者さんに皮膚障害をきたす要因に，体温低下を予防する加温装置や電気メス熱傷も挙げられます．加温装置の場合，カバーと加温用ホースの接続部の外れ，カバーの破損が原因となります．電気メス熱傷については，対極板が不適切な状況だとアラームが鳴る仕組みとなっているものが大半であり，事前に防止できるようになりました．
- いずれにせよ，術直後はポイントを絞って皮膚状態を観察しますが，手術室を退室するまでに全身の皮膚状態を観察する必要があります．

術直後

- ☑ 体位固定や除圧に用いた物品を除去する際に，物品の固定状況および除圧部位の状況を観察
- ☑ 消毒薬を使用した範囲は，術直後から継続的に確認
- ☑ テープ・シール類を使用した部位の観察

患者さんが退室するまでには，上記ポイントだけでなく，全身の皮膚状態を観察しましょう！

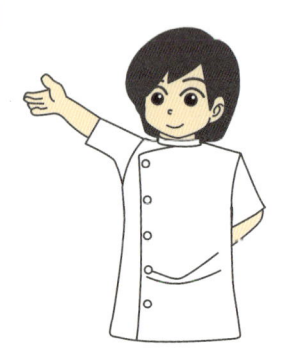

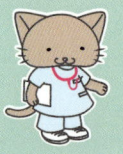

ワンポイントアドバイス

帰室用ベッドへ移動する際に，術直後に観察しにくかった背中・臀部の観察は自然とできるのですが，後頭部が抜けがちです．患者さんの帽子を外す際，酸素マスクを装着する際に，患者さんの後頭部に触れる習慣をつけておくとよいでしょう．

参考文献

1) 三浦優子 他：安全・安楽な手術体位に必要な基礎知識．"みる→看る→わかる 手術患者の体位アセスメント 術前・術中・術後の観察ポイント" 北海道大学病院手術部ナースセンター 編著．メディカ出版，pp8-20, 2005
2) 寺師浩人 他：術中褥瘡と誤診していたと判断した症例の検討．褥瘡会誌 3：85-88, 2001

7章 手術終了時

Q70 手術終了時の神経症状の観察ポイントを教えてください

A 手術終了時は，ドレーピング下の良肢位に乱れはなかったかを確認します．麻酔覚醒時は自動運動を中心に神経症状を観察し，麻酔覚醒後は看護師の指示に対する四肢の動きを観察します．

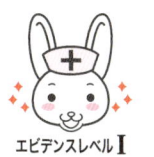

エビデンスレベルⅠ

回答者 徳山 薫

1 神経障害の原因（表1）

- 手術における体位固定に伴う神経障害では，**圧迫，虚血，過剰な伸展**が原因とされています．
- 手術開始に向けた術野のドレーピング前に，患者さんの手術体位が患者さんにとって無理がないことを，外科医，麻酔科医，手術室看護師は行っています．しかし，手術が開始されると，手術台のローテーションなどによって，術前に確認したはずの患者さんにとって無理がない手術体位が若干変化してしまうことが時にあります．こういっ

表1 手術体位による神経障害の原因と症状

神経障害	原因	症状
上腕神経叢麻痺	上腕神経は第1肋骨，鎖骨，大胸筋，小胸筋に付着している．上肢の過剰外挙，過伸展，上腕骨頭および鎖骨圧迫によって生じる．	上腕の回内・回外運動の障害．
尺骨神経麻痺	尺骨神経は，上腕骨の内側上顆と肘頭の間を走行している．肘関節部の圧迫や上肢の過伸展，あるいは100°以上の屈曲などによって生じる．	わし手（手指が内反する掻爬手状態）．
橈骨神経麻痺	橈骨神経は，上腕骨の周囲をらせん状に走行している．上腕の内側，外側の圧迫により生じる．	下垂手となり，手の伸展ができない．
腋窩神経麻痺	肩部の三角筋は腋窩神経支配による．側臥位やローテーション時などの固定方法や固定板での部分圧迫が加わることで生じる．	上腕の挙上と肩関節外旋障害，三角筋部の知覚麻痺．
正中神経麻痺	尺骨頭の2つの起始部の間の筋間隙を走行している．肘部の圧迫，固定などにより手根部に圧迫が加わることで生じる．	母指が伸展位をとり，他の4指に近付けることができず，小さなものをつまみ上げられない．
大腿神経麻痺	大腿の極端な屈曲，内転，外旋によって，大腿神経血管束が鼠径靭帯でねじれ曲がって生じる．	足の伸展や臀部の屈曲ができない．
総腓骨神経麻痺	腓骨神経は腓骨頭下方の体表から0.5〜1.0cmの浅いところを走行している．腓骨小頭，膝関節部の圧迫により生じる．	尖足または下垂足を呈し，足先が垂れ，足の背屈が不能．
脛骨神経麻痺	脛骨の内側に沿って走行している．側臥位時や下肢の内反時の圧迫により生じる．	足背に屈曲位をとり，底屈できない．
坐骨神経麻痺	坐骨神経は，骨盤の坐骨切痕と腓骨頭で反固定されている．股関節の過伸展の屈曲，外転，外旋により生じる．	大腿の外転運動，下腿の屈曲作用が障害され，下肢の運動機能が低下．

（文献2より引用）

たドレーピングの下の変化が良肢位の乱れにつながり，術後，患者さんに神経障害をきたすことがあります．神経細胞は非常にもろく修復がきかないといわれています．

2 術直後の観察項目

- 術直後においては，ドレーピング除去時に，患者さんが良肢位を保持することができていたかを術中に観察が困難だったところを優先的に確認します．具体的には，良肢位の乱れはなかったか，体位固定状況に変化はなかったか，また体位固定や除圧に用いていた物品を除去するその過程においては，物品の固定状況，固定部位の状況も併せて確認しておきます．
- もし体位固定状況に変化があり，良肢位の乱れがあった場合には，その状況から患者さんにどういった神経障害が生じる可能性があるかをアセスメントし，麻酔覚醒時からその観察に努めます．

3 麻酔覚醒後の観察項目

- 麻酔覚醒時においては，**四肢の自動運動の状況と，その運動状況に左右差がないか**を観察します．麻酔覚醒後，患者さんの意識がはっきりとしてきて，医療従事者の指示に対応できる状況となったら，知覚異常（しびれや知覚鈍麻）や四肢の動きづらさ（手握，足指の動きなど）を観察します．具体的な尋ね方として，「**手を握ったり開いたりすることはできますか**」「**足首を伸ばしたり曲げたりできますか**」「**膝を立てることはできますか**」といった問いかけで，上肢と下肢のおもだった神経障害の有無を確認することができます．
- これらについては，術前の動きと比較してどうかといった視点での評価が必要です．併せて，しびれや知覚鈍麻の有無，左右差の有無についても確認します．
- 術前と比較して，四肢の動きに変化が認められた場合は，看護記録に残し，病棟看護師へ継続した観察を依頼します．

術直後
☑ 患者さんが良肢位を保持できていたか？
☑ 物品の固定状況，固定部位の状態は？

↓

何か異変に気づいたら，患者さんにどういった神経障害が生じる可能性があるかアセスメント．麻酔覚醒時から観察に努めましょう！

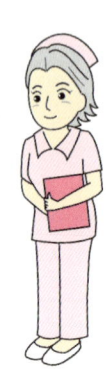

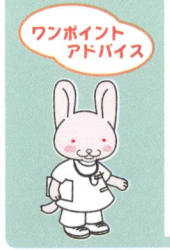

ワンポイントアドバイス
患者さんに神経障害が生じてしまった場合，麻酔覚醒直後よりその症状について具体的に訴えてくる人は多く，患者さんが具体的に言葉にする苦痛や不快な症状については，客観的に評価し，継続看護へとつなげます．

参考文献

1) 三浦優子 他：安全・安楽な手術体位に必要な基礎知識．"みる→看る→わかる 手術患者の体位アセスメント 術前・術中・術後の観察ポイント" 北海道大学病院手術部ナースセンター 編著．メディカ出版, pp8-20, 2005
2) 田中マキ子：これだけは押さえておきたい体位固定の要点．オペナーシング 24：290-294, 2009

7章 手術終了時

Q71 手術終了時の患者さんの声を聴く必要性を教えてください

A 手術終了時に患者さんが発してくる言葉は，患者さんの回復過程を妨げる要因の除去を主訴としていることが大半です．患者さんが発する情報を正しくアセスメントし，対処することは，患者さんの回復過程を妨げる二次的合併症の予防につながります．

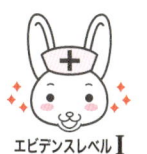

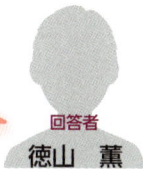

エビデンスレベルⅠ

回答者　徳山　薫

1 患者が発する言葉の意味

- 手術を受ける患者さんが目指しているところは，今の状態よりもさらに良くなりたいということにほかなりません．手術を受けることを決定してから社会復帰するまでの間，とくに手術直前・中・直後に関わる手術室看護師は，患者さんの**回復過程を妨げない看護**を提供しなければなりません．

- 手術終了直後は，麻酔侵襲，手術侵襲の影響で，患者さんにとって身体的にとてもつらい状況下にあるといえます．そういった状況下にありながらも患者さんが発してくる言葉は，患者さんの**回復過程を妨げる要因（表1）の除去**を主訴としていることが大半だといえます．患者さんが発した言葉に耳を傾け，その内容をアセスメントし，対処することは，患者さんの回復過程を順調にするための必要な看護だといえます．

- 例えば，術直後の訴えで多いものの一つに創部痛があります．創部痛に対処しないままでいると，痛み刺激による末梢血管収縮，ストレスホルモンの分泌亢進，免疫能の低下による術後感染症，肺機能低下による術後肺合併症の発生など，いずれも術後の回復過程において妨げとなる事態を生じさせます．

- 術後の患者さんの状態を把握するために，モニタリングから得た数値で評価することは現場においてはよくあることです．しかし，患者さんの言葉に重篤な合併症となりうる大切なサインが隠されている可能性を決して忘れてはいけません．

2 患者が発した言葉を評価する意味

- 「呼吸が苦しい」という抜管直後の患者さんが発した言葉に対して，SpO₂モニターの値は正常，酸素も投与中，抜管直後だからと評価していたら，実は術中に使用した咽頭パッキングガーゼが未抜去だったということを筆者は過去に経験したことがあります．また足がしびれている，動かしにくいという術直後の訴えに対して，「前回手術時の硬膜外麻酔もよく効いていたため様子観察」としていたら，実はコンパートメント症候群発症のサインだったという経験もあります．

- 患者さんの訴えが意味することを正確に評価することは，患者さんの回復過程を妨げるものの除去につながります．それはつまり，**患者さんの手術による二次的合併症の早期発見につながり，ひいては早期治療へとつながります**．

- 手術終了時の患者さんの声を聴く必要性として，患者さんの手術に対する思いを知るということも挙げられるのではないかと筆者は考えます．まだ術前訪問を実施していなかったころ，肺がんの患者A氏を担当したことがあります．術中にカルテをひもといて，A氏がチェロ奏者だということ，今回の術式（肺腫瘍切除術，鎖骨下動脈合併切除および血行再建術）がその後のA氏のチェロ奏者としての人生を大きく左右させるものだということを知りました．幸い，術中所見は「肺腫瘍は鎖骨下動脈を巻き込んでいない」であり，A氏が心配していたチェロ奏者としての人生は大きく変化することはありませんでした．麻酔覚醒後，声にならない声で，A氏はずっと何か言いたそうにしており，私は主治医に手術結果の説明を依頼しました．手術結果を聞いたA氏が「ありがとうございました」と何度も何度もその言葉を繰り返していたのを，今でも覚えています．

時系列で学ぶ手術看護

表1 周術期における回復過程を妨げるもの

妨げる要因	その理由
不安	・不安が強いと疼痛の閾値が下がりやすい
疼痛	・術後の疼痛は生体にとって強烈な侵害刺激となり，疼痛によるストレス反応は患者の身体・精神的に大きな影響を及ぼす ・疼痛が続くと，不安・無力感・睡眠障害が生じ，それによって，疼痛が増強しさらに不安・無力感・睡眠障害が高じるという悪循環に陥る ・疼痛をそのままにしておくと，呼吸・循環・内分泌系などの悪影響を及ぼす ・とくに咳・深呼吸時の疼痛が十分に除去されない場合は，重篤な呼吸器合併症をひき起こす
低体温（シバリング）	・術後の熱産生のためのシバリングは，患者に不快感のみならず，疼痛の閾値も上昇させる ・低体温によるカテコールアミンの分泌上昇は心筋虚血の頻度も上昇させる ・低体温は生体活動に必要な酵素活性も低下させる
術中体位による神経損傷や褥瘡	・左記の事象は，患者の原疾患の治療に加え，さらに加療を必要とし，ひいては，患者の回復過程を延長させる

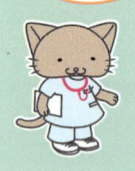

ワンポイントアドバイス

手術終了時の患者さんの声を聴く必要性の一つとして，挿管性反回神経麻痺の有無と程度の観察も挙げることができます．直接反回神経を損傷，切除した症例，悪性腫瘍浸潤に伴うものについては自然治癒を望めませんが，挿管性麻痺では予後良好だといわれています．

参考文献

1) 志賀由美：術後看護の知識と技術．"周手術期看護2 術中／術後の生体反応と急性期看護" 竹内登美子 編著．医歯薬出版, pp86-90, 2000
2) 徳山 薫：意思を委託する患者．"こころに寄り添う手術看護" 土蔵愛子, 草柳かほる 編著．医歯薬出版, pp105-110, 2014
3) 麦島貴子：体温管理―シバリングによる患者様の苦痛を考える―．手術医学 26：310-312, 2005

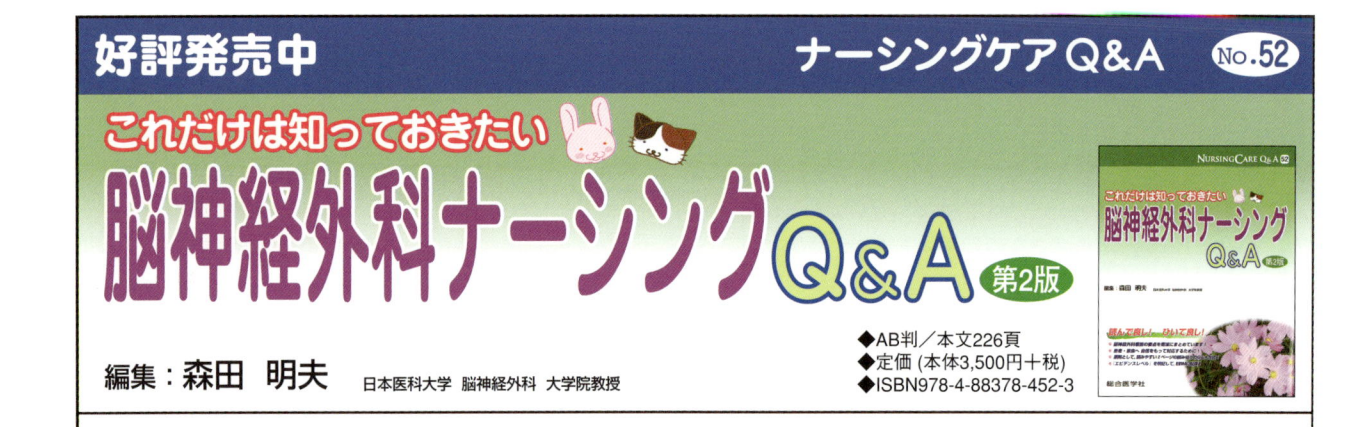

7章 手術終了時

Q72 退出時の患者準備で重要なポイントを教えてください

A 退出基準を満たしていることを観察し，移動先までの安全を保障した退出準備を行います．また，手術看護記録は継続看護につなげるためにも，記載内容に不備がないように完成させます．

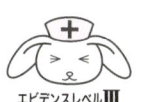

エビデンスレベルⅢ

回答者　徳山　薫

1 退出基準を満たしているか（表1）

- 一般的に，病棟へ帰室する場合，移動中の継続的なモニタリングが不要となります．それぞれの施設で退出基準は異なりますが，**手術室からの退出基準を満たしている**ことを麻酔科医と観察します．少なくとも，患者さんの意識は刺激しなくても覚醒しており，簡単な指示に応じることが可能であること，患者さんには気道閉塞を認めず，気道反射が保たれ，循環も術後出血の徴候を認めないこと，シバリングを認めず，体温が36℃以上であることを確認します．疼痛を完全に除去することは困難ですが，自制内でコントロールがついていることを確認します．
- 集中治療室へ帰室する場合は，ここまでの基準を満たす必要はありませんが，少なくとも，移動先までバイタルサインが大きく変動することなく移動できる状態であることが必須条件となります．

2 挿入物やモニター類のチェック

- 患者さんの手術室退出基準を満たしていることを確認すると同時に，患者さんに新たに装着するもの，現在接続されているものが，**移動先まで安全に継続される状況で**あることを確認します．具体的には，酸素ボンベの残量，酸素流量計の動き，酸素流量の有無を確認します．
- 呼吸器を装着したままの状況下での移動であれば，呼吸器の作動状況を確認します．ジャクソンリースやアンビューバッグが使用可能な状況であることを確認することも重要なポイントです．
- また，患者さんに接続されている輸液ルートや薬液ルートの内容，流量速度，残量を確認します．これらを移動先到着までに使いきってしまう可能性がある場合は，新しいものを準備する必要があります．
- また，ドレーンなどといった挿入物が適切な場所に確実に固定されていることを確認し，必要があれば再度固定し直します．
- モニタリングを継続したままの移動であれば，モニター機器の作動状況およびバッテリー状況も確認します．
- 確認すべき事項が多くありますが，手術室を退出してから移動先到着までの道中の患者さんの安全を保障するための行為です．確実に丁寧に行います．

3 引き継ぎの準備

- 退出に向けた患者準備を整えつつ，病棟看護師への引き継ぎに向けた準備を行います．次に同じ手術室で手術を受ける患者さんにも影響を及ぼすため，患者さんの持参品（義歯や履物，下着，補聴器，承諾書など）は手術室内に残さないように細心の注意を払います．
- 手術看護記録は継続看護につなげるためにも記載内容に不備がないように完成させます．

4 継続問題の再確認

- 手術終了後から退出まで，慌ただしく時間が経過します．術後に観察した皮膚障害の有無や神経障害の有無，術後管理における指示内容や継続すべき問題，観察項目について，**確実に記録に残している**ことを再度確認します．

時系列で学ぶ手術看護

表1 回復室からの退室許可基準

対象：成人全身麻酔，硬膜外麻酔，脊髄くも膜下麻酔

1	意識	a) 刺激をしないでも覚醒している b) 簡単な命令に従うことができる
2	呼吸	a) 抜管されている b) 気道閉塞がない c) 気道反射が保たれている d) 動脈血酸素飽和度96％以上（酸素投与下でも可） e) 呼吸回数8〜25回/分
3	循環	a) 心拍数：60〜100 bpm b) 不整脈：なし c) 血圧：術前の±20％以内 d) 出血：なし
4	痛みと悪心・嘔吐	a) 痛みが許容できる b) 悪心・嘔吐が許容できる
5	低体温とシバリング	a) 36.0℃以上 b) シバリングなし
6	区域麻酔（硬膜外麻酔，脊髄くも膜下麻酔）の評価	a) 麻酔域（運動および感覚）が許容範囲である b) 硬膜外カテーテルから局所麻酔薬をボーラス注入で30分以上経過している

特記事項
1. 担当麻酔科医，または麻酔科指導医が退室を許可する
2. 退室を許可した医師は診療録に記録を残す
3. 患者が退室基準を満たさない場合は，担当麻酔科医，麻酔科指導医，担当科主治医で協議し対応する
4. 退室する際は，患者の情報を搬送先の担当者（主治医および担当看護師）に申し送る

（文献2より引用）

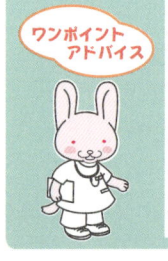

ワンポイントアドバイス
退出する患者さん自身の状況として術前と違うのは，「手術創と挿入物だけ」という状況です．手術終了時から退出時まで非常に慌ただしいですが，消毒薬の拭き残しなどがないようにしましょう．

参考文献

1) 松本 恵：退室準備から申し送りまで．オペナーシング 28：1320-1325，2013
2) 鈴木 明 他：回復室の退室許可．"周術期管理チームテキスト 第2版"日本麻酔科学会・周術期管理チームプロジェクト 編．日本麻酔科学会，pp517-521，2011

8章　手術後管理（看護）

Q73 手術後の病棟・ICUなどへの引き継ぎで重要なポイントを教えてください

A 手術によって明らかとなった確定診断名，実施術式，麻酔方法などを最初に伝え，次に，術中の看護の評価として継続的な看護の情報や，この手術での一番の出来事として大切な部分を伝えます．また，特殊な薬剤の使用についても大切なところです．さらに，術後患者の状態に影響を与えると考えられる情報も伝えます．

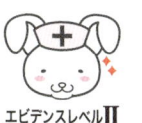

エビデンスレベルⅡ

回答者　中山龍二

1　おもな申し送り※項目

※「申し送りとは（インターネット辞書）：申し送ること．次の者に言って伝えること．とくに，事務・命令などの内容を後任者に伝えること」と書いてあります．
- 最初に患者氏名などの確認を行います．
1）手術によって明らかとなった確定診断名，実施術式，麻酔方法：麻酔時間や手術時間，術式によっては，大動脈クランプ時間，体外循環時間など．
2）手術室退室時のバイタルサイン
　①血圧，②心電図波形・心拍数（脈拍数），③体温，④SpO_2，⑤E_TCO_2，⑥血液ガスデータ，⑦中心静脈圧値など
3）IN量：全輸液量，全血液製剤，抗生剤投与有無
　OUT量：尿量，出血量，その他
4）各種ルートからの特殊薬剤投与方法について
　①拮抗薬の使用有無，②持続昇圧薬，降圧薬，③鎮痛薬，④その他
5）各ドレーン類とそのドレナージ方法や管理について（挿入部位，挿入長さ）
6）提出した検体（摘出臓器・組織）
7）手術体位と皮膚状態，神経障害の有無について
8）その他，人工物の挿入，タニケット使用時間と部位，止血ガーゼなどの挿入の有無と枚数，突発的な出来事などについて
- これらのおもな項目を口頭で伝えるとともに，確実に「伝える」ということを行うために手術看護記録として記録に残し，申し送りを行います．

2　継続的な観察を必要とする項目

- 術直後から合併症の予防と早期発見に努めることが大切です．術直後は，麻酔や手術の影響が大きく残っていま

す．意識状態，呼吸状態，循環状態，体温，代謝といったバイタルサインは大変重要であり，継続的に観察する必要があります．とくに，手術室より病棟やICUへ戻ってきてからは，病棟看護師の観察が大変重要となります．
- そのため，実施術式や麻酔方法などを理解し急性期看護に活かせるように，手術看護師は，申し送る必要があります．また，術中，術後に発生しやすい二次障害などの早期発見にもつながる申し送りをする必要があります．

a）意識状態
- 全身麻酔薬による薬剤の遅延性の状況や代謝状態など，患者さん一人ひとりの覚醒状態は異なります．指示動作や四肢の自動運動なども観察が必要です．また，一過性のせん妄状態などにも注意します．
  - 疼痛管理：術後の疼痛除去のために，硬膜外カテーテルを挿入している場合やPCA（patient controlled analgesia）にて疼痛管理している場合があります．鎮痛薬を使用している場合は，傾眠傾向にあるので注意が必要となります．

b）呼吸状態
- 筋弛緩薬による呼吸筋の抑制から，浅い呼吸や無呼吸に注意しながら呼吸回数や胸郭の動きを観察し，聴診器にて呼吸音を聴診します．
- また，全身麻酔による気管挿管の影響などから狭窄音，喘息，喀痰などの観察を行います．

c）循環状態
- 術中から使用している昇圧薬・降圧薬などの使用によっても，循環状態が異なるために末梢循環の状態や平均血圧なども指標として観察します．

d）体　温
- 一般的には，体温が下がっている時期であり，シバリングなどにも注意が必要となります．また，手術や麻酔侵襲による低体温や感染性から起こる体温の上昇などのケ

時系列で学ぶ手術看護

スもあるので経過をみていきます．

e）輸液，輸血バランス
- 術中の総輸液量や輸血量をINとして考えますが，血液製剤と輸液量は，それぞれ申し送ります．
- また，脱水状況や貧血の状態についてCVP（central venous pressure）値や検査値も申し送ります．

f）尿量
- 術直後より，体重あたり1mL以上の尿量を確保します（腎機能を考慮する）．また，術直後や術後1〜2日は，一過性に尿量が減少することがあります．なお，数日後には，利尿期となり尿量が増える時期があります．
- 実施術式や術中，術後の薬剤使用により性状が異なる場合があります．

g）ドレーン管理
- ドレーンの種類と方法，挿入部位，挿入長さなども大切です．
- 術直後の排液量，性状を基準に排液量の増加，性状の変化に注意します．また，ドレーン挿入の目的を正しく伝えます．早期診断を得るためのドレーンなのか，または，予防的に留置としているドレーンなのか，目的を正しく伝え継続的な観察を必要とします．

h）皮膚，神経障害
- 手術による同一体位や摩擦力によって起こる皮膚トラブルなど，二次的障害の早期発見に努めます．
- 手術体位による神経，皮膚損傷の好発部位は異なるために，手術体位と神経，皮膚の状況を細かく記録に残し，継続的な看護につなげていきます．
- 電気メス使用時の対極板の装着部位なども観察として必要となります．

3　患者データベースの活用について

- 手術出し病棟と違う病棟へ帰室される場合は，病棟間で術前の基本情報を申し送ることが大切です．術前入院期間が短縮されている今日では，患者データベースや看護プロファイルをうまく活用することが，術後の看護にも必要となってきます．
- とくに，患者さんの既往歴や血液検査，放射線画像検査から考えられるリスクや術後感染につながるリスクをアセスメントします．さらに，手術侵襲や麻酔侵襲といった合併症も，起こるリスクとして問題点を抽出しておく必要があります．手術看護師は，術前訪問からの情報収集で問題点を挙げ看護展開します．そこから術中看護，術後継続看護として病棟へ申し送ることとなります．

4　術式と麻酔方法についての申し送り

- 手術看護師は，短時間の申し送りで患者の情報を有効に伝えることが求められます．また，術式や麻酔方法などを正しく伝えなければ，術後の継続的看護として結びつかないこととなります．全身麻酔なのか，脊髄くも膜下麻酔（脊椎麻酔）なのか硬膜外麻酔を併用しているのか，末梢神経ブロックを行っているのかなども必要な情報です．もちろん，薬剤の種類や投与時間なども術後に必要な情報の一つになります．
- 全身麻酔方法の一例として，吸入麻酔もあれば完全静脈麻酔法もあります．ともに特徴の違いがありますが，これらを全身麻酔という表現で病棟へ伝えていると思います．また，最近では，麻酔薬の新薬の登場により，その薬剤の特徴からも術後の観察ポイントは変わってきます．麻薬や筋弛緩薬の拮抗薬を使用したかの有無も術後の情報では大切です．
- 予定手術は，実際に行われた手術と異なる場合があります．そのため，手術看護師は実際に行われた術式を申し送ることが大切です．また，術中に病理学的診断を得て病名が確定した場合にも同様に申し送ります．とくに，術式の変更は術後の観察ポイントが変わるため正しく伝える必要があります．例えば，腹腔鏡下手術の看護のポイントと開腹手術のポイントは大きく異なってくるために，術式変更なども正しく伝える必要があります．

5　鎮痛薬と鎮静作用の申し送り

- 麻酔覚醒中に術後の疼痛コントロールをする際には，選択される鎮痛薬にもよりますが，麻酔作用である鎮静作用と鎮痛薬に含まれる鎮静作用が重なり半覚醒状態のような様子で病棟に戻ることとなります．術後の覚醒状態を観察するうえでは注意が必要となります．
- また，術後に呼吸管理目的で，気管挿管されている状況などでは，鎮痛薬と鎮静薬が使用されていることがあります．このような場合において鎮静レベルを確認する際には，院内で決められた意識確認方法を用いて確認します．例えば，RASS（Richmond Agitation-Sedation Scale）などを用いて行うことで，共通の認識で観察ができます．

6　昇圧薬，降圧薬の申し送り

- 術中に使用していた，昇圧薬，降圧薬などや持続的に用いた薬剤なども含めて，投与開始時期と投与量なども申し送る必要があります．術後に持続的に投与する場合には，薬剤の希釈方法や組成方法，投与ルートなども伝えます．

7　手術室から病棟への移動と術直後のモニタリング

- 麻酔覚醒時には，麻酔や手術の侵襲に加え，麻酔薬である鎮静薬，鎮痛薬，そして筋弛緩薬などが体内に残存している状態です．そのため，患者さんの状態は変化しや

すく早期に対応する必要があります．そして各種モニターの装着とモニタリングを通して，その状況を瞬時にアセスメントする必要があります．術後の状態変化にできる限り早く対応するためには，五感を使った看護と各種モニターをうまく使い患者さんの状態をアセスメントし，合併症の予防にも役立てます．また，手術室から病室までの移動は，バイタルサインの変動が起きやすく，移動前後の変化に注意が必要です．

- 確定診断名
- 実施術式
- 麻酔方法
- 継続的な看護の情報
- 手術での一番の出来事として大切な部分
- 特殊な薬剤の使用
- 術後患者の状態に影響を与えると考えられる情報

バイタルサイン
└─ 意識状態，呼吸状態，循環状態，体温，輸液・輸血バランス，尿量，ドレーン管理，皮膚，神経症状など

鎮痛・鎮静薬，昇圧薬，降圧薬など

☑ 確実に「伝える」ために，手術看護記録として記録に残そう
☑ 患者データベースを活用しよう
☑ モニタリングを通して，患者の状態変化をすばやく知り，対応しよう

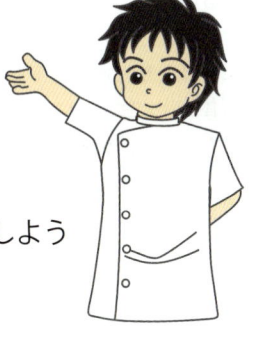

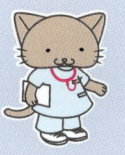

ワンポイントアドバイス
手術看護の記録には，手術の情報が大切に記載されています．病棟へ引き継ぐ際には，手術看護記録を上手く活用して継続看護に活かしてください．また，麻酔記録（チャート）なども用いて病棟へ引き継ぎを行ってください．

参考文献
1) 雄西智恵美 他："成人看護学 周手術期看護論 第3版"．ヌーヴェルヒロカワ，pp129-138，2014
2) 青木照明 他："臨床外科看護総論 第9版"．医学書院，pp334-336，2009
3) 日本手術看護学会：周手術期の手術看護記録の記載内容について．http://www.jona.gr.jp/member/11.pdf

8章 手術後管理（看護）

Q74 術後合併症予防のための評価と指導の内容を教えてください

A すべての手術後の回復段階において，呼吸器や循環動態の回復と安定は欠くことができないものであり，その指標となる**血圧，脈拍，尿量，中心静脈圧は常に術後の観察項目のなかで重要な位置を占めています．徴候をなるべく早く発見し，対応することが重要です．**

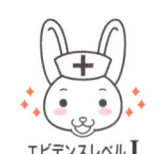

エビデンスレベルⅠ

回答者　岡田貴枝

- おもな術後合併症とバイタル監視による早期発見について，表1にまとめました．

1 術後の観察と指導

術後1～3日

- 手術の侵襲と患者さんの状態に合わせ，1～2時間ごとにバイタルサインをチェックします．特別な理由がない限り，**早期離床を促進**します．術後，最初の起立時，歩行時に肺塞栓を起こすことがあるので，**必ず立ち合い援助**します．呼吸困難，血圧低下など肺塞栓が疑われる症状のあるときはすぐに臥床させ，速やかに医師へ連絡します．
- 肺塞栓のときに現れる症状を表2に示します．
- 日中はなるべく坐位にて過ごすよう指導し，この時期に最も起こしやすい合併症である肺合併症の予防を行います．術前に行ったスーフル®，トリフロー®など肺理学療法を再開します．適宜ネブライザーを施行し，排痰を促します．口腔ケアも重要です．
- 坐位をとれない場合はファーラー位，セミファーラー位など体位変換を積極的に行います．
- **疼痛はADLを制限**するので，呼吸抑制，血圧低下，腸管運動の抑制などの有害事象に注意しつつ，**積極的に睡眠薬，抗不安薬を使用し昼夜逆転しないよう努めます．**

術後4～7日

- 重症患者を除き，積極的にリハビリテーションを行い，ADLの拡大をはかります．
- 合併症ではこの時期に縫合不全の徴候が現れることが多いです．脈拍の増加によってひき起こされる発熱は，とくに経口摂取開始時に起こることが多いです．吻合部付近にドレーンが留置している場合は，その性状に注意することが肝要です．食道の手術などでは誤嚥による肺炎も起こしやすいので，嚥下のリハビリテーションも積極的に行っていきます．
- 創部の観察により，皮下腫瘍の発見は比較的容易です．発赤，腫脹を伴っていることが多いです．頻脈を伴わない発熱を併発することが多いです．手術の清潔度により創感染のリスクは異なるため，行われた手術の清潔度を理解しておきます．腸管運動回復後，下痢症状の場合はMRSA腸炎，偽膜性腸炎などを疑う必要があります．このとき，**頻回の下痢と発熱による脱水に注意**します．

2週間以降

- 順調に経過した場合，食事が固形食へ徐々に上がっていき，退院時の前段階となります．**体重の変化，尿量，経口摂取量**をチェックします．退院へ向けてのリハビリテーションと食事などを含めた生活指導を行います．食事に関しては管理栄養士，NSTなどによる栄養指導を行います．人工肛門を作成した場合はWOC看護師の指導により，患者さん自身あるいは家族による管理を習得します．
- **術前術後管理**は，患者さん，家族と医師，看護師，コメディカルとの間の**信頼関係がきちんと築かれることにより順調に経過**します．信頼関係の確立が最も重要なことです．そのためには何をするべきか，どうすべきかを考えながら行動すること，そしてコミュニケーションをきちんととることが重要です．

表1　おもな術後合併症とバイタル監視による早期発見

合併症	原因	異常検知に有効なバイタルサインまたはモニター
気管閉鎖	咽頭閉鎖 喉頭閉鎖（喉頭けいれん，気道損傷，声帯麻痺）	意識レベル，呼吸音，努力呼吸，SpO₂，頻脈
低酸素血症	無気肺 気胸 肺水腫 肺塞栓症	呼吸音，呼吸困難，SpO₂，頻脈，血圧低下，意識レベル
低換気	麻酔薬による中枢神経抑制 筋弛緩薬の作用 術後呼吸筋機能不全 肥満	意識レベル，呼吸音，呼吸数，SpO₂，頻脈
低血圧	心室前負荷の低下（出血，脱水，利尿薬投与） 心筋収縮力の低下 全身の血管抵抗の低下	血圧測定，心電図のS-T変化，頻脈，SpO₂，末梢循環，皮膚の色調，胸痛などの自覚症状
高血圧	痛み 高二酸化炭素血症 低酸素血症 尿閉 血管内容量の過剰	血圧測定，心電図のS-T変化，頻脈，SpO₂，末梢循環，皮膚の色調，胸痛などの自覚症状
不整脈	電解質異常（とくに低カリウム血症） 低酸素血症，高二酸化炭素血症 代謝性アシドーシス 代謝性アルカローシス 術前からの心疾患 心筋虚血	心電図変化，動悸感などの自覚症状
心筋虚血	低血圧 高血圧 頻脈 低酸素血症 高二酸化炭素血症	胸痛，心電図変化，バイタル
ショック	低血圧 頻脈 精神状態の変化 毛細血管再充満の遅延 尿量の減少 皮膚，四肢末梢の冷感	血中の乳酸値の上昇 混合静脈血酸素飽和度または中心静脈血酸素飽和度の低下 BEの低下
消化器系	イレウス 出血 腸管虚血 腸炎	排便異常 発熱，頻脈，浅表の促迫した呼吸，血圧低下，皮膚粘膜の乾燥度，血液データ
血液凝固系	DIC	血液データ，臓器虚血による臓器障害
	深部静脈血栓症	下肢腫脹，疼痛，腫脹（無徴候のことも多い）
手術部位感染症（SSI）	患者の特性（年齢，栄養状態，糖尿病，喫煙，肥満，遠隔部位の感染症，免疫反応の変化） 手術の特徴（手術時間，ドレーン，手術部位の異物など）	発赤，腫脹，疼痛，局所の熱感，創部の離開，排液の増加と性状
重症敗血症/敗血症性ショック	発熱（深部温＞38°） 低体温（深部温＜36°），頻呼吸，精神状態の変化，浮腫，体液過剰，高血糖	血圧測定，心電図のS-T変化，頻脈，SpO₂，末梢循環，皮膚の色調
多臓器不全	多臓器障害（MODS）	ショックやLOSによる臓器虚血，敗血症に続発
	腹部コンパートメント症候群（ACS）	腹腔内圧（IAP）が急激な上昇（20mmHg以上）となり，臓器障害をきたした場合

表2 肺塞栓の徴候

胸　痛	下肢の腫脹
突然発症する呼吸困難	頻呼吸
喀　血	低酸素血症
頻　脈	

術後1〜3日
- 1〜2時間ごとにバイタルチェック
- 最初の起立時，歩行時は必ず立ち会い援助
- 日中，坐位にて過ごすよう指導
- 疼痛管理

……など

肺塞栓症 肺合併症に注意！

術後4〜7日
- ADL拡大のためのリハビリテーション
- 創部の観察

……など

縫合不全 誤嚥性肺炎 感染症

2週間以降
- 体重の変化，尿量，経口摂取量のチェック
- 退院へ向けたリハビリテーション
- 食事などの生活指導

……など

ワンポイントアドバイス
手術後の急性期の患者さんの急変に備えて，その徴候となるバイタルサインの数値基準を決めて，適切にDr.Callを行う体制を整えておくことが必要です．

参考文献

1) 磯野可一 編：14. 術後合併症とICU管理. "ナースの外科学". 中外医学社，2010
2) 富田幾枝 編：8. 起こりやすい術後合併症の観察. "新看護観察のキーポイントシリーズ，急性期・周手術期Ⅰ". 中央法規，pp210-242，2011
3) 熊澤光夫 他編：23章 術後管理. "標準麻酔学". 医学書院，pp223-232，2005
4) 日本麻酔科学会・周術期管理チームプロジェクト 編：第26章 術後指示. "周術期管理チームテキスト　第2版". 日本麻酔科学会，pp535-542，2011

8章 手術後管理（看護）

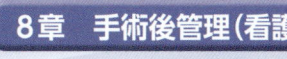

Q75 術後訪問の目的と意義を教えてください

A 術後訪問の目的は「周術期看護の評価」です．患者さん・家族にとっての意義は，手術室看護師と手術を振り返ることで，「治療過程での大きなステップ」を乗り越えたと実感できる機会になります．そして看護師にとっての意義は，術後経過の確認や患者さん・家族から意見や情報を得ることで，今後の周術期看護の新たな問題点や改善点が明確になり，今後の「周術期看護の向上」へとつながります．

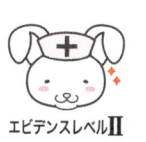

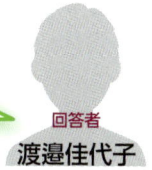

エビデンスレベルⅡ

回答者 渡邉佳代子

- 術後訪問の目的は，術前・術中・術後に一貫した「周術期看護の評価」を行い，「周術期看護の向上」へとつなげることです．
- 日本手術医学会の『手術医療の実践ガイドライン』のなかでも「手術室看護師が手術患者を直接訪問することの目的は，術前においては情報収集や提供する看護についての説明と同意を得ることと患者の不安の軽減である．術後においては術中看護計画の実践の評価に役立ち，手術看護の質の向上を目指す目的で行なわれる」[1]と明文化されています．

1 周術期看護の評価

- 「周術期看護の評価」とは，術前・術中・術後の経過と患者さんからの評価を通じて，実践した術前・術中・術後看護の評価を行うことです．

a) 術前・術中経過の確認
①術前・術中看護問題の有無・内容
②術前・術中の患者の言動

b) 術後経過の確認
①術後経過
・痛みの有無と程度（持続・頓用鎮痛薬の使用の状況）
・体位による合併症（褥瘡・神経障害・関節痛など）の有無と程度
②術前・術中看護問題の術後経過（精神面・循環・呼吸など）

c) 患者さんの評価を知る
①術前・術中の手術室看護師の関わりはどうであったか．
②術前の患者さんの希望や要望が術中に取り入れられていたか．
③患者さんにとって良い看護ができていたかを患者さんに評価してもらう．

2 周術期看護の向上

- 以下のような過程をたどると，「周術期看護の向上」へとつながります．

a) 周術期看護の評価を行う
- 周術期看護を振り返ることは，手術室看護師としての看護観が高まる機会となります．また，アセスメント能力と看護技術能力の向上へともつながり，次の患者さんへのより良い看護ケアの提供へとつながります．そして，手術室看護師としてのモチベーションの向上にもつながります．

b) 今後に実施できる取組みを抽出
- 術前・術中看護を評価し，実践した看護計画が十分であったかを評価します．そして，術前・術中に新たに実施できる取組みがないかを抽出します．

c) 周術期看護の評価をチームで共有
- 術後訪問で得た，周術期看護の評価を手術室スタッフや病棟看護師や医師と共有します．カルテへの記載やカンファレンス，事例発表などで情報を共有することは，チームとして今後より良い周術期患者管理へとつながります．

3 患者にとっての術後訪問の意義

a) 治療の過程で大きなステップ
- 術前・術中の経過を知っている手術室看護師と術前・術中を振り返ることで，手術を乗り切ったと実感できます．また，今後の治療過程での大きな自信へとつながります．

b) 満足度の向上
- 術前・術中の看護を患者さん自ら評価することで，自らの希望が実現したことや治療に参加しているといった充足感・安心感につながり，満足度が向上します．

c) 早期回復につながる
- 手術室看護師が訪問を行うことにより，術後看護で起こ

時系列で学ぶ手術看護　　163

る問題に対して，術中経過から原因を追究でき，その後の適切な対応につながります．
- 病棟看護師との連携強化により，患者さんに継続的なケアが提供されます．

4 術後訪問の実際

a) 対象はすべての手術患者
- 術後訪問はすべての手術患者が対象です．術中看護問題の有無に限らず，術後訪問を実施することが望ましいです．術中に問題が起こらずに術後良好な経過をたどっている患者さんこそ，術前・術中の優れた看護ケアが十分に行き届いた結果だといえるからです．
- しかし，すべての患者さんに術後訪問を実施していくのは困難な現状もあります．そのため，術後訪問へ行く目的と意義を考えて症例を選択することも一つの方法です．選択基準例としては，①術式，②体位，③手術時間，④術前・術中の看護問題の有無などです．

b) 行く時期はいつが効果的か？
- 患者さんの全身状態や精神状態がどのような状態なのかを考慮します．術後継続した看護問題がある場合は，その問題の経過をたどるために，術直後から数日にかけて経過を観ていく必要があります．また，患者さんから評価を受けたい場合には，精神的に安定している時期が良いでしょう．離床や食事開始など，患者さん自らが身体的回復の過程が実感できる時期が安定しており，効果的な術後訪問が実施できます．

c) 何を観察し，どのような情報を得てくるのか？
- 術後訪問では，ただ患者さんに会って術後の様子を聴いてくるだけではありません．一般的な術後経過とともに，術前・術中看護経過を確認し継続した看護問題に注目します．また，看護師の経験年数に関係なく，統一した視点で患者さんをとらえ，アセスメントすることが大切です．それぞれの項目を観察・情報収集できるような術後訪問用紙などの作成も効果的です（**図1**参照）．

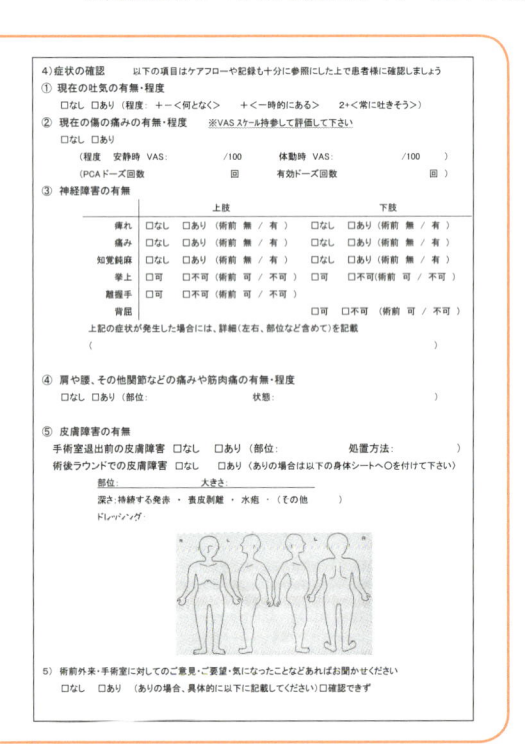

図1 術後訪問用紙

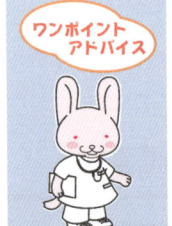

ワンポイントアドバイス
術前・術中に看護問題がある場合に限らず，すべての患者が術後訪問の対象であり，術後訪問をできる限り行うことが大切です．術前・術中看護の評価は術後訪問に行くことで明らかになります．手術室看護師が術後を知ることは，「周術期看護の質の向上」そして「患者さんに寄り添った看護実践」へとつながると思います．

参考文献
1) 手術医療の実践ガイドライン：手術医学 34(Suppl), 2013
2) 佐藤禮子：手術室における看護の特徴と手術室看護婦(士)の役割．臨床看護 20：1859, 1994
3) 山田芳嗣：麻酔科医師が考える手術室看護師との協働．オペナーシング 26：107-110, 2011

Gakkenの好評関連書

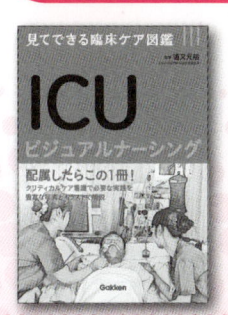

見てできる臨床ケア図鑑
ICU ビジュアルナーシング

監修　道又元裕（杏林大学医学部付属病院 看護部長）
- B5判
- 384ページ
- ISBN:978-4-7809-1140-4
- 定価：本体3,000円（税別）

CONTENTS
- 第1章　ICU入室患者の全体像
- 第2章　ICUにおける呼吸管理とケア
- 第3章　ICUにおける循環管理とケア
- 第4章　ICUにおける輸液・栄養・代謝管理とケア
- 第5章　ICUで重要なケア・マネジメント
- 第6章　ICUで特徴的な症状・ケアマネジメント
- 第7章　ICUで重要となる主な術後の患者管理
- 第8章　ICUでの業務管理

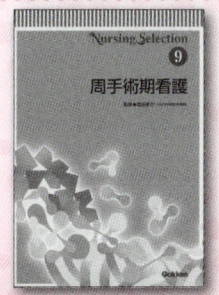

Nursing Selection ❾
周手術期看護

監修　森田孝子（横浜創英大学看護学部教授）
- B5判
- 536ページ
- ISBN:978-4-05-152155-4
- 定価：本体3,600円（税別）

CONTENTS
- 周手術期看護の基本
- 周手術期看護に必要な基礎知識
- 他の問題を抱えている患者の手術とケア
- 術式別看護の展開
- 外科的治療の進歩と看護の対応
- 周手術期の看護記録と標準看護計画

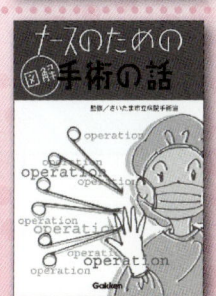

ナースのための 図解 手術の話

監修　さいたま市立病院手術室
- B6判
- 196ページ
- ISBN:978-4-05-152388-6
- 定価：本体1,800円（税別）

CONTENTS
- 第1章　麻酔に関するQ＆A術前評価／脊椎麻酔／輸血　ほか
- 第2章　術式に関するQ＆A／白内障／冠動脈バイパス術／乳がん手術／内視鏡手術／日帰り手術／小児の麻酔・手術　ほか
- 第3章　看護サイドのQ＆A／看護記録／術前パンフレット／体位／ガウンテクニック　ほか

臨床実践に強くなれるプロの看護総合情報誌

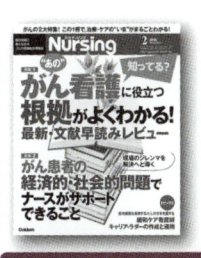

月刊ナーシング Nursing

ビジュアルでわかりやすい誌面，明日使えるような切り口，どこにも載っていない情報の噛み砕き方で展開する．

通常号：毎月20日発売
- AB判
- 定価：1,143円（税別）

増刊号：4月・10月の10日発売
- AB判
- 定価：1,524円（税別）

年間ご購読料：定価16,764円＋税

クリティカルケア看護に必要な最新のエビデンスと実践をわかりやすく伝える

ICNR
INTENSIVE CARE NURSING REVIEW

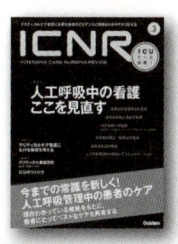

クリティカルケア看護の実践のための，エビデンスに基づいたグローバルスタンダード知見を正しく，わかりやすく伝える好評誌が季刊になりました．

- 季刊：2，5，8，11月刊行
- A4変型判
- 定価：本体2,100円（税別）

※2015年1月時点での情報です．品切れの節はご容赦ください．

学研メディカル秀潤社　〒141-8414 東京都品川区西五反田2-11-8
TEL: 03-6431-1234（営業部）　FAX: 03-6431-1790　URL: http://gakken-mesh.jp/

さあ、看護を始めよう

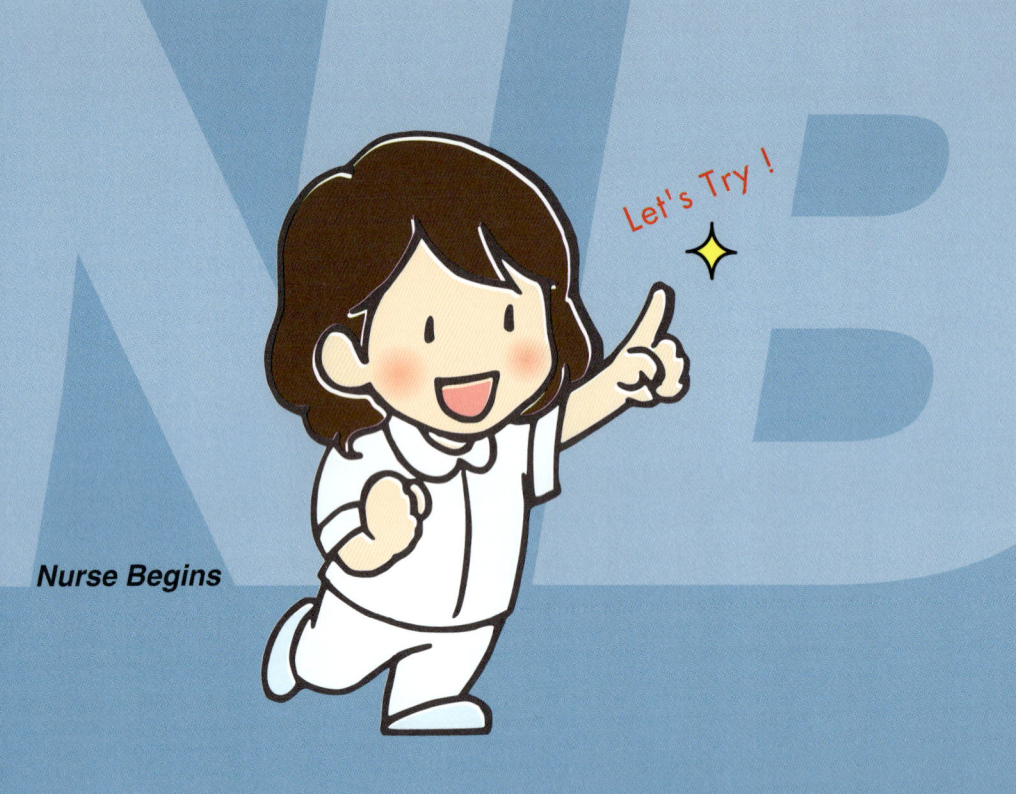

Let's Try !

Nurse Begins

ナースビギンズ

急変対応力10倍アップ！
臨床実践 フィジカルアセスメント

編集 佐藤憲明
B5判・182頁　2012.5.　ISBN978-4-524-26472-8
定価（本体2,400円+税）

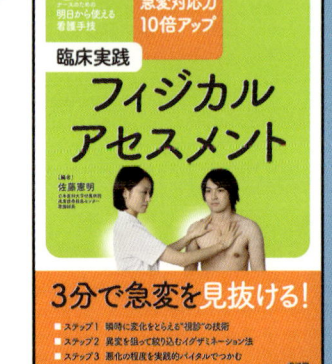

看護基礎教育で学ぶヘルス・フィジカルアセスメントはなぜ臨床現場で生かしにくいのか？

ナースビギンズシリーズ

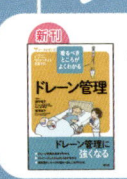

看るべきところがよくわかる
ドレーン管理
B5判・174頁　2014.4.
定価（本体2,300円+税）

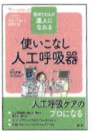

初めての人が達人になれる
使いこなし人工呼吸器
B5判・158頁　2012.6.
定価（本体2,300円+税）

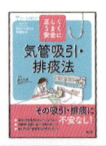

正しく・うまく・安全に
気管吸引・排痰法
B5判・126頁　2012.4.
定価（本体2,100円+税）

南江堂　〒113-8410 東京都文京区本郷三丁目42-6　（営業）TEL 03-3811-7239　FAX 03-3811-7230

索　引

あ
悪性高熱症 …………… 110, 138
アナフィラキシーショック … 134, 138
暗黙知 ………………………… 18

い
意思決定 ………………… 40, 78
一人前 ………………………… 15
医療麻薬 ……………………… 112
陰圧式体位固定具 ……… 105, 109
インフォームドコンセント …… 40

う
運動強度 ……………………… 37

え
エキスパート ………………… 15

お
置き直し ………………… 101, 109
オピオイド鎮痛薬 …………… 113

か
回復過程 ……………………… 153
化学熱傷 ……………………… 149
加齢 ……………………… 24, 62
環境整備 ……………………… 52
看護実践能力の発達段階 …… 13
看護論 ………………………… 8
患者確認 ……………………… 74
患者サービス ………………… 58
患者入室時の対応 …………… 59

患者の手術室退出前
（サインアウト）……………… 99
関節可動域 …………………… 101
感染管理 ……………………… 54

き
器械出し ……………………… 56
器械出し看護 ………………… 6
気管支喘息 …………………… 116
危機状態 ……………………… 44
危機的出血 …………………… 128
技術修得 ……………………… 8
休薬 …………………………… 33
仰臥位 ………………………… 101
仰臥位低血圧症候群 ………… 29
仰臥位での褥瘡好発部位 …… 102
仰臥位における神経圧迫部位 … 102
狭心症 ………………………… 95
恐怖 …………………………… 42
局所麻酔中毒 ………………… 82
虚血性心疾患 ………………… 95
緊急手術 ……………………… 35

く
くも膜下腔注入 ……………… 82
クリニカルラダー …………… 13

け
経口糖尿病薬 ………………… 34
継続看護 ……………………… 155
血圧低下 ……………………… 131
血糖コントロール指標 ……… 91
検体取扱い …………………… 126

こ
降圧薬 ………………………… 33
抗凝固薬 ……………………… 33
高血圧 ………………………… 114
抗血小板薬 …………………… 33
肯定感 ………………………… 9
喉頭けいれん ………………… 78
行動対処 ……………………… 44
硬膜外血腫 …………………… 82
硬膜外麻酔 …………………… 82
高齢 …………………………… 122
高齢者 …………………… 24, 62

さ
砕石位 ………………………… 108
砕石位での褥瘡好発部位 …… 108
砕石位における神経圧迫部位 … 109
細胞診 ………………………… 126

し
自己調節機能 ………………… 97
自己調節鎮痛 ………………… 82
自然放射線 …………………… 145
室温 …………………………… 58
シャント ……………………… 120
周術期看護 ……………… 48, 163
手術安全チェックリスト …… 49, 99
手術医療 ……………………… 2
手術看護 ………………… 8, 18
手術器械準備 ………………… 56
手術室準備 …………………… 50
手術直後 ……………………… 147
手術の流れ …………………… 9

手術部位感染
(surgical site infection：SSI) …… 54
手術前点検 …………………… 50
術後合併症 …………………… 160
術後訪問 ……………………… 163
術前オリエンテーション …… 19, 46
術前外来 ……………………… 19
術前看護 ……………………… 19, 80
術前訪問 ……………………… 19, 80
術前リスク評価 ……………… 22
術中訪問 ……………………… 136
術中訪問マニュアル ………… 137
循環血液量減少性ショック … 138
情報収集 ……………………… 35, 46
情報提供 ……………………… 46
静脈血栓塞栓症 ……………… 29
褥瘡 …………………………… 149
神経障害 ……………………… 151
神経の走行 …………………… 102
心疾患 ………………………… 114
新人 …………………………… 15
新人教育 ……………………… 10
迅速診断 ……………………… 126
心肺蘇生 ……………………… 131
深部静脈血栓症 ……………… 32
心理の変化 …………………… 42

す
スニフィング・ポジション …… 87

せ
清掃 …………………………… 52
脊髄くも膜下麻酔 …………… 84
切創 …………………………… 143
全身麻酔 ……………………… 87
喘息 …………………………… 93
喘息発作 ……………………… 116

浅麻酔 ………………………… 138
専門性 ………………………… 2

そ
側臥位 ………………………… 104
側臥位での褥瘡好発部位 …… 104
側臥位における神経圧迫部位… 105
組織診 ………………………… 126
外回り看護 …………………… 4, 136

た
退出基準 ……………………… 155
体内遺残 ……………………… 124
ダビンチ手術 ………………… 70
ダメージコントロール手術 … 130

ち
チーム医療 …………………… 4
チームワーク ………………… 2
知覚異常 ……………………… 152
中堅 …………………………… 15
中毒症状 ……………………… 89
腸間膜牽引症候群 …………… 138
超緊急時の輸血の対応 ……… 128

て
帝王切開時の麻酔 …………… 29
帝王切開手術 ………………… 65

と
糖尿病 ………………………… 91

な
内視鏡手術 …………………… 68
ナラティブ …………………… 18

に
二次的合併症 ………………… 153
二相性アナフィラキシー …… 135
尿濃縮力 ……………………… 60
妊娠 …………………………… 29

ね
熱の再分布 …………………… 110

は
バイタルサイン ……………… 147, 160
針刺し ………………………… 143

ひ
微生物検査 …………………… 126
皮膚切開前（タイムアウト） … 99
肥満患者 ……………………… 31

ふ
不安 …………………………… 42, 44, 80
腹臥位 ………………………… 106
腹臥位での褥瘡好発部位 …… 106
腹臥位における神経圧迫部位… 107
腹腔鏡手術 …………………… 68
腹式呼吸 ……………………… 60
不整脈 ………………………… 131
物品補充 ……………………… 52
ふるえ熱産生 ………………… 110
プレパレーション …………… 27

へ
平均血圧 ……………………… 97

ほ
防護衣 ………………………… 145
放射線曝露 …………………… 145

歩行入室 ················ 72

ま

マーキング ················ 76
麻酔前投薬 ················ 72
麻酔導入前（サインイン） ········ 99
麻痺 ················ 118

も

申し送り ················ 157
モデル ················ 9

ゆ

輸血 ················ 140

輸血管理 ················ 140
輸血の副作用・合併症 ········ 140

よ

4点支持器 ················ 106

り

良肢位 ················ 152
臨床実践能力の習熟度段階 ······· 15
臨床知 ················ 18
輪状軟骨部 ················ 60

A

AMPLEヒストリー ············ 35
ASA分類 ················ 37

B

BMI ················ 31

H

Hugh-Jonesの分類 ············ 37

N

NYHA分類 ················ 37

P

PCA ················ 82

バックナンバー リスト

■AB判　■2色刷り（*4色刷り）

№	タイトル	編集	頁	定価
①	これだけは知っておきたい 周手術期ケアQ&A	天羽敬祐，岡元和文	144頁	定価（本体1,600円+税）
②	ひと目でわかる 糖尿病ケアQ&A	吉岡成人，久保田睦子	136頁	定価（本体1,800円+税）
④	救急ケアQ&A —初期対応の基本知識とポイント—	松月みどり 他	128頁	定価（本体1,900円+税）
⑤	患者さんとあなたを守るための 院内感染対策Q&A	高野八百子，坂本史衣	128頁	定価（本体1,900円+税）
⑨	全科に必要な 精神的ケアQ&A —これでトラブル解決！—	上島国利，平島奈津子	256頁	定価（本体3,800円+税）
⑫	徹底ガイド 排尿ケアQ&A 全科に必要な知識のすべて！	後藤百万，渡邉順子	232頁	定価（本体3,800円+税）
⑬	院内急変と緊急ケアQ&A —このケースに，この対応！—	岡元和文，森田孝子	232頁	定価（本体3,800円+税）
⑭	徹底ガイド 排便ケアQ&A	前田耕太郎	240頁	定価（本体3,800円+税）
⑮	これだけは知っておきたい モニタリングQ&A	天羽敬祐，川村隆枝	208頁	定価（本体3,800円+税）
⑰	輸液管理とケアQ&A —こんなとき，どうしたらよいの？—	岡元和文	272頁	定価（本体3,800円+税）
⑲	徹底ガイド 肺がんケアQ&A	監修：加藤治文	252頁	定価（本体3,800円+税）
⑳	全科に必要な 栄養管理Q&A —初歩的な知識からNSTの実際まで—〈改訂版〉	東口髙志	248頁	定価（本体3,800円+税）
㉑	そこが知りたい 糖尿病ケアQ&A —臨床現場からの質問に答えます—	貴田岡正史，和田幹子	224頁	定価（本体3,800円+税）
㉒	モニター心電図Q&A —読み方と緊急ケアのすべて—	今村 浩，岡元和文	248頁	定価（本体3,800円+税）
㉓	消化器外来で必要な 検査・処置・治療Q&A	監修：炭山嘉伸，西崎 統	240頁	定価（本体3,800円+税）
㉔	これだけは知っておきたい 周産期ケアQ&A	太田博明，米山万里枝	208頁	定価（本体3,000円+税）
㉖	糖尿病療養指導に役立つ 糖尿病と患者ケアQ&A	真山 享，西崎 統	216頁	定価（本体3,200円+税）
㉗	認定看護師に学ぶ 救急看護の手技Q&A	森田孝子，岡元和文	280頁	定価（本体3,800円+税）
㉘	ガイドラインに基づく 乳がんケアQ&A —チーム医療のために—	中村清吾，金井久子	184頁	定価（本体3,200円+税）
㉜	一般病棟でできる 緩和ケアQ&A〈改訂版〉	堀 夏樹，小澤桂子	240頁	定価（本体3,800円+税）
㉝	これだけは知っておきたい 手術室ナーシングQ&A〈第2版〉	天羽敬祐，川村隆枝	224頁	定価（本体3,800円+税）
㉞	事例に学ぶ 緊急時の初期対応Q&A —何を見る？ 何を考える？—	川原千香子 他	244頁	定価（本体3,200円+税）
㉟	人工呼吸器とケアQ&A —基本用語からトラブル対策まで—〈第2版〉	岡元和文	296頁	定価（本体3,200円+税）
㊲	徹底ガイド 胃ろう(PEG)管理Q&A	東口髙志	248頁	定価（本体3,800円+税）
㊳	ケアに役立つ！ 呼吸器疾患ナーシング	山口哲生，山田嘉仁	240頁	定価（本体3,800円+税）
㊴	これだけは知っておきたい 小児ケアQ&A〈第2版〉	五十嵐 隆	256頁	定価（本体3,800円+税）
㊵	全科に必要な 重症患者ケアQ&A〈第2版〉「全科に必要なクリティカルケアQ&A」改題	岡元和文	272頁	定価（本体3,800円+税）
㊶	パーフェクトガイド 呼吸管理とケア —病態生理から学ぶ臨床のすべて—	岡元和文，柳下芳寛	352頁	定価（本体3,800円+税）
㊷	徹底ガイド がん化学療法とケアQ&A〈第2版〉	石岡千加史，上原厚子	216頁	定価（本体3,500円+税）
㊸	これだけは知っておきたい 透析ナーシングQ&A〈第2版〉	富野康日己	220頁	定価（本体3,400円+税）
㊹	そこが知りたい 透析ケアQ&A —透析現場からの質問116—〈第2版〉*	田部井 薫	232頁	定価（本体3,800円+税）
㊺	ナースの疑問に答えます！入院中のリハビリテーション —これだけは知っておきたいベッドサイドの知識と技術—*	稲川利光	248頁	定価（本体3,200円+税）
㊻	ここまで知っておきたい くすりとナーシングQ&A〈第2版〉*	西崎 統	286頁	定価（本体3,500円+税）
㊼	All in One! 脳卒中看護とリハビリテーション —急性期から在宅医療までのケアのすべて—*	監修：塩川芳昭	242頁	定価（本体3,400円+税）
㊽	徹底ガイド 口腔ケアQ&A —すべての医療従事者・介護者のために—〈第2版〉*	吉田和市	200頁	定価（本体3,200円+税）
㊾	徹底ガイド 術後ケアQ&A〈第2版〉*	岡元和文	288頁	定価（本体3,600円+税）
㊿	そこが知りたい！がん化学療法とケアQ&A —臨床現場からの100の質問に答えます—〈第2版〉*	監修：佐々木常雄，岡元るみ子	244頁	定価（本体3,400円+税）
51	これだけは知っておきたい 循環器ナーシングQ&A*	宇都宮明美	216頁	定価（本体3,200円+税）
52	これだけは知っておきたい 脳神経外科ナーシングQ&A〈第2版〉*	森田明夫	226頁	定価（本体3,500円+税）
53	救急・急変に役立つ フィジカルアセスメント*	森田孝子	244頁	定価（本体3,200円+税）
別冊	徹底ガイド 手術看護外回りQ&A	菊地京子 他	302頁	定価（本体3,800円+税）

ナーシングケアQ&A 第54号

2015年4月21日発行　第1版　第1刷

時系列で学ぶ 手術看護
—OPE看になって初めて読む本—

編集：菊地 京子，石橋 まゆみ

ISBN 978-4-88378-454-7

発行者　渡辺嘉之
発行所　株式会社 総合医学社

〒101-0061
東京都千代田区三崎町1-1-4
TEL 03-3219-2920
FAX 03-3219-0410
E-mail：sogo@sogo-igaku.co.jp
URL：http://www.sogo-igaku.co.jp
振替 00130-0-409319

組　版　ネクスト株式会社
印　刷　中央精版印刷株式会社

・本書の複製権・上映権・譲渡権・公衆送信権（送信可能化権を含む）は株式会社総合医学社が保有します．

・ JCOPY ＜（社）出版者著作権管理機構 委託出版物＞
本書の無断複写は著作権法上での例外を除き禁じられています．複写される場合は，そのつど事前に，（社）出版者著作権管理機構（電話 03-3513-6969，FAX 03-3513-6979，e-mail：info@jcopy.or.jp）の許諾を得てください．